LGBTQ+

医療現場での実践
Q&A

編集 武田 裕子・吉田 絵理子・宮田 瑠珂

日本看護協会出版会

はじめに

　この書籍は、「こんな本があったらいいのに」という着想からスタートしました。企画した3名は、医療現場における多様なSOGI（sexual orientation and gender identity：性的指向と性自認）をめぐる取り組みを推進する活動を行っています。2年ほど前から、定期的にオンラインで週1回30分ほどの対話を始め、情報共有や意見交換を続けています。受診に困っている当事者の方がいる中で、個々の医療者や医療機関が有する実践知を広める必要性を痛感し、書籍という形で届けたいと考えました。

　私たちはまず医療機関で働くスタッフに、多様なSOGIに関して疑問に感じたり対応に困ったりしていることがないか、ウェブアンケートで尋ねました。同時にLGBTQ＋の方たちに、医療サービスを受ける際に改善してほしいことについてご意見を募りました。その回答一覧をもとに構想を練り上げたのが本書です。項目として立てられた質問は、日本では先行研究がなく、エビデンスを持って明確に答えるのは難しいものばかりでした。あたり前のことですが、LGBTQ＋の人たちはそれぞれに多様で、医療場面でどのような対応を求めるかは、お一人お一人異なります。「このような場合にはこうすればいい」という1対1対応の回答集をつくることはできません。Q＆A式の書籍を出すことで、かえって現場における対応が画一化し、表面的なものになってしまうことを懸念しました。そこで、それぞれの項目に対し解説者自身の考え方や実践を具体的に示していただき、さらに当事者の声を複数掲載することにしました。それによって、多様性を考慮しながらここが肝であるという勘所を示すことができるのではないかと考えたのです。

　私たちの漠然とした企画は、日本看護協会出版会の村上陽一朗さんのご助言で方向性が明確になりました。そして、多くの専門家や当事者の方々にご執筆いただき、さらに書籍が出来上がっていく過程でも皆さまから都度ご意見を頂戴して、このように形にすることができました。完成した書籍を手に取り、まさに私たちが届けたかったエッセンスが詰まっていることに感動しています。その陰には、出版社の労を厭わないきめ細やかな対応があったことをお伝えしたいです。本書の発刊に関わってくださったすべての皆様に、この場をお借りして心からの感謝を申し上げます。

　本書は、医療者の皆さまはもちろん、政策立案者や行政の方々、そして医療機関を受診する当事者の皆さまにもご活用いただけるものとなっています。この書籍を用いて、さまざまな立場にある皆さまの間で対話が深まり、多様なSOGIを有する誰もが安心して受診し医療が受けられるよう、実践が進むことを期待しています。一方、この書籍に書かれている内容は最終的なものではなく、社会の変化に合わせて今後も発展させていく必要があると考えています。すぐに第二版が必要になるほど社会が変わっていき、ついには適切な対応が当たり前になって医療機関にレインボーフラッグを掲げることも特別な教科書も不要になる日が来ることが、私たちの願いです。

2024年5月

武田 裕子　吉田 絵理子　宮田 瑠珂

—— 大切な人に届けたいSOGIをめぐる取り組み ——

武田 裕子

　ずっと以前、文部省（当時）の指導書では「同性愛」は「性非行」でした。その時代に学校生活を送り、私は性的指向を嗜好だと思い込んでいました。1990年代前半、米国ボストンの教育病院に臨床留学しましたが、ボストンには大きなゲイ・コミュニティがありました。HIV/AIDSの治療法がなかった頃で、ソーシャル・ワーカー（SW）が多くの深刻な相談を受けていました。ある時、そのSWに「どうしてあの方たちは、わざわざそんな生き方を選ぶんでしょうか」と尋ねたところ、「選んだのではなくそう生まれたようですよ」とやさしく言われました。心底驚き、自分の無知と偏見を恥じました。

　その病院で親しかった研修医の同僚に「この週末はどうするの？」と尋ねたところ、彼女は「婚約者がボストンに来る」と嬉しそうに教えてくれました。「彼は何してる人？」と聞くと、「うーん、彼女なんだけど」と返されました。初めてカミングアウトされた瞬間でした。指導医が大学主催のパーティに同性パートナーを連れて来ることも珍しくありませんでした。英語を母語としないマイノリティである自分に、フラットに言葉をかけてくれて、さまざまな場面で親切に助けてくれた友人、先生方です。しかし、日本に帰国してすぐに参加したある学会で、HIV関連の感染症に関する講演の中で「あの人たちは態度でわかる」と演者が言い会場に笑いが起こりました。大切な友人の顔が浮かんで悔しい思いでいっぱいになりましたが、私は挙手をして差別発言だと声をあげることはできませんでした。

　その後、ロンドンの大学院に留学してSDH（social determinants of health：健康の社会的決定要因）の概念を知りました。社会のありようが健康を左右し病気をつくるという考え方です。LGBTQ＋など特定のSOGIへの偏見や差別が当事者の医療機関受診の妨げとなり、抑うつや希死念慮、自死まで起こしている日本の現状は、SDHの帰結そのものだと感じました。

　それから10年間、SDH教育を進める中でSOGIと健康格差について取り上げてきました。まだまだ時間がかかると思っていましたが、社会が変わり始め、思いがけず勤務する大学に大きな変化が起こり、診療においても医学教育においても格段に理解と協力が得られるようになりました。2022年に宮田瑠珂さんと吉田絵理子先生の3人で始めた毎週木曜日の「朝会」で、お二人から助言をいただけることが大きな力になっています。そして、ついにこの書籍が誕生しました。

　SOGIをめぐる取り組みは、医療者である自分個人にも、そして医療機関は組織としてSDHに対してできることがあると教えてくれます。この書籍によって行動を起こす仲間が増えたら、本当に嬉しいです。

—— 専門家と当事者が協働し、性の多様性を尊重した本を作る ——

吉田 絵理子

　私は自身がバイセクシュアルかつXジェンダーであることをカミングアウトし、医療者にLGBTQ＋について知ってもらうための活動を行っています。振り返ると、最初の一歩を踏み出すのはいつも怖かったように思います。職場でカミングアウトした際には、緊張で声が上ずり、手が震えました。医学部で初めて講義を担当したときには、自分の言葉が気づかぬうちに誰かを傷つけるのではないかと心配で、終わった瞬間にどっと汗をかきました。今でも自分なりに最大限の準備を重ねても、不安はいつもあり、試行錯誤で進めています。それでも活動を続けられてきたのは、どんなセクシュアリティであっても安心して受診でき、働くことのできる医療機関づくりを共に目指している仲間がいるからです。そして、医療機関でのひどい経験を話してくれた友人たちの言葉が、医師としての私の心にいつも深く突き刺さっています。

　本書の案が編者3人の間で出始めたときも、私がもっとも及び腰でした。Q＆A式の本を出してしまうことで、多様性がかえって尊重されない対応がなされてしまうのではないかと心配だったのです。専門家の方と当事者の方とで協働して作れば、多様性を示せると考えついたものの、どんな書籍になるのかスタートの時点では全く想像ができませんでした。けれど、当事者の方たちとキックオフ・ミーティングをした際に、不安の霧がさーっと晴れました。いい書籍を作りたい、医療者に声を届けたい、そんな思いがあふれるような場でした。

　本書を手にとってくださった方の中には、一人で行動を始めることに不安を感じている方がいらっしゃるかもしれません。本書を通して、同じ志を持つ人がすでにたくさんいること、明確な答えがないとしても始められることがあることをきっと感じていただけると思います。一人ひとりの一歩は小さくても、それが積み重なることで大きな前進へとつながることをこれまでの活動で実感してきました。本書を、そのサポートの一つとしてご活用いただければ、とても嬉しいです。

—— 好きなものを好きと、したいことをしたいと笑顔で言える社会に ——

宮田 瑠珂

　日本におけるLGBTQ＋をとりまく環境は日々変わっていて、多くの企業をはじめさまざまなところで取り組みが進んでいます。自分が決死の思いでカミングアウトした

2018年と比べると、本当に理解が進み、社会が変わり、あの頃思い描いてもいなかった日本の社会が目の前に広がりつつあります。ただ、それでもなお「医療」は多くの当事者にとって大きな壁となっていることも事実です。

僕自身、一トランスジェンダー当事者として、医療に関する課題・悩みはとても大きく、トランジション（性別移行）が終わっておらず戸籍の性別が変わっていない頃は、健康保険証すなわち自分の戸籍情報や身体を見せなければいけない病院に行くことへの抵抗感は計り知れないものがありました。また、医療関係者の方に理解されないのではという不安をいつも抱いていました。トランジションが完了して戸籍を変えたあとは、保険証の性別は希望のものになりました。しかし内臓は「完全な男性」ではなく、ホルモン治療も続けています。一方、医療界においてトランスジェンダーを前提とした情報はほとんどありません。何か気になる症状があったとしても、自分で調べることもできないし、きちんとわかってくれるお医者さんがいる医療機関も見つけられそうにない。もし、交通事故にあってしまったとき、トランスジェンダーとして認識し適切に治療してもらえるのだろうか、そういった不安は今もあります。そして、そんな不安を抱えながらもこの状態は仕方がないと諦めてしまっていました。

そんな中、本当に奇跡的なご縁で武田先生、吉田先生とつながったことで、健康、生命に直結してしまうほどの大きな課題となっているこの状況を変えていけるかもしれないぞ、と思えるようになりました。そして、その大きな一歩として本当に多くの方々に支えられて、この書籍が作り上げられました。この書籍が多くの医療関係者の方に届くことで、誰もが安心して適切な医療を受けられる社会になってくれたらと願っています。

今回この書籍を作るにあたり、多くの医療関係者の方々の考えや思いに触れることができました。今まで近寄りがたいと思っていた医療現場で働かれている方々が、とても真摯に患者に向き合いたい、助けたい、この状況を変えたいと思ってくれていることを知りました。とても温かい気持ちになったり、心強く思えたりすることの連続でした。わからないと思っていること・もの・人を知ろうとすると、とてもエネルギーを必要とします。時として心をすり減らすこともあるかもしれません。しかし、同じ人間が二人としていないこの世界で互いを尊重し合うためには、相手を知る必要があり、そのためには決して知識としてのインプットだけではなく、人として向き合うコミュニケーションが不可欠です。そうすることで、向き合うべき相手が、頭の中で想像する顔のない・名前のない自分とは関わりの薄い物体から、自分たちと同じ人として捉えられるようになり、感情を持って接することができるようになると考えます。

誰もが、好きなものを好きと、したいことをしたいと笑顔で言える社会を目指して、SOGIに関することのみならずあらゆる取り組みにおいて、対立するのではなくみんなが幸せになれる方法を考える、そのための対話をこれからも続けていけたらと願っています。

執筆者一覧

編集・執筆

武田　裕子	順天堂大学大学院 医学研究科 医学教育学
吉田絵理子	川崎協同病院 総合診療科 / 一般社団法人 にじいろドクターズ
宮田　瑠珂	LGBTQ＋施策推進コンサルタント / 順天堂大学 多様性推進アドバイザー

執筆「私の考え・私の実践」「コラム」（五十音順）

麻生　佳織	愛媛県立新居浜病院 / まるっとインクルーシブ病院の実装プロジェクト
池袋　　真	女性医療クリニックLUNA トランスジェンダー外来 / パーソナルヘルスクリニック ジェンダー外来
宇野　裕明	ゼラス法律事務所 / まるっとインクルーシブ病院の実装プロジェクト
遠藤まめた	一般社団法人 にじーず
岡本　　学	国立病院機構 大阪医療センター
垣本　啓介	日本アイ・ビー・エム株式会社 人事コーポレートヘルス＆セーフティ
金久保祐介	東京慈恵会医科大学 総合医科学研究センター 臨床疫学研究部 / 一般社団法人 にじいろドクターズ
金　　弘子	鳥取大学医学部 社会医学講座 環境予防医学分野 / まるっとインクルーシブ病院の実装プロジェクト
久保田　希	河北ファミリークリニック南阿佐谷 / 一般社団法人 にじいろドクターズ
康　　　純	関西大学 保健管理センター
坂井　雄貴	ほっちのロッヂの診療所 / 一般社団法人 にじいろドクターズ
佐々木　宰	特定非営利活動法人 パープル・ハンズ
菅野　百合	西村あさひ法律事務所・外国法共同事業
墨岡　　亮	仁邦法律事務所
園田　敦子	にじいろリハネット
土岐　紗理	亀田総合病院 泌尿器科
中西　　純	ウィル訪問看護ステーション江戸川 / にじいろリハネット
林　　直樹	東京武蔵野病院 精神科 / しらかば診療所
藤井ひろみ	大手前大学 国際看護学部
松本　武士	平成医療福祉グループ ダイバーシティ＆インクルージョン推進室 / 大内病院 リハビリテーション部 / にじいろリハネット
室谷　智子	宮城厚生協会 泉病院 / みちのく総合診療医学センター / まるっとインクルーシブ病院の実装プロジェクト
山下　洋充	河北ファミリークリニック南阿佐谷 / 一般社団法人 にじいろドクターズ

執筆「当事者の思いや願い」(五十音順)

あき 30代・会社員
レズビアン
「ボランティアでLGBTQ＋の居場所づくりに携わっています。ママふたりと0歳の赤ちゃん、それから犬2匹でわいわい楽しく暮らしています」

臼井晴信 30代・医療系専門職 / 大学教員
Xジェンダー（ノンバイナリー）
「食べることが好き。動物が好き」

さく 50代・医療系専門職
シス女性（パンセクシュアル）
「散歩と食後のコーヒーが好きです」

そーだ 40代・精神科医療ユーザー＆ピアサポーター
シス男性（ゲイ）
「前世は水属性のポケモンのような気がします」

そら 30代・関東圏のパラレルワーカー
Xジェンダー（出生時割当性女性）
「おいしいものを食べるためなら早起きできます！」

玉ねぎ 30代・都内病院勤務
シス男性（ゲイ）
「彼氏とかれこれ9年同棲、早く結婚したい！」

ちびすけ 40代・専門職
トランス男性（ヘテロ）
「朝早くから隙あらば歩いてます。一日で一番テンションあがるのは朝食です」

TOKI 30代・アクティビスト / NPOスタッフ
トランス女性
「和を大切にする平和主義者。几帳面なタイプ」

トラくん 30代・福祉職
シス男性（ゲイ）
「ご飯と具だくさんのお味噌汁が大好きです」

フェネック 40代・医療事務
トランス男性（ヘテロ）
「8時間睡眠を目指しています」

へびさん 50代・会社員
シス男性（ゲイ）
「旅行とグルメ、カラオケが好きです」

るる 20代・趣味も楽しみたい会社員
トランス女性（ヘテロ）
「頑張るときもほどほどに。がモットーです」

R.O 主婦
性別違和の子どもを持つ母
「体重計とにらめっこしながらも、やっぱり甘いものが大好き♬」

目次

● **第3章　事例をもとに考える**

第1章

総論：LGBTQ＋の人々をめぐる現状

性の多様性に関わる言葉について

性の多様性に関わる概念・言葉についてまとめ、
日本のLGBTQ＋の人口割合に関する調査結果を紹介します。

吉田 絵理子 (医師) *

▶「性的指向」「性自認」とは？

　性的指向とは、恋愛感情や性的な欲求がどんな性に向くかを表す言葉で、性的関心・性行動・性的アイデンティティの3つの要素が含まれています。恋愛感情が向く対象（恋愛的指向）と、性的な欲求が向く対象（性的指向）とを分けて考えることもあります。性自認とは自身の性をどのように認識しているかを表す言葉です。「gender identity」を日本語に訳した言葉であり、ジェンダーアイデンティティ、性同一性と訳されることもあります。また、性表現という概念もあります。これは、話し方や服装、振る舞いを通してどのように自身のジェンダーを表現するかを表す言葉です。

▶「SOGI」「SOGIE」とは

　性的指向（sexual orientation）や性自認（gender identity）は、すべての人に関わる概念であり、それらの頭文字からなるSOGI（ソジ／ソギ）や、そこに性表現（gender expression）も加えたSOGIE（ソジー）という言葉も使われています。性の多様性に関して、LGBTQ＋の人たちだけではなく、異性愛者やシスジェンダーの人も含めたすべての人を対象とした取り組みを行う際には、LGBTQ＋ではなくSOGIという言葉が使われています（例：SOGIハラスメントなど）。表にSOGIEに関わる用語をまとめました。

▶ LGBT、LGBT＋、LGBTs、LGBTQ、LGBTQ＋、LGBTQIA＋、性的マイノリティ、性的少数者など……どの言葉を使うのがいい？

　近年、レズビアン、ゲイ、バイセクシュアル、トランスジェンダーの頭文字からなるLGBTという言葉がよく使われるようになりました。LGBTはこれら4つのカテゴリーに当てはまる人だけではなく、性的マイノリティと呼ばれる人々全体を包括する言葉として使われています。

　また、4つのカテゴリーに入らない人たちを包括することを表現するために、「＋」や「s」を加えた「LGBT＋」「LGBTs」といった言葉が使われることもありますが、最近は「LGBTQ」や「LGBTQs」、「LGBTQ＋」という言葉がよく用いられているようです。「Q」は「questioning」や「queer（クイア）」の頭文字です。

　あるいはLGBTQ＋の人たちを「性的マイノリティ」「セクシュアル・マイノリティ」と表現することもあります。マイノリティとは単に少数者というだけでなく、社会から周縁化され、構造的に抑圧されているという意味合いも含まれていることに留意する必要があります。

　そのほかに、医学研究用語としてSexual and gender minority（SGM）という用語が使われています。なお、WHOはセクシュアリティを性的指向と性自認の両方を包括する概念として定義しています[2]が、セクシュアリティとジェンダーとを異なる概念として分

＊ 川崎協同病院 総合診療科／にじいろドクターズ

表　SOGIE に関わる用語（文献 1 をもとに筆者が作成）

用　語	意　味
性自認（Gender Identity）	ジェンダーに関する自己認識・アイデンティティ。各人が内的、個人的に深く感じているジェンダーの経験を表す。ジェンダーアイデンティティ、性同一性と訳されることもある。
性的指向（Sexual Orientation）	性的関心・性行動・性的アイデンティティの 3 つの要素からなる。他者に向けられる身体的・恋愛的・感情的な関心をさす。恋愛的指向（Romantic Orientation）と区別されることもある。
性表現（Gender Expression）	服装、話し方、社会的な行動などを通したジェンダーに関する表現。
出生時に割当られた性別	出生時に主に外性器の診察によって決定され、日本では戸籍上に登録される性別
SOGI、SOGIE	性的指向（Sexual Orientation）と性自認（Gender Identity）とを表す言葉。性表現（Gender Expression）を加え SOGIE と表現することもある。
レズビアン女性、ゲイ男性	自身と同じ性別および / または性自認の人に惹かれる人
バイセクシュアル	自分と同じ、または異なる性別および / または性自認の人どちらにも惹かれうる人
トランスジェンダー	出生時に割り当てられた性別と異なる性自認の人
シスジェンダー	出生時に割り当てられた性別と性自認が一致している人
アセクシュアル	他者に性的に惹かれない人
アロマンティック	他者に恋愛感情を抱かない人
パンセクシュアル	相手の性のあり方にかかわらず、他者に惹かれる人
クエスチョニング	自身のセクシュアリティを探求中の人、決め付けたくない人
クイア	規範的とされる性のあり方とは異なる生き方をする人たちを表す包括的な表現
X ジェンダー	性自認が男性・女性のどちらか一方ではない人。日本特有の言葉であり、国際的には non-binary（ノン・バイナリー）と表現されることが一般的。
LGBTQ	レズビアン、ゲイ、バイセクシュアル、トランスジェンダー、クエスチョニング / クイアの頭文字をとった言葉。性的マイノリティの総称として使われる。
トランス（トランスジェンダー）男性	出生時に割り当てられた性別が女性で、性自認が男性の人。Female to Male（FTM）とも表現される。
トランス（トランスジェンダー）女性	出生時に割り当てられた性別が男性で、性自認が女性の人。Male to Female（MTF）とも表現される。
カミングアウト	自身のセクシュアリティを他者に打ち明けること
アウティング	他者のセクシュアリティを本人の了承を得ずに第三者に告げてしまうこと
MSM	Men who have sex with men の略語で、男性と性交渉する男性のこと
WSW	Women who have sex with women の略語で、女性と性交渉する女性のこと

けて用いることもあります。本書ではどちらかには統一せず、解説によって、セクシュアリティの中にジェンダーが含まれている場合と、それぞれを分けて表記している場合とがあります。

さらに、インターセックスやアセクシュアルの人たちを包括していることを示すために「LGBTQIA＋」という言葉が使われることも

あります。「インターセックス」という言葉について補足をすると、性の発達が典型的でない状態の総称であり、医学用語では性分化疾患と呼ばれています。性分化疾患を持つ人の中には、性分化疾患やインターセックスのどちらかの表現を好み、他方を不快に感じる人もいます[3]。またLGBTQ＋の人たちと連帯していくことを好む人もいれば、性的指向・性

自認に関して多様であるLGBTQ＋と、性分化疾患を持つ人とは全く異なるという立場からLGBTQIAと総称されることを不快に感じる人もいます。LGBTQIAという言葉を使う場合には、そういった背景を知っておく必要があるでしょう（なおLGBTQ＋という言葉を好まない、性的マイノリティの方もいます）。

こういった言葉のうちどれを使うのがいいのかという明確な答えはありません。私は、以前はLGBTsという言葉を使っていましたが、最近はLGBTQまたはLGBTQ＋を使っています。多様性を大切にしていることをより伝えやすい、クィアという概念を当事者の一人として大切に思っている、「s」よりも「＋」のほうがポジティブな印象を受けるといったことが理由です。本書でも多様性を大切にしていることを表現するために、LGBTQ＋の表記に統一しました。

▶ 性に関わる言葉はラベリングには用いない

性の多様性に関わる概念や言葉、性の多様性がどう受け止められるのかは、文化や時代とともに移り変わってきました。数年後には、また異なる言葉が使われているかもしれません。特に医療者は、医療の文脈でかつて同性愛や出生時に割り当てられた性別と異なる性別を生きようとすることを疾患として扱い、性的指向や性自認を強制的に変更しようとしてきた歴史を知っておく必要があります。

ここで紹介した性に関する多くの概念は、診断をするように他者がラベリングするためではなく、アイデンティティを表現する言葉として当事者たちがつくってきたものであることを理解し、本人の表現を尊重する姿勢を持つことが重要です。

▶ LGBTQ＋の人はどのくらいいるのか？

これまで日本では、SOGIに関して自治体単位での無作為抽出調査や企業による調査が複数行われています。2023年には、全国規模での無作為抽出調査の結果が初めて報告されました。これらの結果を解釈するうえで、調査で性的指向や性自認（もしくは性別違和の有無）について尋ねた際に、さまざまな事情から回答を避けたり、実際とは異なる回答をする人がいる可能性があり、正確なデータを得るのは難しいという点について留意が必要です。調査結果をそのまま日本全体に一般化することはできないという前提のもと、これまで行われた調査をみてみましょう。

例えば電通グループによる「LGBTQ＋調査2023」では、20～59歳の57,500人を対象に調査を行っています。SOGIについて尋ねた結果、「ヘテロセクシュアルかつシスジェンダー」以外の回答をしたLGBTQ＋層は9.7％（トランスジェンダー1.15％、ノンバイナリー／Xジェンダー1.38％、クエスチョニング0.26％、ゲイ1.59％、レズビアン1.01％、バイ／パンセクシュアル3.20％、アロマンティック1.43％、アセクシュアル1.56％、クエスチョニング0.58％）でした[4]。

また、2019年に大阪市では18～59歳の15,000人を対象に無作為抽出調査が行われ、有効回答率は28.6％でした。ゲイ・レズビアン0.7％、バイセクシュアル1.4％、アセクシュアル0.8％、トランスジェンダー0.7％であり、これらを合計すると全体の3.3％（重複を調整した値）であり、性的指向について「決めたくない・決めていない」と答えた5.2％の人も加えると8.2％でした[5]。埼玉県でも2020年に18～64歳の15,000人対象に無作為抽出調査が行われ、有効回答率は37.6％、性的マイノリティに相当したのは全体の3.3％でした[6]。

2023年には、全国の18～69歳の18,000人を対象とした無作為抽出調査が行われました。回答したのは5,339人（29.7％）で、そのうちゲイ・レズビアン・バイセクシュ

アル・アセクシュアル・トランスジェンダーに相当したのは3.5%、ここに性的指向について「決めたくない・決めていない」と回答した人を加えると8.8%になりました。ただし、決めたくない・決めていないと回答した人をすべて性的マイノリティとみなすことには留意が必要だと述べられています[7]。

　外来に1日で50人の患者が来院した場合、仮にLGBTQ＋の人口割合が3%と仮定すると外来患者のうち1人は、9%と仮定すると4人はLGBTQ＋の人かもしれないことになります。しかし、自身のSOGIについて医療機関で安心して話せると感じているLGBTQ＋の人は多くありません。またトランスジェンダーの患者は、症状があっても医療機関受診を控える傾向があるため、人口規模に比べて医療機関に受診している割合は低い可能性があります（総論02参照）。

▶引用・参考文献

1) 吉田絵理子：31 SOGI/LGBTへの対応, 日本プライマリ・ケア連合学会 基本研修ハンドブック改訂3版, 日本プライマリ・ケア連合学会編, 南山堂, 296-302, 2019.
2) WHO : Difining sexual health; Report of a technical consultation on sexual health, 28-31 January 2002, Geneva, 2006.
3) Vora, K.A., et al. : A guide to differences/disorders of sex development/intersex in children and adolescents. Aust J Gen Pract, 49(7), 417-422, 2020.
4) 株式会社電通グループ：LGBTQ＋調査 2023, 2023. (https://www.group.dentsu.com/jp/news/release/pdf-cms/2023046-1019.pdf) [2023.10.20確認]
5) 釜野さおり, 他：大阪市民の働き方と暮らしの多様性と共生にかんするアンケート, 2019. (https://osaka-chosa.jp/index.html) [2023.10.20確認]
6) 埼玉県：多様性を尊重する共生社会づくりに関する調査報告書, 2021. (https://www.pref.saitama.lg.jp/documents/183194/lgbtqchousahoukokusho.pdf) [2023.10.20確認]
7) 釜野さおり, 他：家族と性と多様性にかんする全国アンケート結果概要, 2023. (https://www.ipss.go.jp/projects/j/SOGI2/ZenkokuSOGISummary20231027.pdf) [2024.3.30確認]

/コラム/

性の多様性を図でどう表現するか

吉田 絵理子（川崎協同病院 総合診療科 / にじいろドクターズ）

　私は、2018年から多様なSOGIに関する講演活動を行うようになりました。言葉だけではなく図を用いるほうが理解してもらいやすいのですが、単純な図で多様性を表現することの難しさを感じています。ここでは私が、どのような気づきを経て、使う図を変更してきたかを紹介します。

　最初は、4つの性の要素として、性自認、生物学的性、性的指向、性表現を**図1**のように表現していました。ところが、生物学的性をグラデーションやスペクトラムで表現することが、性分化疾患を持つ方にとって侵襲的だと感じられる場合があることを知り、「男性・女性の体にもさまざまな形がある」とする**図2**を用いることにしました。

　しかし、この図ではトランスジェンダーの方の身体の移行期を表現することは難しく、Xジェンダー、non-binaryの方の中には女性的・男性的な身体の特徴が不快と感じる方がいるにもかかわらず、身体を女性・男性という枠組みに限定したことで表現できない状態があると感じていました。

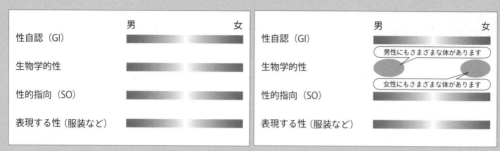

図1　4つの性の要素

図2　4つの性の要素（改訂版1）

（図2内）男性にもさまざまな体があります
（図2内）女性にもさまざまな体があります

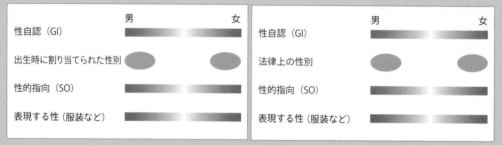

図3　4つの性の軸（改訂版2）

図4　4つの性の軸（改訂版2'）

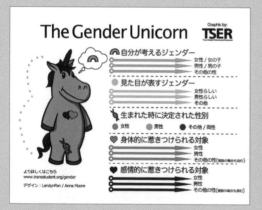

図5　TSERによるジェンダー・ユニコーン[1]

　そうしたことから、SOGIの多様性やLGBTQ＋について説明・表現する際に、生物学的性の軸は必ずしも必要でないと判断し、これを削除し、出生時に割り当てられた性別または法律上の性別の軸を追加することにしました（図3、4）。

　さらに、図1〜4ともに、女性・男性がそれぞれの軸の端に位置しており、100％女性または男性、もしくはその中間のどこかに位置するという表現そのものが、社会でつくられてきた女性・男性というジェンダーをそのまま受け入れているとも捉えられるという課題があります。

　これに対し、Trans Student Educational Resources（TSER）が発案したジェンダー・ユニコーン（図5）[1]では、性的指向（身体的に惹きつけられる対象）とは別に、恋愛的指向（感情的に惹きつけられる対象）の軸が加わっています。さらに、それぞれの軸について女性・男性の独立したバーに、「その他の性」というバーが加わり、それぞれのレベルを選択できるようになっています。図5にも表現の限界はありますが、SOGIEについてより丁寧に表現できるようになっています。ただし、インターセックス/性分化疾患を持つ人の中に、生まれたときに決定された性別の「その他・両性」との表記を侵襲的に感じる人がいるかもしれない点が気に

　かかります。また、講演の際に**図5**を示すと混乱される方もいて、初めて性の多様性について聞く方にお話しする場合には、**図3,4**のほうが理解しやすいようにも感じています。

　講演するという立場であるものの、わかりやすく、かつ聞いてくださる方の誰もが不快に感じない表現の仕方を今も模索しています。書籍や文献はもちろんのこと、さまざまな人との対話を通して学び続ける重要性をより実感しています。

　性の多様性を表す言葉の定義や図での表現について、より詳しく知るには『13歳から知っておきたいLGBT＋』(アシュリー・マーデル著、須川綾子訳)[2]がお勧めです。

▶ **引用・参考文献**
1) Trans Student Educational Resources : The Gender Unicorn, 2015.（http://www.transstudent.org/gender）[2023.10.20確認]
2) アシュリー・マーデル（須川綾子訳）：13歳から知っておきたいLGBT＋, ダイヤモンド社, 2017.

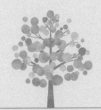

健康格差について

健康状態に影響する社会的要因という観点から、
LGBTQ＋の人々がおかれている状況について紹介します。

吉田 絵理子（医師）*

▶ 健康の社会的決定要因とは

これまで多くの調査から、健康状態にはさまざまな社会的要因が影響していることが明らかになっており、これを健康の社会的決定要因（Social Determinants of Health：SDH, SDOH）と呼びます[1]。LGBTQ＋の人々は、政治や社会、経済的な要因に加え、偏見や差別を受けることにより、マイノリティ・ストレスを受けやすく[2,3]、集団として健康格差が生じていることが明らかになっています。性的マイノリティであるだけで、その健康やウェルビーイングは多くのSDHによって阻害されています。特にトランスジェンダー当事者は医療機関を利用する際の障壁により、受診を差し控えるケースがあると報告されています[4,5]。

LGBTQ＋の人々がおかれている状況は、文化や地域、国によって異なるため、健康格差について知るには日本で調査を実施する必要があります。ここでは主に日本で実施された調査について紹介しますが、日本においては特にレズビアン・バイセクシュアル女性やトランスジェンダーの人々の健康格差について十分な調査が行われていないため、補足として海外における調査についても紹介します。

▶ REACH Online2019[4]

2019年に日高氏が行った全国インターネット調査「REACH Online 2019」[4]（有効回答数10,769名）によると、気分の落ち込み・不安・不眠などのメンタルの症状で41.2％が心理カウンセリング・心療内科・精神科のい

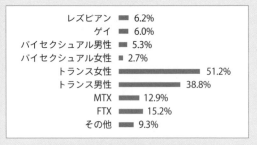

レズビアン 6.2%
ゲイ 6.0%
バイセクシュアル男性 5.3%
バイセクシュアル女性 2.7%
トランス女性 51.2%
トランス男性 38.8%
MTX 12.9%
FTX 15.2%
その他 9.3%

図　性的指向・性自認を理由に体調が悪くても医療機関に行くことを我慢したことがあると回答した割合（文献4をもとに筆者作成）

ずれかを利用した経験があり、その中で「医療スタッフに自身の性的指向・性自認について話したことがある」と回答した人は39.3％でした。また、性的指向や性自認を理由に体調が悪くても医療機関に行くことを我慢したことがあると回答した人の比率はSOGIによって異なっており（図）、特にトランスジェンダーの人々が医療機関への受診を差し控えていることがわかります。

▶ 認定NPO法人ReBitによる調査

インターネット調査「LGBTQ医療福祉調査2023」（有効回答961名）[5]では、41.2％が過去10年に精神障害を経験し、64.1％がこれまでに自殺を考えたことがあり、26.7％が自殺未遂、40.0％が自傷行為の経験があると回答しました。また医療サービスを利用する際に、セクシュアリティに関する困難を過去10年で経験したのはLGBTQ＋全体では66.1％、トランスジェンダー男性・女性では77.8％で

＊ 川崎協同病院 総合診療科／にじいろドクターズ

した。また、「医療関係者にセクシュアリティを安心して話せない」と回答した人は81.3%でした。さらに、「心身の体調が悪くても病院に行かなかった」と回答した人はLGBTQ＋全体で32.6%、トランスジェンダー男性・女性で42.0%、健康診断などの予防医療を受けなかった人はLGBTQ＋全体で18.7%・トランスジェンダー男性・女性では37.5%でした。

インターネット調査「LGBTQ子ども・若者調査2022」（有効回答2,623名）[6]では、10代のLGBTQ＋のうち、48.1%が過去1年に自殺を考え、14.0%が自殺未遂をし、38.1%が自傷行為を経験したと回答しました。これは、日本財団の「第4回 自殺意識全国調査報告書」（2021）と比較して、自殺念慮は3.8倍、自殺未遂経験は4.1倍高いとも報告されています。また、ユースのうち91.6%が「安心して保護者に相談できない」と答え、93.6%が「安心して教職員に相談できない」と回答しました。不登校の経験は中学で22.1%、高校で14.9%でした。これは、文部科学省による「児童生徒の問題行動・不登校等生徒指導上の諸課題に関する調査」（2021）の中学校4.1%、高校1.4%と比較し、それぞれ5.4倍、10.6倍でした。

▶ 海外におけるLGBTQ＋の健康格差に関する報告

日本での調査結果から、LGBTQ＋の人々はメンタルヘルスの問題を抱えるリスクや、自殺念慮を抱くリスクが高いこと、また、特にトランスジェンダーの人々が健康診断を含め医療機関受診を差し控えていることが読み取れます。

海外ではLGBTQ＋の身体・精神的健康に関して多くの報告がなされており、米国科学アカデミーが2020年に発表したコンセンサス・レポート[7]ではこれらの研究報告がまとめられています。その要点を**表**に示します（詳細

表　LGBTQ＋の人々の健康格差（文献7をもとに筆者が作成）

- LGBTQ＋の人々は、異性愛者やシスジェンダーの集団と比較して、全体的に健康状態が良好ではない。うつ病、不安症、希死念慮のリスクが高い。喫煙、飲酒、その他の薬物などの物質使用障害のリスクが高い
- LGBTQ＋の人々はライフコースの初期から成人期まで、暴力や日常生活での排除や差別を高い割合で経験している
- ゲイ、バイセクシュアル男性は、肛門がんのリスクが高い
- レズビアン、バイセクシュアル女性は乳がんのリスクが高い可能性がある（マンモグラフィーの受診率低く、乳がんと診断されたとしても治療を受ける割合が低い）
- レズビアンは異性愛者の女性よりも HPV ワクチン接種率が低い
- 子宮頸部のあるトランスジェンダーは、シスジェンダー、ヘテロセクシュアル女性よりも子宮頸がん検診の受診率が低い
- 米国で毎年新たに HIV と診断される中で MSM の人々は最大の割合を占めている
- 米国ではトランスジェンダー女性の 7 人に 1 人が HIV とともに生きている

については原著を参照ください）。また、このレポートでは、健康格差だけなく、マイノリティ・ストレスへの対抗手段として逆境から回復したり、逆境に適応する能力であるレジリエンスの重要性を述べており、レジリエンスに関連している要素として、アイデンティティの肯定、社会的支援、家族の受容、保護的な法律や政策が挙げられています。実際の臨床の場面でも、健康格差だけではなく、患者のレジリエンスに注目して支援することも重要です。

▶ 引用・参考文献

1) 武田裕子編著：格差時代の医療と社会的処方 病院の入り口に立てない人々を支えるSDH（健康の社会的決定要因）の視点, 日本看護協会出版会, 2021.
2) Meyer, I.H. : Prejudice, social stress, and mental health in lesbian, gay, and bisexual populations: conceptual issues and research evidence. Psychol Bull, 129(5), 674-697, 2003.

3) Frost, D.M., et al. : Minority stress theory: Application, critique, and continued relevance. Curr Opin Psychol, 51, 101579, 2023.
4) 日高庸晴：LGBTQの健康課題—メンタルヘルスと受診状況—, 吉田絵理子, 他編, 医療者のためのLGBTQ講座, 南山堂, 32-39, 2022.
5) 認定NPO法人ReBit：LGBTQ医療福祉調査2023, 2023.（https://prtimes.jp/main/html/rd/p/000000045.000047512.html）[2023.10.20確認]
6) 認定NPO法人ReBit：LGBTQ子ども・若者調査 2022, 2022.（https://prtimes.jp/main/html/rd/p/000000031.000047512.html）[2023.10.20確認]
7) National Academies of Sciences, Engineering, and Medicine : Understanding the Well-Being of LGBTQI+ Populations, Division of Behavioral and Social Sciences and Education; Committee on Population; Committee on Understanding the Well-Being of Sexual and Gender Diverse Populations, National Academies Press, 2020.

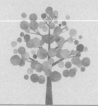

医療機関を受診する際の困りごと、
医療機関で働く際の困りごとについて

医療機関において、受診する立場と、働く立場で、
どのような困りごとが起こりうるのか、具体例とデータを紹介します。

吉田 絵理子 (医師)*

▶ 医療機関を受診するLGBTQ＋の人々が直面しうる困りごと

　受診時の困りごとは、トランスジェンダーやXジェンダーなどの性自認が関わる場合と、レズビアン・ゲイ・バイセクシュアルなどの性的指向が関わる場合とで異なります。ここでは、LGBT法連合会の「困難リスト」[1]をもとに、それぞれの具体的な場面を紹介します。

1. 性自認におけるマイノリティの場合

　トランスジェンダーやXジェンダーの人々の状況は多様で、ホルモン療法を受けているか、性別適合手術を受けているか、戸籍上の名前を変更しているか、戸籍上の性別を変更しているか、などによって受診の障壁はそれぞれ異なります。

　例えば、「医療機関の受付で戸籍上の名前が呼ばれるため、受診しづらくなった」[1]のように、戸籍上の名前から推測されるジェンダーと性自認とにギャップがある場合、本名で呼ばれることに苦痛を感じる人がいます。一方で、戸籍名を変更していれば本名で呼ばれることに抵抗はないでしょう。また、戸籍上の性別変更をしていれば、性別欄で男女どちらかにマルをしなければならない場合の戸惑いも減じるかと思います。

　身体に違和感がある人は、脱衣が必要な検査や診察に抵抗を感じることがあります。他方で、性別適合手術を受けて戸籍上の性別を変更し、性自認に沿った生活をしている例では、周囲にトランスジェンダーであると告げていない人もいます。この場合、CTやエコーなどの検査から生殖器の摘出が判明し、トランスジェンダーだと知れてしまうのではと恐怖を感じる人がいることに注意が必要です。

　さらに、トランス男性にとっては婦人科を受診すること自体に大きな抵抗感があることがほとんどです。問診票などで月経歴について尋ねる際には、トランス男性やトランス女性の人も回答しやすいよう「女性の方にお尋ねします」ではなく「月経がある方にお尋ねします」といった表記をすることができます。また、男女別のトイレ、浴室、院内着しか使用できないと困ることがあります。

　「生殖腺を除去していないトランスジェンダーの場合、見た目の性別と身体的な性別が違うことも多く、奇異な目で見られる。受診の際に説明が難しく、受診自体を断念してしまうため、病気がかなり悪化してから受診することが多い」「救急車を呼んだときに性同一性障害であることを理由にどう対応したらいいかわからないと言われ、搬送されるまでに時間がかかってしまった」[1]との報告もあります。適切な対応をするためには、トランスジェンダーに関する知識をあらかじめ身に付けておく必要があるでしょう。

＊川崎協同病院 総合診療科／にじいろドクターズ

「性同一性障害についてホルモン療法をしてくれる病院が見つからず、インターネットで個別輸入した薬を飲んだところ、副作用が出てしまった」[1]ということもよく聞きます。ここには、性別違和について相談できる精神科や、ホルモン療法・性別適合手術を受けられる医療機関が不足しているという大きな課題があります。さらに、2018年に性別適合手術が保険適用となりましたが、ホルモン療法は自費診療扱いとなっています。混合診療は禁止されているため、ホルモン療法を先に行っている場合には、性別適合手術も自費で行うこととなり、ほとんどの人が保険を使えていない現状があります。

2. 性的指向におけるマイノリティの場合

「パートナーが入院したが、病室での付き添いや看護をさせてもらえなかった」[1]と報告されているように、レズビアン、ゲイ、バイセクシュアルの人の場合、同性のパートナーがいてもキーパーソンとして扱ってもらえないことがあります。

また、異性と付き合う・結婚する・子どもを持つといったことを前提として会話が進められたり、性交歴について尋ねられるときに異性間の性交渉が前提となっていて本当のことを話しにくいといったことも挙げられます。「産婦人科や泌尿器科の医師に性的指向を打ち明けたところ、"そんな不道徳な生き方はよくない"と説教され深く傷ついた」[1]という報告もあり、残念ながら差別的な対応がなされることさえあります。医学教育モデル・コア・カリキュラム（令和4年度改訂版）[2]では、「女性やLGBTQに対する差別等のジェンダー不平等をなくすために積極的な行動をとることができる」という達成目標が掲げられており、医師の個人的な価値判断による不適切な対応は早急に改善していかねばなりません。

▶ **医療機関で行われている対応についての調査**

医療機関での多様なSOGIへの配慮に関する調査を2つ紹介します。

宮崎市では2019年に375医療機関を対象に調査を行い、162医療機関（43.2%）が回答しました[3]。「性的少数者に関する研修・勉強会等などを行っている」と回答したのはたった1.2%であり、39.5%が「勉強会を行う必要がないと考えている」と回答しました。「トランスジェンダーの人が通称名を利用できる」との回答は56.2%でした。病状説明などへの同席を親族・異性のパートナーに限っているのは19.1%でした。終末期医療を提供している医療機関のうち、看取りができる対象を親族・異性のパートナーに限っているのは23.6%でした。

三部氏による東京都、石川県、静岡県内の入院病床20以上の病院に勤務する看護部長を対象とした調査（有効回答数252人、有効回収率27.6%）[4]でも、看取りの立会いを親族・異性のパートナーに限っているのは30.9%、ICUの面会を親族・異性のパートナーに限っているのが33.8%でした。また43.7%が通称名を使えると回答し、「LGBTや性の多様性に関する看護研修を行ったことがある」と回答したのは、8.3%にとどまりました。

▶ **医療機関で働くLGBTQ＋の人が直面する困りごと**

患者だけではなく、職場のスタッフの中にもLGBTQ＋の人々はいます。認定NPO法人ReBitによるユースを対象とした調査[5]では、ここ1年で就職・転職を経験したレズビアン・ゲイ・バイセクシュアルの35.7%、トランスジェンダーの75.6%が採用選考時に困難やハラスメントを経験したと回答しています。

2020年6月に労働施策総合推進法が改定され、SOGIハラスメント（性的指向や性自認に

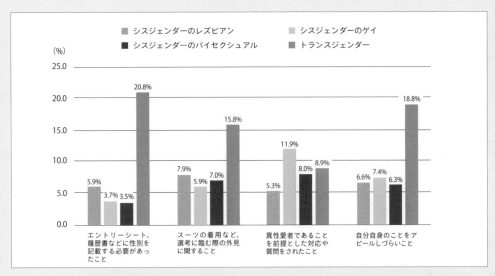

図1　これまでの就職活動において、性的マイノリティであることを理由に困ったこと
（文献6より抜粋）

関する侮辱的な言動）やアウティングを含めたパワーハラスメントの防止措置が大企業と地方自治体に義務付けられ、2022年4月からは中小企業も義務化の対象となりました。

　また、経済産業省に勤めるトランスジェンダーの職員が、職場の女性用トイレの使用を制限されたことについて国を訴えた裁判で、2023年に最高裁判所はトイレの使用制限をしたことは違法であると判断しました。自認する性別に基づいた社会生活を送ることは、誰にとっても重要な利益であり、特にトランスジェンダーの人にとっては切実な利益であること、施設の管理者や人事担当者には、トランスジェンダー当事者の要望・意向と、他の職員の意見・反応をよく聞いたうえで、真摯に調整を尽くす責任があると裁判官らは述べています。こうした例からも、多様なSOGIに関する職場での施策は急務と言えます。就業に関する調査結果について、以下に紹介します。

1. 調査からわかる困りごと

　厚生労働省による「職場におけるダイバー

シティ推進事業報告書」（令和元年）[6]において、「いまの職場で誰か一人にでも、自身が性的マイノリティであることを伝えているか」という問いに「はい」と答えた人は、レズビアン8.6％、ゲイ5.9％、バイセクシュアル7.3％、トランスジェンダーで15.8％と、LGBTQ＋の人々は職場においても見えにくい存在といえるでしょう。

　同調査では、性的マイノリティであることに関し就職活動時や働くうえで困っていることについても尋ねており、その一部を抜粋して**図1・2**にまとめました。図に提示していない項目の中で、「自認する性別と異なるふるまいをしなければならなかった」ことを、トランスジェンダーの回答者のうち25.7％が就職活動時に、22.8％が働くうえで困っていることとして挙げています。**図1・2**ともに、トランスジェンダー当事者は特に就業に関わる困難が多いことが浮き彫りとなっており、職場としての対応が求められています。

2. 働きやすい職場づくり

　認定NPO法人 虹色ダイバーシティによ

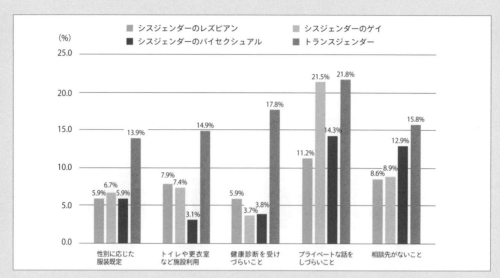

凡例:
- シスジェンダーのレズビアン
- シスジェンダーのゲイ
- シスジェンダーのバイセクシュアル
- トランスジェンダー

図2　性的マイノリティであることを理由に、働くうえで困っていること（文献6より抜粋）

る調査「niji VOICE 2022」[7]では、職場でLGBTQ＋に関する施策の数が多い職場ほど、LGBTQ＋当事者の心理的安全性や勤続意欲が高く、メンタルヘルスがよい傾向であったと報告しています。LGBTQ＋の人たちにとって働きやすい職場づくりの重要性がうかがえます。なお、施策の例としては、職場研修、差別禁止の明文化、相談窓口の設定、福利厚生での同性パートナーの配偶者扱い、LGBTQ＋に関するイベント参加、経営層の支援宣言、ステッカーなど啓発グッズの配布、性的マイノリティと支援者による職場内グループの運営、トランスジェンダーの従業員へのサポート、LGBTQ＋支援団体への寄付、LGBTQ＋市場向けのサービスや商品の提供が挙げられています。皆さんの職場ではこうした取り組みがどの程度実現できているでしょうか。

▶**引用・参考文献**

1) 一般社団法人性的指向および性自認等により困難を抱えている当事者等に対する法整備のための全国連合会：性的指向および性自認を理由とするわたしたちが社会で直面する困難のリスト第3版, 2019.（https://lgbtetc.jp/news/1348/）[2023.10.20確認]

2) 文部科学省. 医学教育モデル・コア・カリキュラム（令和4年度改訂版）, 2022.（https://www.mext.go.jp/content/20221222-mxt_igaku-000026049_00001.pdf）[2024.3.30確認]

3) 宮崎市：性的少数者に関する医療機関向けアンケート結果, 2020.（https://www.city.miyazaki.miyazaki.jp/fs/3/7/2/6/4/6/_/372646.pdf）[2023.10.20確認]

4) 三部倫子：LGBTの患者対応についての看護部長アンケート結果, 2019.（https://researchmap.jp/multidatabases/multidatabase_contents/download/259573/d34495057f7ccb9e09de1d2154c088a3/20505?col_no=2&frame_id=498252）[2023.10.20確認]

5) 認定NPO法人ReBit：LGBTQ子ども・若者調査2022, 2022.（https://prtimes.jp/main/html/rd/p/000000031.000047512.html）[2023.10.20確認]

6) 三菱UFJリサーチ&コンサルティング：令和元年度厚生労働省委託事業 職場におけるダイバーシティ推進事業 報告書, 2020.（https://www.mhlw.go.jp/content/000673032.pdf）[2023.10.20確認]

7) 認定NPO法人にじいろダイバーシティ：niji VOICE 2022, 2023.（https://nijibridge.jp/wp-content/uploads/2023/03/nijiVOICE2022_report.pdf）[2023.10.20確認]

同性婚・性別変更および差別禁止に関する法律について

LGBTQ＋の人々の権利を保障する法律について、
我が国での状況を解説します。

吉田 絵理子（医師）＊

2024年3月現在、37の国と地域で同性婚が認められていますが、日本では認められていません。また、G7の中で日本は唯一、性的指向・性自認に基づく差別を禁止する法律がありません。しかし現在、性的指向・性自認に関わる重要な裁判が複数進められています。

▶ 同性婚について（2024年3月現在）

日本では、戸籍上同性の二人は法律上の婚姻関係を結ぶことができません。そのような状況下で、2015年に東京都渋谷区と世田谷区で同性カップルに対するパートナーシップ制度が開始され、現時点で390を超える自治体で同制度が施行されています。さらに、パートナーの他、子どもなど近親者を含む家族の関係を宣誓するファミリーシップ制度を開始する自治体も増えています。しかしパートナーシップ制度は法的効力を持たないため、婚姻で得られるさまざまな権利（例：子どもの共同親権、所得税の配偶者控除、法定相続、外国人同士の場合の在留資格の取得）を得ることができません。

そして、2019年に、「法律上同性の者との婚姻が認められないのは、法の下の平等を定めた憲法14条1項、婚姻の自由を保障する憲法24条（及び憲法13条）に反する」（**表1**）として同性カップルが国に賠償を求める裁判が5つの都市で始まりました。東京では2021

表1　日本国憲法（抜粋）

> **憲法十四条**　すべて国民は、法の下に平等であつて、人種、信条、性別、社会的身分又は門地により、政治的、経済的又は社会的関係において、差別されない。
>
> **憲法二十四条**　婚姻は、両性の合意のみに基いて成立し、夫婦が同等の権利を有することを基本として、相互の協力により、維持されなければならない。
> ２　配偶者の選択、財産権、相続、住居の選定、離婚並びに婚姻及び家族に関するその他の事項に関しては、法律は、個人の尊厳と両性の本質的平等に立脚して、制定されなければならない。

年に第2次訴訟が提訴され、戸籍上ともに女性で一人はトランス男性の男女のカップルも原告になりました。2024年3月までに6つの地裁の判決が出ており、大阪地裁のみ合憲と判断したのに対し、他5つの地裁では違憲または違憲状態との判決が出ています。

2024年3月には札幌高裁で憲法14条1項、24条2項に加え、初めて憲法24条1項に違反するとの判断がなされました。24条1項では婚姻は両性の合意のみに基づくとされていることから憲法上は男女の婚姻しか想定されていないという主張もありますが、高裁では「個人の尊重がより明確に認識されるよ

うになったとの背景で」解釈することが重要で、同性間の婚姻についても保障していると考えるのが妥当であるとしました。また、判決文では、同性愛者に対し婚姻を許していないことは、保障を受けられずに著しい社会生活上の不利益を受け、アイデンティティの喪失感を抱くといった個人の尊厳を成す人格が損なわれる自体となってしまっている、合理的な根拠を欠く差別的扱いである、同性婚を定めた場合の不利益や弊害の発生はうかがえない、と述べられました。

今後、最高裁を含む裁判での判断が注目されています。また、実際に同性同士の婚姻が可能となるには、国会での関連法令の改正が必要となります。

▶性別変更の要件について

2003年に「性同一性障害者の性別の取扱いの特例に関する法律」（特例法）が制定されました。特例法では、性別の変更の要件として**表2**の要件をすべて満たし、家庭裁判所での審判を受けることが求められていました。なお、「性同一性障害」との名称は、性別違和（DSM-5）、性別不合（ICD-11）に改められました。

これら要件のうち、4号の「生殖不能要件」と5号の「外観要件」は併せて「手術要件」とも呼ばれています。WHOなどの国連諸機関は2014年に発表された「強制・強要された、または不本意な断種の廃絶を求める共同声明」[1]で、性別変更の要件として不妊手術を求めることは人権侵害であると指摘し法改正を訴えていました。しかし、生殖不能要件は長年改正されてきませんでした。

2023年10月に2つの重要な裁判の判決がなされました。静岡家庭裁判所浜松支部で、トランス男性が4号要件の無効を求めた申し立てに対し、違憲無効であるとの判断がなされました。この判決により、原告のトランス

表2　性同一性障害者の性別の取扱いの特例に関する法律（抜粋）

二人以上の医師から性同一性障害との診断を受けている。

一　十八歳以上であること。
二　現に婚姻をしていないこと。
三　現に未成年の子がいないこと。
四　生殖腺がないこと又は生殖腺の機能を永続的に欠く状態にあること。
五　その身体について他の性別に係る身体の性器に係る部分に近似する外観を備えていること。

男性は生殖腺摘出を行わずに戸籍上の性別変更が完了しました。さらに最高裁判所でも、15人の裁判官全員一致で、4号要件は憲法13条に違反し違憲無効であるとの判断をくだしました。5号要件は高等裁判所への差し戻しとなりましたが、3名の裁判官は、外観要件も違憲であり差し戻さずに性別変更を認めるべきとの反対意見を述べました。

特例法の改定はまだなされていませんが（2024年3月現在）、最高裁の決定を受け、2023年12月に厚生労働省および法務省から、戸籍上の性別を変更する際の診断書に生殖能力についての記載はなくても差し支えないとの通知が出されました。

現状として、トランス男性は、テストステロン製剤の投与により陰核が肥大することにより外観要件も満たすことになるため、手術を受けずに性別変更が可能となりました。しかし、外観要件に関する判断はなされていないため、トランス女性が性別変更をするには、今もなお性別適合手術が必要となります。今後の5号要件に関する判断により、トランス女性の手術も不要となる可能性があるため、トランス女性の方が戸籍変更のための手術を希望される場合には、法律改定や裁判での判

断状況を確認しておく必要があります。

▶性的指向・性自認に関する差別禁止法の不在

2015年に、与党・野党を含む超党派の「LGBTに関する課題を課題を考える議員連盟（LGBT議連）」が発足しました。東京オリンピック・パラリンピックの際、五輪憲章に性別、性的指向などの理由によるいかなる種類の差別も受けない権利と自由が規定されていることを受け、2021年にLGBT議連内でLGBT理解増進法案に合意がなされ、国会提出が期待されていました。しかし、自民党内での了解が得られず、国会提出は断念されました。

2年が経過した2023年に、LGBT理解増進法案（性的指向及びジェンダーアイデンティティの多様性に関する国民の理解の増進に関する法律案）が可決されました。この法案では差別を明確には禁止しておらず、「不当な差別はあってはならない」と曖昧な表現がなされています。また法案の第十二条に「全ての国民が安心して生活することができることとなるよう、留意するものとする」という項目が付け加えられことに対し、自治体や教育機関などでの先進的な取り組みがかえって萎縮させ

られるのではないかという懸念が上がっており、今後この法律がどう運用されるか注意深く見守る必要があります。

▶SOGIハラとアウティングに関する法律

2020年6月に改正労働施策総合推進法（パワハラ防止法）が施行され、パワーハラスメント（パワハラ）の防止措置が、大企業と地方自治体に義務付けられました。この中で、性的指向や性自認に関する侮辱的な言動（SOGIハラスメント）や、労働者の性的指向・性自認を本人の了承を得ないまま暴露するアウティングもパワハラであると明示されています。2022年4月からは中小企業も義務化の対象となりました。医療機関においても、就業規則にSOGIハラスメントの禁止を加えたり、SOGIに関する研修を行うこと、また相談に適切に対応できる相談窓口が望まれます。

▶引用・参考文献

1) WHO : Eliminating forced, coercive and otherwise involuntary sterilization; An interagency statement, OHCHR, UN Women, UNAIDS, UNDP, UNFPA, UNICEF and WHO. 2014.（https://www.who.int/publications/i/item/9789241507325）［2024/3/30確認］

トランス男性が手術なしで戸籍変更する場合、気をつけること

池袋 真（女性医療クリニックLUNA トランスジェンダー外来 / パーソナルヘルスクリニック ジェンダー外来）

　現在、子宮卵巣摘出術なしでも、一定期間テストステロン療法を行ったトランス男性は、戸籍上の性別変更（女性から男性）が可能になりました。さて、子宮卵巣が残存するトランス男性は、将来、何に気をつけるべきなのでしょうか。以下の事項が挙げられます。

①子宮筋腫・卵巣腫瘍などの婦人科疾患の可能性
②がんのリスク（子宮頸がん・子宮体がん・卵巣がんなど）
③性器出血について
④妊娠の可能性

　それぞれについて解説します。

● 子宮筋腫・卵巣腫瘍などの婦人科疾患の可能性

　子宮・卵巣の臓器がある限り、子宮卵巣疾患の罹患リスクはあります。定期的に超音波検査で子宮・卵巣をチェックしましょう。

● がんのリスク

子宮頸がん[1]：シス女性と同様に、定期的な子宮頸がん検診を推奨しています。ただし、トランス男性の子宮頸がん検診には特有の問題があります。テストステロン療法によって腟萎縮や子宮頸部の細胞密度低下が生じるため、子宮頸がん検診の結果が不適切になる可能性があります。そのため、筆者は、代わりにHPV検査を提案しています。子宮頸がんの99.7%の原因であるHPV検査が陰性であれば、子宮頸がん罹患リスクは低いと考えられるからです。

　すでに海外の一部の国では男女関係なく接種しているHPVワクチンですが、日本はいまだ "HPV＝女性のワクチン" というイメージが強いように感じます。そこで、トランス男性に対して、筆者はHPVワクチンの意義について説明し、HPVワクチン投与の実施について検討いただくようにしています。

子宮体がん[2]：テストステロン療法が子宮体がんのリスク因子になるというデータは現時点ではありません。しかし、不正出血が継続する場合には、子宮体がんの精査も行ってください。

卵巣がん：テストステロン療法が卵巣がんのリスク因子になる報告はありませんが、テストステロン療法中に卵巣がんを認めたトランス男性症例もあります。卵巣がある限り、罹患リスクについては考えておく必要があるかと思います。

　なお、テストステロン療法と、トランス男性のがん（乳がん・子宮頸がん・子宮体がん・卵巣がん）との関係性については、はっきりとした結論が出ておらず、現時点では調査中の段

階です[3]。

● 性器出血について

　トランス男性にとって、性器出血はメンタルヘルスの悪化にもつながり得るため、その管理は大変重要です。性器出血の原因として、妊娠・がんの可能性も考えられますが（Q29参照：トランス男性の不正出血について）、破綻出血（ホルモンの乱れにより子宮内膜がはがれて出血する）の可能性[4]もあります。

　長期間のテストステロン療法後にも性器出血が起きることがあります。まず血液検査でテストステロン値が基準値以内であるかどうかの確認が必要です。テストステロン量が不足している場合には、テストステロン療法の投与間隔調整や増量を行いましょう。テストステロン値が基準値以内であれば、増量せずに経過をみる必要があります。テストステロン量が十分であるにもかかわらず性器出血が起きた場合には、プロゲスチン製剤内服の開始、外科的処置も視野に入れる必要があります[5,6]。性器出血があることを理由にテストステロンを過量投与している患者がいますが、テストステロン療法に伴う副作用のリスクが増加するため勧められません。テストステロンの過量投与には十分気をつけましょう。

　子宮内膜症を患っている患者は、突然の破綻出血が生じることがあると言われていますが、長期間のテストステロン療法後に性器出血が起きる理由はいまだわかっていません。テストステロン療法が十分量であったとしても、子宮がある限り原因不明の性器出血が突発的に生じる可能性があることは、患者に説明する必要があります。

● 妊娠の可能性

　トランス男性の妊娠項目を確認しましょう（Case01参照）。

▶ 引用・参考文献

1) Iwamoto, S.J., Grimstad, F., Irwig, M.S., et al. : Routine Screening for Transgender and Gender Diverse Adults Taking Gender-Affirming Hormone Therapy: a Narrative Review. J Gen Intern Med, 36(5), 1380-1389, 2021.
2) Seay, K., Shih K., Kredentser, A., et al. : Endometrial cancer in a transgender male: A rare case and review of the literature. Gynecol Oncol Rep, 47, 101199, 2023.
3) Chen, Z.E., Cameron, S. : Breast and reproductive cancers in the transgender population: a systematic review. BJOG, 2018.
4) Grimstad, F., Kremen, J., Shim, J., et al. : Breakthrough Bleeding in Transgender and Gender Diverse Adolescents and Young Adults on Long-Term Testosterone. J Pediatr Adolesc Gynecol, 34(5), 706-716, 2021.
5) Schwartz, A.R., Russell, K. : Approaches to Vaginal Bleeding and Contraceptive Counseling in Transgender and Gender Nonbinary Patients. Obstetrics & Gynecology, 134(1), 81-90, 2019.
6) Carswell, J.M., Robets, S.A. : Induction and Maintenance of Amenorrhea in Transmasculine and Nonbinary Adolescents. Transgender Health, 2(1), 2017.

第2章

Q&A：医療現場におけるさまざまな疑問

「アライであることを示すには
どのような方法がありますか?」

質問者A ┃ 「アライ」という言葉の意味を詳しく知りたいです。
質問者B ┃ 多様な性のあり方についてどこまで理解をしていれば"アライである"と言えるのでしょうか。また、アライであることを周りに見えるようにしたほうがいいのでしょうか? わかっていないことがあって、当事者の方にかえって不快な思いをさせてしまったらと不安です。

▷私の考え・私の実践　　久保田 希 (医師)*

　「アライ (ally)」は「支援」「同盟」を表す英単語から転じて「LGBTQ＋の人々の支援者、理解者、味方」という意味で用いられています。LGBTQ＋の方々の中には医療現場でも差別や偏見に基づいた扱いを実際に受けたことがあったり、これまでの経験から同様な目に遭うことを危惧し、受診そのものやセクシュアリティに関連する相談をためらう場合があります。セクシュアリティが外見からはわからないことと同様に、その人がアライかどうか、多様な性へ理解があるかどうかも可視化しない限りはわかりません。もし医療者や医療機関がアライなのかどうかがわかれば、より安心して受診や相談をしてみようと思う

きっかけになるかもしれません。そのためぜひさまざまな方法でアライであることを表明してください。

>> 視覚的な手段

　アライであることを示すにはさまざまな方法があります。まず視覚的な手段としては、LGBTQ＋の人々が連帯して活動をする際のシンボルである「レインボーフラッグ●1」と呼ばれる6色の虹のモチーフを用いることができます。受付や診察室にこのフラッグを飾ったり、ALLYバッジ (図1) を名札につけたり、セクシュアリティに関係なく使用できるトイレに「だれでもトイレ」という表示 (図2) と

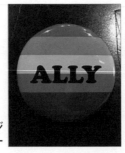
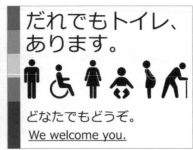

図1 (左) アライバッジ
図2 (右) だれでもトイレポスター

＊ 河北ファミリークリニック南阿佐谷 / にじいろドクターズ

ともにレインボーフラッグのモチーフを掲示するなどの方法もあります。そのほか、ポスター・掲示物・パンフレットなどで同性カップルが描かれたものや、性の多様性に関連した書籍を置くのも効果的です。

>> 情報の発信

また受診前からその医療機関がアライであることがわかることも重要ですので、職場のウェブサイトにレインボーフラッグを掲示したり、アライであることを言葉で表明し、例えばトランスジェンダーの方への配慮として「番号や通称名を利用するなど希望する呼び出し方法を選択できます」と記載したり、「同性パートナーの方も家族として病状説明への同席、同意書などへの署名、面会が可能なように体制を整えております」など具体的な取り組みを紹介することも有効です。また実際の受付や診察といった場面では、**Q04**（通称名と本人確認について）のように言葉遣いに配慮することも大切です。

>> いつ表明するか

LGBTQ＋の人々に対して適切な医療・ケアを提供したいと考えておられるのであれば、学び始めた段階からアライの表明をしてよいのではないかと考えます。なぜなら、アライの表明はそれで終わりではなく、実際の患者とのやりとりを通じて学び続けるものと考えるからです。とはいっても、まだ適切な対応ができるか不安な面もあるかもしれません。その場合には相手にそれを正直に伝え、自分の対応をどう思ったか、フィードバックしてほしいことを伝えるとよいでしょう。具体的には「私はまだまだ勉強中なのですが、セクシュアリティに配慮して患者と接したいと考

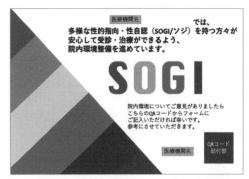

図3　利用者に院内環境について意見を求めるポスターの例（右下のQRコードから投稿ができる）

（カラーで作成された図3のポスターのパワーポイントデータを左のQRコードから自由にダウンロードできます。ぜひご活用ください）

えています。もし不快な思いをさせてしまったり、対応に不十分なところや改善点があればぜひ教えてください」と声をかけます。

ただし、直接意見を言うことに抵抗がある可能性も踏まえ、投書箱を利用してもらったり、また待合室やトイレなどの個室に**図3**のようなポスターを用意し、QRコードからスマートフォンで投稿できるようなシステムを採用すれば、人目を気にせず感じたことを伝えやすくなります。

筆者自身もアライであることを表明しながら、診療での患者とのやり取りから多くのことを教わっています。時には不十分な対応をしてしまったことを謝りながらも、さまざまな場面で理解を深めてきました。医療者が専門家としてケアに従事しながら常に最新の知識を勉強し続けるのと同様に、アライの表明もすれば終わりではなく、性の多様性の学びを継続していくことが必要です。

▷ 当事者の思いや願い

職員の方のネームプレートなどにレインボーカラーのマークが貼ってあると、自分のセクシュアリティを話しやすくなります。レインボーは性の多様性の象徴なので、これを身につけることが一つの方法ではないでしょうか。すべての知識を身につけていなくても、一方的に判断せずに私の話に耳を傾けてくれて、意向を尊重してくださる方であれば安心して自己開示ができそうです。［玉ねぎ］

まずはアライでありたいと思っていただけることに感謝です。一方でLGBTQ＋の基本的な知識を身につけることで、無意識のうちに自分が知っていることや経験したことに捉われたり、決めつけてしまったりしていないかを意識することも重要です。アライであることを示すために、レインボーカラー●¹ のものを身につけたりデスクに置いておくなどは一つの方法だと思いますが、重要なのはアライであるために学び続ける姿勢や、一人の患者を属性ではなく地域で生活している個人として捉える姿勢だと思います。［トラくん］

SNSなどで自身がアライだと表明するほか、アライ向けグッズを身につけたり、パレードや寄付などの活動に参加するといった方法があると思います。私が勤める会社にも、アライであることを示すバッジやグッズを身につけてくれている人たちがいます。また、知り合いが東京レインボーパレードに参加しているのを見て、アライであることを知ったりもしました。たとえわからないことがあっても、LGBTQ＋当事者に少しでも寄り添いたいという気持ちをお持ちであれば、あなたは十分にアライだと思います。私自身にもわからないことはたくさんあるし、当事者たちの思いや状況は十人十色なので、ご自身の負担にならず、その人に合いそうだと思える方法を考えてみてもらえると嬉しいです。［るる］

▷ ことば

●1　レインボーフラッグ（レインボーカラー）
「レインボーフラッグ」はLGBTQ＋コミュニティを象徴するサインであり、6色で構成されている。多様なセクシュアリティごとにさらにさまざまな「プライドフラッグ」が存在する。

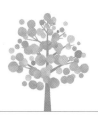

/コラム/

多目的トイレにレインボーシールを貼って考えたこと

武田 裕子（順天堂大学大学院 医学研究科 医学教育学）

　順天堂医院（1,051床）では、「SOGI（性的指向と性自認）をめぐる患者・家族・職員への配慮と対応ワーキンググループ」（以下、WG）を2012年5月に立ち上げました。その際に、WGとして、自分たちがアライになって活動を始めたことを、当事者に何らかの形で伝えようということになりました。そして、最初に行ったのが院内の多機能トイレの入り口に小さいレインボーシールを貼ることでした。参考にした書籍[1]にも、「LGBTQフレンドリーな医療機関となるための工夫」の一つに、だれでもトイレを設置してレインボーマーク入りの案内を作成することが挙げられていました。

　WGで話し合ったときに、一人のメンバーが「当事者の友人に話したらやめてほしいと言われた」と発言しました。それに対して別のメンバーから、やはり当事者の視点で、「反対があるから止めるのは違うと思う」という意見が出されました。話し合った結果、多くの人はシールの意味を知らないだろうから、気づいてくれる人に活動を始めたことを知らせるという目的で進めることになりました。その時点では、アライとして何ができるのかもよくわからず、大々的にレインボーフラッグを置いて期待に応えられないと、がっかりされてしまうという不安のほうが大きかったのです。反対の意見が出たら丁寧に説明し、それでも止めたほうがよいと思われたらそのとき考えようということになりました。

　シールを貼って間もなく、患者意見箱に「ありがとう」「順天堂最高!」という投書をいただきました。実習学生からも、「受け入れられていると感じた」という声が届くようになりました。しかし、当事者ゲストを招いての研修（Q42参照）のなかでコメントを求めたところ、「そこしか使うなと言われているような気がするかも」「そこから出るところを見られたら、どう思われるか気になる」という感想をいただきました。自分の考えが足りなかったことを反省し、賛否が分かれることなのだと改めて認識しました。

　その後、順天堂医院では取り組みが進み、PRIDE指標のGOLD認定を受けるまでに活動が広がりました[2]。誰もが通るところにレインボーフラッグを置き、300名を超える職員がレインボーバッジを着けて働いています[1]。トイレのシールはまだそのままですが、望ましいトイレとしての男女共用トイレの在り方や、アライであることの可視化の方法などについて、今も話し合いを継続しています。WGの模索は続きます。

▶ 引用・参考文献
1) 金久保祐介：病院・診療所単位で取り組むべきこと, 医療者のためのLGBTQ講座, 吉田絵理子編, 南山堂, 21-25, 2022.
2) 武田裕子, 高木辰哉：学校法人順天堂がPRIDE指標GOLD認定2年連続取得, 順天堂だより 新春号, 332, 43-44, 2024.（https://juntendopr.sakura.ne.jp/letter/332/book/#target/page_no=1）[2024.3.31確認]

「言葉遣いに気をつけるって、具体的に どんなことですか?」

質問者 | ある講演で演者が「ジェンダーに中立的な言葉遣いをしましょう」と話されていましたが、簡単ではないと感じました。具体的にどうしたらいいのかを教えてください。

▷私の考え・私の実践　　金 弘子 (医師)*

>> ジェンダーに中立的な言葉遣いとは

　セクシュアリティに関連した言葉遣いを考慮するときの対応として、質問で触れられた「ジェンダーに中立的な言葉遣い」があります。ジェンダーとは、社会的・文化的に形成された性や性役割のことであり、これに中立的な言葉遣いとは、性・性役割に捉われない言葉や表現を用いることです。

　例えば、「男らしい」「女らしい」という言葉は、無意識にその人が暮らす社会における男性・女性像が判断基準となっています。発した本人が誉め言葉として用いたつもりでも、その言葉を用いられる対象となった際には、その人自身の性別や性役割にかかわらず、特定の役割や性質を求められたり、型にはめられたように感じられることがあります。特に外見から判断した性別(性表現)をもとにして、そうした言葉を用いることは、相手のあり方を勝手に決めつける「ラベリング」となるので避けたい対応です。

>> 患者を呼び出すときの表現

　繰り返しになりますが、基本的な考え方は、性や性役割にとわれないという視点から「性別」を含まない単語や表現を用いることです。

　患者を呼び出すときには、年齢にかかわらず、本人が望む呼び名や敬称を確認するまでは、敬称を「〜さん」とします。子どもに対しても、「〜ちゃん」や「〜くん」ではなく「〜さん」と呼びましょう。同様に患者や同行者について表現する際にも見た目に基づいた性別を含む表現ではなく、例えば「窓際に座っている青い上着を羽織った方」のように、動作や服装のようすを用いて伝えましょう。性表現や外見、保険証の性別や名前から推測してその人のセクシュアリティを勝手に決めてしまわないことが肝要です。

>> 患者の同行者をどう表現するか

　例えば、「お父さん」「お母さん」ではなく「保護者」や「養育者」、「娘さん」「息子さん」は「お子さん」、「お兄ちゃん」「お姉ちゃん」を「きょうだい」、「彼女」「彼氏」なら「パートナー」や「お付き合いしている方」のように、表現を置き換えてみてください。もしわかる場合は名前で呼ぶといいでしょう。言い慣れないうちは、口をついて出てしまった表現を言い直しても構いません。医療者がそうした表現を試みている態度が伝わることも、

---

　　　　　　　　　　　　　　* 鳥取大学医学部 社会医学講座 環境予防医学分野

医療機関が安心な環境になっていくことにつながります。

>> **言葉遣いとともにできる対応**

言葉遣い以外にもできる対応がいろいろあります。基本的な考えとしては、やはり性別による区別が必要か否かを考えてみることで、可能な限り異なる対応をしないように心がけます。例えば、検査や処置で肌を露出するような心電図や超音波検査などの際には、性別にかかわらず一律に掛け物を使うなどの配慮をします。

また、子どもに対しては「女の子(性別)なのに泣かなくて強かったね」や「お兄ちゃん(役割・性別)だから我慢できるでしょう?」のような「〜らしさ」を含む表現は、ジェンダー規範的であるため控えましょう。代わりに「じっとする必要がある検査だから〜」と、その目的や依頼したい行動について説明し、「動かないでくれて〜」のように、その後の行動や結果に言及することを提案します。

さらに検査や処置などに対する報酬(シール等)を準備する際には、女の子用・男の子用と性別で分けることなく、本人が好きなものを選びやすいように整えておくこともジェンダーに中立な対応と言えます。どれを選んでも性別に関係なく「それが好きだ」というその人のあり方を尊重する態度でいることが望まれます。

*

こうした言動を意識的に練習する機会として、まず最初は日常生活でも使ってみることをお勧めします。

なお、ここで紹介した対応が必ずしも常に「正解」というわけではありません。また言葉遣いだけでなく、その言葉を発する際の態度も重要です。多様なセクシュアリティのあり方の人たちがいることを前提に、誰ひとり排除されることなく、目の前の人が安心して過ごせているかを意識しながら取り組んでみてください。医療者一人ひとりの実践が医療機関を安心な場に変えていきます。

▷ 当事者の思いや願い

性自認や同伴の人の関係性について、「決めつけ」をしない言葉を選んでいただければ、以後のやり取りがしやすいでしょう。例えば「旦那さんは?」「ご主人は?」など、相手の性自認やセクシュアリティとしての立場の上下を感じさせるような言葉で相手を想定されてしまうと、期待されている関係性を決めつけられているように感じます。ただ、それぞれ相手との間で呼び方などもあると思いますので、初めは「〇〇さん」「同伴の方は?」「お連れの方は?」「お相手の方は?」など関係を限定しない表現を選んでいただけると話しやすいです。その後は、会話の中でその方が相手についてどのような呼称を用いられているかを聞いてそれを尊重していただけるといいのかなと思います。対応に迷う場合は、「〇〇というお伝えのしかたでいいですか?」「〇〇ということでよかったでしょうか?」などと確認すればよいでしょう。私自身は、「同性のパートナー」という言葉を使ったのですが、その後の問診の際には「パートナーさん」という言葉を選択してもらったことを嬉しく感じたことがあります。[さく]

自身の経験を振り返ると、「言葉遣い」よりも当事者への「態度」や「姿勢」のほうが嬉しい・悲しいという感情につながることが多い気がします。何を望むのかを決めつけるのではなく、知ろうとしてくれたり、向き合おうとしてくれることがわかることが嬉しいです。例えば名前

を「なんて呼ぶのが心地よいですか？」と尋ねてくれたときには、聞いてくれるという行為そのものと、そしてどう呼べば「心地よい」かを知ろうとしてくれたことに安心を感じられました。当事者それぞれですが、僕は「良し悪し」の判断を聞かれると答えにくくなるときがあって、それは「これがよい」と相手に主張できるほどの自信がないからかもしれません。でも「何が心地よいか」なら、自分の感覚を伝えられるのでありがたいなと。また、自分自身は、相手が面倒くさいと思わないかな？　迷惑と思わないかな？　ということを常に気にしてしまうところがあるため、当事者がそういったことを思っている場合もあることを知ってもらえるとありがたいです。[ちびすけ]

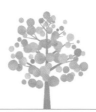　私が患者の身内として面会しにいった際に「娘さんがいらっしゃいましたよ」と言われ、受付の時点で落ち込みました。これが続くことはつらいと思いカミングアウトした後は、家族も使う呼び名で「○○さんいらっしゃいましたよ」と言ってくれるようになり居心地が大きく変わった経験があります。また、検査着への更衣の際の案内で、女性には「お胸の部分を」と言い、男性には「胸を」と言うなど、セクシュアリティで異なる配慮を意識させられると苦しい気持ちになります。この場合、性別を問わず「胸を」でもよいはずです。同様に無意識に使っているけれど実は必要のない表現として「女性はワンピース着用を避けてください」のように、あえて性別を主語にする必要がない場合もありますので、少しずつでも見直しを検討してもらえると嬉しいです。
　他には「そちらの女性の方」「あの男性の患者さん」という場合も性別を言う必要はないですし「娘さん、息子さん」は「お子さん、ご家族」と呼ぶなど、特に多くの人が周りにいる状況ではプライバシー配慮の点からも受付番号で声をかけられると安心します。また、言葉遣いだけではなく、話題の選定や、待合いに置かれたTVから流れる番組などを通じても「多様な人がいますよね」という前提を示してもらえるとうれしいです。[そら]

共通編

「トランスジェンダーの方の性別と名前は、電子カルテにどう入力すればいいですか?」

質問者｜そのほかに診察券、診断書、領収証の名前・性別の記入についても教えてください。

▷ 私の考え・私の実践

武田 裕子 (医師)*

戸籍に記載されている性別と自認する性別が異なると、自認する性別でない戸籍の性別を記載したり目にすることは大きな苦痛を伴います。また、自認する性別にそぐわない名前を見られたり、その名前で人前で呼ばれたりすると、それだけでも医療機関受診をためらう理由になります。実際に通院を中断した方もいます。

ここでは、そうした苦痛を減らすために、筆者の所属する医療機関 (順天堂医院) で行っている現在進行形の取り組みを紹介します。

≫ 名前に関する電子カルテ入力

電子カルテにはさまざまな仕様がありますが、入力項目や方法は医療機関ごとにそれほど異ならないかと思います。患者登録の氏名と性別の入力は一つに限定されているため、現行では電子カルテ患者登録には、保険証に記載された氏名と性別 (＝戸籍の性別) を入力しています。

電子カルテの患者登録の具体的な流れは、以下のとおりです。①医事課で患者受付を行う (初診時の診察申し込み用紙に受診者が氏名と性別を記載)、②医事課職員が健康保険証などで本人確認を行う、③医事会計システムに患者登録を行う、④医事会計システムと電子カルテ、さらに他部門システムに患者情報が連結される。

患者情報は医事会計システムが登録元となり、電子カルテ上では変更できません。変更する場合は、医事会計システムで変更する必要があります。この流れでは、保険証を基準に患者の本人確認をしていますので、保険証に通称名が記載されていれば、それが患者の登録氏名になります。

≫ 保険証における通称名の使用と電子カルテ入力

厚生労働省では、「被保険者証の氏名表記について (健康保険法)」という通達を2017年8月31日に出しました。健康保険、国民健康保険および後期高齢者医療制度において「性同一性障害を有する被保険者または被扶養者」の被保険者証 (いわゆる保険証) の記載を通称名にして差し支えないというものです。戸籍上と異なる通称名での記載の希望が本人から出され、保険者がやむを得ないと判断した場合には、通称名で保険証を作成できます。氏名の表記法としては、①表面に「通称名」を記載し、裏面の余白に、「戸籍上の氏名は○○」とする記載法、②表面に「戸籍上の氏名」と「通称名」を併記する方法を例に挙げ

＊ 順天堂大学大学院 医学研究科 医学教育学

ています。ただし、性別については、従来どおり戸籍上の性別を記載します。

この通達では、保険医療機関等から保険者に診療報酬を請求する際は、「被保険者証の表面の氏名欄に印字された氏名で請求を行う」と記載されています。ですので、前述のとおり、健康保険証の表面の氏名で電子カルテ入力を行うことに何ら支障はないと考えられます。

しかしながら、懸念もあります。診断書や感染症の届出等、医療機関が発行し公的に扱われる文書の表記氏名が通称名になると、届け出関係機関の登録氏名と異なることになり、その都度説明や証明が求められることになります。それは患者本人にとっても負担であり、関係機関も確認のために時間を要して対応が遅れる可能性があります。さらに、例えば、労災や交通事故、生命保険などに関連して外部から患者確認が行われることも考えられます。その際戸籍上の氏名で問い合わせがなされると、迅速に患者情報を提供できない可能性があります。

>>戸籍名・性別変更後の手続き

トランスジェンダーの方で、性別移行（トランジション）を終えて戸籍の性別並びに氏名を変更した方が、初診で当院を受診すると、持参された健康保険証の内容で登録されます。シスジェンダーの方が初診で受診するときの患者対応と何ら異なることはありません。

一方、以前から通院していて、すでに診察券を持っており電子カルテに診療録の記録がある方が、名前や性別変更をされる場合もあります。その場合は、お申し出をいただいて、書き換えることになります。このときも、健康保険証で確認を取り、速やかに手続きをします。その際に大事なのは、プライバシーが保たれること、申請書の記載や診療録における表示がアウティングにならないように十分

に注意することです。受付で職員が戸惑って二度見をしたり、周囲の人に聴かれるような声で聞き返したりせずに対応できるよう、普段の研修が大事です。

>>患者登録・電子カルテ入力の工夫
1.性別の記入について

自認する性別と戸籍上の性別が異なる当事者にとって、性別の記載を求められることは、二つの苦しさにつながります。一つは自認する性別と異なる性別の表明を迫られる苦しさ、もう一つは自認する性別と戸籍上の性別のどちらの記載を求められているか思い悩む苦しさです。

どうしたら患者登録の際にそのような負担を減らせるか、院内のワーキンググループで議論をしました。全国の病院の中には、受診の際の患者登録用記載用紙から性別を除いた医療機関もあると報道されています。結局のところ、保険証の記載に沿うのであれば、患者本人の記載を不要にするのはどうかという案が出されました。しかし、退院時に外来予約が必要な新生児に診察カードを作成する際、健康保険証がまだ作成されていないことがあり、性別記載は必要だとわかりました。また、外国籍の方が持参する書類に性別記載を見出せないこともあり、性別の記載はお願いしたいという医事課からの意見もありました。そこで、当事者の方も交えて、医事課職員、情報センター職員と話し合いました。

結果として、「性別」に「＊」マークをつけ、その用紙の欄外に、『＊戸籍の性別を記載してください』という但し書きをつけることになりました。このことで、トランスジェンダーの方は記載を求められている性別がいずれの性別かと思い悩むことなく、機械的に印をつけられるのではという考えに基づきます。性別違和のない方は、この「＊」の意味を気に留めることもないだろうと推察しました。

2.通称名の記載について:システム利用の留意点

現行では、患者さんから通称名を用いたいという申し出があった際には、患者プロフィールのページにある呼称希望欄に記載しています。異なる部門を訪問しても患者さんの意向が伝わるように、電子カルテの「掲示板」というポップアップ機能を活用しています。「掲示板」の文章は、例えば、「呼称についてのプロフィールを確認してください」のような一般的な表現とします。担当者が当該患者カルテを開くと、この表示がポップアップして、プロフィール欄を確認するという流れになります。通称名利用希望の理由については記載しません。

ただ、患者さんによっては、通称名の利用に関する希望を伝えてよいか迷い、遠慮してしまうこともあるかと思います。この点については、工夫が必要です。医療機関のなかには、院内掲示で「通称名の利用をご希望の方はお知らせください」と貼り出しているところもあります。私たちが検討している案は、診察券を作成するときに記載いただく患者登録用紙に、「通称名で呼ばれることを希望される方は、別紙に記入してください」という一文を入れ、記入台にその用紙を用意するというものです。1日3,000人を超える受診がある大学病院で、受付の職員が対応できるか、実現可能性を探っているところです。

3.現システムの課題

現在使用している電子カルテでは、患者のページを開くと、左上隅に男性と女性のどちらかを示すピクトグラムが現れます。男性は青色、女性はピンクでスカートをはいた図柄になっています。これを見つけた小学生のトランス女児が、「男の子じゃない」と叫ぶことがありました。「男の子じゃなくて人間を表してるんだよ」とお母さんが説明してくれました

が、変更が必要と強く感じた瞬間でした。デフォルトになっていると変更が難しいため、通称名の登録や出力法と合わせて、ベンダーにニーズを知ってほしいです。それこそ真のITソリューションだと思います。

>> 診察券・診断書・領収証ほか

以前、当院の診察券には表面に「女」「男」の性別が記載されていましたが、SOGIをめぐる取り組みの一環として削除しました。入院患者が身に着けるリストバンドにあった性別記載も削除しました。1年あまり経過しましたが、特に支障を来したという報告はありません。

診断書については、電子カルテの使用によりデフォルトで氏名・住所と共に性別が印刷されます。診断書は、さまざまな用途で発行するものですが、提出先によっては性別を記載しない、あるいは、患者本人の意向によって本文中に記載したり備考欄に記述するなど、柔軟な対応を可能にする選択肢をシステム上に設けられないものでしょうか。SOGIに配慮した電子カルテシステムの開発に取り組むところがあれば、ぜひ個人的にでも協力したいところです。

領収証や診療明細書については、厚生労働省から様式[1]が示されており、そこには性別の記載がありません。順天堂医院はもちろん、多くの医療機関で領収証や診療明細書に性別記載はないものと推察します。順天堂医院では、その他に、「受付票」「会計受付提出用紙」「あなたのお薬(説明文書)」など、さまざまな書類が手渡されますが、そこにも性別は記載していません。

一方、処方箋については、厚生労働省が提示している様式に性別欄があり、それにならって院外処方箋には性別を記載しています。しかし、令和5年1月に厚生労働省から発出された"「電子処方箋管理サービスの運用

について」の改正について」"2)には、処方箋に記載する内容について、医師法施行規則第21条、歯科医師法施行規則第20条に基づくものとして以下のように示しています。「医師・歯科医師は、患者に交付する処方箋に、患者の氏名、年齢、薬名、分量、用法、用量、発行年月日、使用期間、病院・診療所の名称・所在地又は医師・歯科医師の住所を記載し、記名押印又は署名しなければならない」。性別の記載は求めていません。再度、本当に性別記載欄が必要なものなのか、ここでも立ち止まって考えたいものです。

＊

病院で手渡される書類に性別の記載があるかどうか、気にも留めない人の方が圧倒的に多い中、性別欄の記載のために医療機関を受診できないと感じる人がいます。誰一人取り残さないためにしっかりと検討する必要があります。そもそも、深く考えずに性別記載を求める、あるいは掲載していないでしょうか。順天堂大学では、附属病院の取り組みをきっかけに、学生の学籍簿から男女の記載が削除されました。小さな一歩ですが、一人の人生を変えることにもつながります。ぜひ、それぞれの医療機関で考えてみてください。

▶ 引用・参考文献

1) 厚生労働省：医療費の内容の分かる領収証及び個別の診療報酬の算定項目の分かる明細書の交付について, 保発0305第11号 令和6年3月5日, 2024. (https://www.mhlw.go.jp/content/12404000/001219498.pdf)［2024.4.26確認］
2) 厚生労働省：「電子処方箋管理サービスの運用について」の改正について, 薬生発0126第2号・医政発0126第1号・保発0126第2号 令和5年1月26日, 2023. (https://kouseikyoku.mhlw.go.jp/kyushu/000264373.pdf)［2024.4.26確認］

▷ 当事者の思いや願い

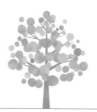 診察券は通称名や希望の性別が表示されていてほしいです。また、電子カルテも通称名や希望する性別になればよいですね。なお診断書や領収書については医療費控除に使うことや、公費の申請に必要なこともあるので、戸籍の情報が記載されていることはしかたがないと認識していますが、戸籍の情報について確認が必要な場合は、その都度、周囲に配慮しながら確認をしてもらいたいです。［フェネック］

共通編

「通称名を用いる際、本人確認やスタッフとの共有のしかたについて教えてください」

▷ 私の考え・私の実践

室谷 智子 (医師) ＊1
金 弘子 (医師) ＊2

医療機関の受付に新しい患者が来院された場合の対応について考えていきます。

>> 問診票の質問項目と記載時の配慮

初診時の問診票には「戸籍上の名前」「通称名を希望する場合の通称名」の記入欄を設けます。性別の欄は、まず性別を自記する必要があるのか検討し、必要と判断した場合は目的に応じて項目名を「保険証の性別」や「戸籍の性別」、もしくは「性自認」などと変更します。項目名に合わせた選択肢として、前者なら「男性、女性」、後者なら「自由記載」を含めたものにします[1,2]。また、「疑問点や困りごとがあったらお尋ねください」と書いておくことで、患者からの要望や質問のハードルを下げることができます。

問診票を記載している間も他の患者から内容を見られにくくする工夫として、広めの記載台を用意する、カバー付きのバインダーを用意する、などの対策が考えられます。保険証の名前と外見から推察される性別が異なる場合は、まず名字のみで呼び出し、プライバシーの守られた場所で、あるいは保険証を指差すなどして「お名前はこちらで間違いないでしょうか」と確認するのがよいでしょう。

>> 通称名の表記について

2017年8月31日に厚生労働省が被保険者証の通称名表記を可能とする通知●1を出し、被保険者証（健康保険証、以下保険証）における氏名の表記方法の工夫ができるようになりました[3]。保険証には通称名に加えて戸籍名が小さく併記、または裏面に記載されます。この場合、保険請求も保険証の通称名ですればよく、カルテ記載など院内の使用する名前は通称名で統一しやすいと思います。ただし、保険証における被保険者氏名の通称名への変更には、「性別違和・性別不合」と診断される必要があるため、対象者は限られています。

被保険者証の名前を変更していない方の場合は、初診窓口で通称名使用希望を表明されることが多いと思います。先ほど述べたように、他の患者の視線を気にしなくてよいプライバシーの保たれた環境を用意し、対応するスタッフも適切な声の大きさで患者の希望（使用する通称名、使用用途や範囲、本人確認の方法、戸籍名の共有範囲）を確認します。具体的には本人が希望する通称名で診察券を作成する、院内での呼称や病室表示は通称名を使用するといったことが考えられます。

>> 情報の運用と共有について

医療機関側に情報運用や共有範囲についての要件がある場合は、医療サービス提供や安全管理上の必要性を説明して患者の同意を得る必要があります。例えば「手術で万が一の緊急事態の際に迅速に対応するため、手術室スタッフ全員で共有させてほしい」などと、

具体的な理由を提示します。

あらかじめ、病院内で通称名希望があった際に対応するフローについて取り決めをしておくとよいでしょう。例えば、診察時の呼び方を患者さんの希望に応じて「番号」や「番号＋名字」とする、患者さんが院内で持ち歩くファイルに通称名の付箋を貼る、通称名について電子カルテを開いた際に目に入るようにしておくなどが考えられます[4]。

緊急入院等で病院に家族や職場などからの問い合わせが想定される場合は、通称名使用の事実について伝えてよい家族・友人知人の範囲についても確認します。入院を契機に本人の希望しないところでセクシュアリティに関わる情報を他者に伝えることは「アウティング」にあたるため、慎重な対応が必要です。実際の使用に当たり対応に迷う場合は、都度本人と協議決定することが重要です。またア

ウティングを予防するためにも、通称名について職員への一斉メールでの情報共有は避けるほうがよいでしょう。

医療機関と本人とであらかじめ合意ができていれば、通称名で手術や検査同意への署名を行うことは問題ありません。

▶ 引用・参考文献

1) 吉田絵理子：医療者が知っておくべきLGBTQsの知識, 医学会新聞2019年10月14日, 医学書院 (https://www.igaku-shoin.co.jp/paper/archive/y2019/PA03342_03) [2023.10.15確認]
2) 金久保祐介：LGBTフレンドリーな医療機関となるための工夫 医療一般 病院・診療所単位で取り組むべきこと, 治療, 102(7), 908-912, 2020.
3) 浅沼智也：NとEとLGBTQ 4「T」の人たちの医療機関における困りごと, 看護教育, 59(7), p60, 2018.
4) 武田裕子：「SOGI」によらず安心して受診できる医療機関を目指して, 総合健診, 50(1), 2023.

▷ 当事者の思いや願い

通称名を使用することが特別なこと、相手に迷惑をかけること、というような感覚を持ってしまわないような使用申請ができると嬉しいです。また、事務手続きに関しては、特別なことではなく通常の個人情報の変更などと同じようにシステマチックに申請でき、チェックしてもらえると気負わなくていいなと思います。一方で、当事者自身が不明点を抱えたときに、誰に聞けばわかってもらえるのだろうか、と不安に思うことがあるので、事務手続きをするエリア、受付エリアにアライの方が（アライであることがわかるように）いてもらえると安心します。[ちびすけ]

▷ ことば

● 1 厚生労働省「被保険者証の氏名表記について」に関する通知

都道府県や公的医療保険の運営者に対し「性同一性障害を有する被保険者又はその被扶養者から、被保険者証において通称名の記載を希望する旨の申し出があり、保険者がやむを得ないと判断した場合には、被保険者証における氏名の表記方法を工夫しても差し支えない」と通知したもの。これにより通称名による記載が認められた。

ただし、あくまで保険者の対応に委ねられることから、すべての人が通称名を記載できるようになるとは限らない。また通称名記載には医師の診断書などの「性同一性障害を有することが確認できる書類」が必要とされるため制約も大きい。さらにこの通知では、健康保険証の裏面などに戸籍上の氏名を記載することも求めており、医療機関で戸籍上の氏名を呼ばれるといったトラブルが起こりかねないなどの課題が残る。

共通編

「トランスジェンダーの患者さんの場合、トイレや浴室、更衣室にどのような配慮ができますか?」

▷ 私の考え・私の実践

金久保 祐介 (医師)*

>> **使いたいトイレは人によりさまざま**

この問いに関しては、一つの正解があるわけではありません。

どのトイレを使うかは、個人によって異なります[1,2]。というのもトランスジェンダーの人は、個人によって状況、特に性別移行の状況がさまざまだからです。例えば、出生時に割り当てられた性別が女性で、性自認が男性、テストステロン製剤を使用しているトランス男性について考えてみましょう。あまり外見が変化していないときは、見た目からの判断で周囲から「女性」と認識されるかもしれません。一方で、長らくテストステロン製剤を使用し、髪型・服装・体つき・ヒゲ・仕草など、移行先の性別に馴染んで生活しているケースもあります。この段階では周囲からもすっかり「男性」だと認識されているかもしれません。しかし、戸籍上の性別は変更しておらず女性のまま、といった場合に「戸籍上の性別が女性なのだから女性用トイレを使うこと」などのような決まりごとをつくるとかえって混乱を招き、望まないカミングアウトやアウティングにつながってしまうといったリスクも生じます。

実際、性別移行の状況に応じて、使用するトイレを徐々に移行する当事者も多いようです[1]。もちろん多目的トイレ・だれでもトイレを設置したり、性別を問わず使える個室のトイレを用意したりするのも一つの手段です。

しかし、トランスジェンダーの人が全員多目的トイレ・だれでもトイレを使うべきという話でもありません[2]。基本的には本人の希望を尊重し、必要な状況に応じて話し合いをしながら決めていくのが現時点での一つの回答ではないかと思います。もちろん、これらは患者のみならずトランスジェンダーの職員に関しても同様のことが言えます。

入院患者の浴室使用についても、時間を決めて貸切にするなどの工夫ができます。更衣室も同様で、個室や空き部屋を利用する選択肢を用意するなどもその一つです。

>> **当事者を含む職員の意見を聞き、方針を決めていく**

「他の患者からクレームが来たらどうするのか」という不安もあるかもしれませんが、どこに問題や懸念があったのかを現場で拾い上げ、解決策を探していくプロセスが重要です。例えば、医療機関としての方針を提示したうえで他の利用者の意見を募ったり、当事者がカミングアウトをしている職員であれば本人の同意を得たうえで説明会を開き、周囲の同僚の意向を確認しつつ段階的に方針を決定していくといったプロセスが考えられます。

また「経産省事件●1（最高裁判所令和5年7月11日判決）」の判決も参考になります。他の職員に対する配慮を過度に重視し、本人の利益を不当に軽視してしまっては問題です。現

＊ 東京慈恵会医科大学 総合医科学研究センター 臨床疫学研究部／にじいろドクターズ

場の納得感を得られるようなプロセスで方針を決めていけるとよいでしょう。

▶ **引用・参考文献**
1) はじめてのトランスジェンダー, FAQ 性別で区分されたスペース編. (https://trans101.jp/faq3/) [2023.10.20確認]
2) 周司あきら, 高井ゆと里：トランスジェンダー入門, 集英社新書, 2023.

▷ 当事者の思いや願い

自分が望む性別のほうを利用すると、周囲に迷惑がかかったりトラブルが起きるのではと思い利用をためらったり我慢したりすることがあります。トイレの場合は男女共用の個室トイレ（だれでもトイレ）がある、他のフロアのトイレを自由に使えるなどの選択肢があると利用しやすく、更衣室はパーテーションや簡易式の着替えテント、誰もが使える個室などが設置されていれば着替えやすいでしょう。ただし、それらの利用が当事者向けであることが前提になっていると、利用することでカミングアウトにつながり、使いづらさを感じてしまいます。建物の構造から配慮された設備が設置できない場合には、あまり利用されない時間帯にこっそりトイレに入ったり、更衣室で着替えたりすることになります。そうした状況では当事者はつらい気落ちになるかもしれませんが、スタッフが理解を示してくれたり、サポートしてくれたりするとその施設の印象もちがったものになるかもしれません。[TOKI]

私は生まれた性別のトイレ（男性用）を使いますが、視線が気になることが多いです。病院のトイレではなかったけれど、見た目や服装を理由に暴言を吐かれた経験もあります。隣に人が来ると怖く感じるため、トイレは小でも個室を使います。男性用は個室が少ないこともあり申し訳ないと思うので、混んでいる場合は使いません。駅などでは空いている穴場や時間を把握していますが、病院ではそうはいかないと思います。多目的トイレも数が少ないので使いづらいですし。

浴室や更衣室は、できれば一人で入りたいので時間をずらす配慮をしてもらえるとよいのですが、介助が必要な状態だとそうもいかないだろうと思うと、ぞっとします。普段、更衣室は男性用を使っていますが、できるだけ人が少ないときに着替えるようにしています。職場など自分のことを知っている人と共有する場合よりも、知らない人と共有するときのほうが視線が気になって怖いです。
[臼井晴信]

▷ ことば

●1　**経産省事件**（最高裁判所令和5年7月11日判決）
　経済産業省に勤務するトランスジェンダーの職員が、職場の女性用トイレの使用が制限されているのは不当として国を訴えた裁判で、最高裁判所がトイレの使用制限を認めた国の対応は違法との判決を下した。裁判長は判決時の意見として「職場の理解を得るには、当事者のプライバシー保護と他の職員への情報提供の必要性という難しい判断が求められるが、職場の組織や規模など事情はさまざまであり、一律の解決策には馴染まない。トランスジェンダー本人の意向と、ほかの職員の意見をよく聞いて、最適な解決策を探るしかない」と述べた。

共通編

「カミングアウトをされたら、どのように対応すればいいでしょうか?」

質問者｜患者さんや同僚からカミングアウトされたときに、まだわかっていないことがあって、何か間違った対応をしてしまうのではないか、傷つけてしまうのではないかと思うと怖くなってしまいます。

▷ 私の考え・私の実践

久保田 希（医師）*

>> まずはしっかりと相手を受け止めよう

「カミングアウト」とは、自分のセクシュアリティ、性のあり方を打ち明けることを言います。行うタイミングや理由は人それぞれですが、職場で約8割のLGBTQ＋の方がカミングアウトをしていない（＝クローゼット）というデータもあります[1]。カミングアウトを受けた場合、カミングアウトをした方は勇気が必要だったかもしれませんし、場合によってはその人にとって初めてのカミングアウトかもしれません。

したがって、まずはカミングアウトをしてくれている人の話を途中でさえぎらず最後まで耳を傾け、話してくれたことに感謝し、しっかりと受け止めたとお伝えするとよいでしょう。そのうえで、どういった理由でカミングアウトしてくれたのか、何を求めているかに沿ってできることを検討しましょう。例えば患者の場合であれば、「そうなのですね。大切なことをお話しくださり、ありがとうございます。教えていただいたことに関連して私がお手伝いできることには何があるでしょうか」といった声かけができるとよいでしょう。

>> アウティングへの注意

カミングアウトされた方が同僚なのか、患者なのかで対応が異なるかもしれませんが、ともに大切なことの一つは「アウティング」をしないこと、つまり「その人のセクシュアリティについて本人の了承を得ずに勝手に他者に伝える」ことは絶対に避けなければなりません。社会的な構造も影響していますが、LGBTQ＋の人々への差別や偏見が存在する状況では、アウティングによってもたらされる影響はとても大きく、過去にはアウティングによって自死に至った出来事もありました。

人によっては両親や兄弟姉妹といった近親者に伝えていない場合もあるため、セクシュアリティについて「誰が知っているか・知らないか」を確認し「誰に伝えてよいか・伝えてほしくないか」を確認することが大切です。

患者の場合には、カルテを利用したり、多職種で連携する中でそのセクシュアリティに関連する情報をどこまで共有してよいかを確認する必要があります（Q07参照/他のスタッフとの情報共有について）。例えばトランスジェンダーの方で、通称名の利用を希望される場合でも、「病院全体で対応してほしい」という

* 河北ファミリークリニック南阿佐谷 / にじいろドクターズ

場合は「他の職種とも共有したいのですが、カルテに記載をしてもよろしいですか?」と確認する必要があります。

一方で、病院全体での対応は求めておらず、一対一のコミュニケーション(医師との面接や特定の看護師との面談場面のみなど)で伝えたい場合もあり得るため、その方の希望を確認し、重要な個人情報の一つとしてセクシュアリティに関する事柄も機密性を担保する必要があります。

>> 間違いを恐れず、よりよい関係づくりに

同僚からのカミングアウトでは、職場でセクシュアリティへの配慮を検討するきっかけになるかもしれません。職場内の対応については書籍や事例集などが参考になります[2]。

カミングアウトをされるということは、相手があなたを信頼し、自身のセクシュアリティに関する情報を「知っていてほしい」と思っていることを意味します。カミングアウトを受けたことで、これまで知らずにその人のこ

とを傷つけてしまっていたり、間違った対応をとっていたかもしれない、という懸念を抱いたとしても、相手にそのことを素直に伝えたうえで、今後はできるだけ適切な対応をしていきたいこと、間違ったことがあれば改めていきたいという意志を示し、可能であればフィードバックをもらいたい気持ちを伝えることで、よりよい関係性を築いていくためのスタートになるのではないかと考えます。

▶ 引用・参考文献

1) 三菱UFJリサーチ&コンサルティング：令和元年度厚生労働省委託事業「職場におけるダイバーシティ推進事業報告書」, 134, 2020.(https://www.mhlw.go.jp/content/000673032.pdf)[2024.3.31確認]
2) 厚生労働省：職場におけるダイバーシティ推進事業について「多様な人材が活躍できる職場環境に関する企業の事例集」を作成しました(令和元年度),厚生労働省ホームページ(https://www.mhlw.go.jp/stf/seisakunitsuite/bunya/koyou_roudou/koyoukintou/0000088194_00001.html)[2023.10.21確認]

▷ 当事者の思いや願い

カミングアウトすることにより、医療を受けるうえで不都合が生じるのではないか、否定的に受け止められるのではないかと不安を抱くことが多くあるため、まずは同性愛者であっても安心して医療を受けられることがわかると安心できると思います。医療者側にLGBTQ＋の知識があまりなく、相手を傷つけてしまわないか不安になる場合でも、率直にその旨を伝えサポートの意思を表明してもらうことで安心につながります。例えば「あなたを支援したいので、望んでいることがあれば伺いたいし、万が一嫌な思いをした場合には知らせてほしい」というメッセージを伝えてもらえるとありがたいです。

私は産院で看護師の方にカミングアウトしたうえで長い不妊期間の話をしたところ、「今まで頑張ってこられたんですね」と肯定的に受け止めてもらえたことがあり、救われる思いでした。[あき]

驚いたり、茶化したりせずに、「そうなんだ」と受け入れてほしいです。「だったらもっと男らしく(女らしく)こうしたほうがいい」などのアドバイスは避けてほしいと思います。実際にカミングアウトした際に「あなたがあなたであることに変わりはないね」と言われたときは、自分自身を受け入れてくれていると感じられて嬉しかったです。[フェネック]

共通編

「患者さんのSOGIに関する情報は
他スタッフとも共有してもいいのでしょうか?」

質問者│患者さんからカミングアウトをされた際、他のスタッフや各部署とのスムーズな連携が必要と感じ、SOGIに関する情報を共有しました。その対応でよかったのでしょうか。

▷ 私の考え・私の実践

宇野 裕明 (弁護士) [*1]
金 弘子 (医師) [*2]

>> 個人情報とプライバシー権

患者からカミングアウトを受けた場合に、その情報を共有してよいか否かについて考えることは必須です。SOGIに関する情報だけではなく、例えば、患者の国籍や職業あるいは資産状況のような情報も、個人情報[●1]やプライバシー情報[●2]にあたりうるものであり、その取扱いには慎重な検討が求められます。SOGIに関する内容を軽々しく外部の関係各所に共有したり、必要もないのに他のスタッフに伝えることは控える必要があります。

患者が「あなた」にカミングアウトしたということは、それだけ「あなた」のことを信頼してくれている証だと考えられます。そのことを踏まえて、その方からあなたが得たSOGIに関する情報をどこまで共有するべきか、することができるかについては慎重に考える必要があるでしょう。

>> SOGI情報の性質に応じた配慮を

患者からカミングアウトを受けた内容が、①診断・治療に直結する、②直結はしないが関連する、③全く関連しない、のいずれかによって情報の扱い方に差が生じます。

まず、①「診断・治療に直結する」場合には必要な情報の一つとして患者にSOGIに関する情報を尋ねることになります(ただし、性的指向が診断・治療に直結することはほとんどなく、性感染症を疑う場合には性的指向ではなく性行動に焦点をあてて情報収集します)(Q09参照)。この場合には、診断や治療方針決定の根拠として、聞き取った情報をカルテに記載する必要がありますし、他のスタッフへの情報共有も必要になることがあるでしょう。

そこで重要なのは、カルテに記載したり他のスタッフと共有する必要があることを患者にしっかり伝えることです。「○○のために必要があるので、△△という情報をカルテに記載させていただいてよろしいでしょうか?」と、情報共有の必要性を明示して同意を得ましょう。

仮に、患者本人から同意を得ることなく、他のスタッフなどに情報共有してしまった場合には、いくら診断・治療に必要な事項であったといえども、アウティングにあたりうるものです。アウティングは法律上の定義はないものの、本人の同意を得ることなく本人がオープンにしていないその性的指向・性自認などを第三者に開示することをいうものとされます[1)]。医療者からすれば、診療に必要

な情報なので共有は当然だという発想になってしまい、患者の気持ちを踏まえないまま進めてしまいがちですので、この点には気をつけましょう。

次に、②「診断・治療に直結はしないが関連する」場合があります。。これは例えばLGBTQ＋当事者の患者から、病状説明においてパートナーを同席させたいという希望をカミングアウトともに伝えられた場面や、入院の際の病室をどうするのかについての希望をカミングアウトとともに伝えられた場面などです。

これらの場合は、カルテに記載することや他の全スタッフや各所への情報共有が必須とはいえないかもしれません。そのため「どの範囲」のスタッフに共有する必要があるのかを考える必要があります。もちろん患者には先ほどの場合と同様に、必要性があって第三者に情報を共有することの同意を得るべきです。患者は「自分の情報を誰が知っているのか」「知られたくない範囲にまで拡散しているのではないか」と不安に思っているはずです。そのため同意を求める際には、「どの範囲」のスタッフにまで共有がなされるのかについても説明をしましょう。

最後に③「診断・治療に全く関連しない」場合、これは患者の個人的な信頼から打ち明けられた場合などが考えられます。診断・治療には関係ないけれど、よりよいケアの提供のために他のスタッフと患者のSOGIに関する情報を共有したほうがよいと感じるときと、共有する必要がないときがあるでしょう。どちらにしても、安易に情報共有をしないことを心がけ、他のスタッフと共有したほうがいい場合には、患者に説明して理解を得るようにします（Q28参照）。

もし患者の許可なく情報を共有してしまった場合には、他のスタッフや各所に情報を広めないよう伝えて記録などを削除してもらったうえで、患者本人にどこまで情報が伝わってしまったのかを率直にお伝えして謝り、どう対応するかを話して、理解を得るようにします。

なお、患者から同意が得られない場合は、カルテへの記載や他のスタッフへの共有は控えなければなりません。その際、患者には「情報共有は控えますので、他の場面やスタッフに伝達する必要があるときは、ご自身からお話しいただいてよいですか？」と伝えておくのがよいでしょう。

▶ 引用・参考文献
1) 帯刀康一, 他：知らないでは済まされないLGBT実務対応Q&A, 民事法出版会, 72, 2019.

▷ 当事者の思いや願い

救急車で搬送され入院手続きした際、連絡先を同性パートナーにするか地元の両親にするか迷い、その場にいた看護師さんにこそっと相談したことがあります。そのときは両親にしたのですが、後日退院後の外来受診時にちらっと見えた電子カルテに「LGBTQ＋?」と書いてあり驚きました。その看護師さんは理解がありそうだったので相談しただけで、病院職員全体にカミングアウトしたつもりではありませんでした。「大切な情報なので共有させていただけますか？」と聞いてほしかったです。[玉ねぎ]

SOGIに関する情報は本人の了承なしに他スタッフと共有しないでください。治療上必要だったとしても、本人の知らないところで知らない人に共有されていたことを本人が知ったら、自分のSOGIを許可なく勝手に広められたことに恐怖を感じ、ひいては医療機関への不信感につながって医療アクセスが遠のいてしまう可能性があります。治療上SOGIに関する情報を他スタッフと共有したい場合は、その旨をまず本人に伝え、本人の意思や希望を確認してください。いくら患者さんのことを思っての行動であっても、本人の了承ない状態で他者と情報共有することはアウティングです。患者さんとの丁寧な対話をこころがけてもらえると嬉しいです。[そーだ]

▷ ことば

●1　個人情報

「生存する個人に関する情報であって、当該情報に含まれる氏名、生年月日その他の記述等により特定の個人を識別することができるもの(他の情報と容易に照合することができ、それにより特定の個人を識別することができることとなるものを含む)をいう」(個人情報の保護に関する法律2条第1項)。

●2　プライバシー情報

1964年の「宴のあと」事件における東京地裁判決で定義づけられた「私生活をみだりに公開されないという法的保障ないし権利」に基づき保護される情報。

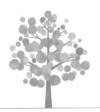

共通編

「この人はLGBTQ＋かもと思ったら、確かめたほうがいいのでしょうか?」

質問者A（医師）	病院の外来患者で、話し方などからもしかするとゲイなのかもしれないと思う人がいます。ゲイの人にはA型肝炎ウイルスのワクチンを勧めたほうがいいと聞いたことがあります。本人に確認すべきでしょうか?
質問者B（看護師）	診療所に通院している方が、保険証の性別は女性で女性名なのですが、いつもパンツを履いて短髪で、声も男の人のように低い人がいます。もしトランスジェンダーだったら本名で呼んで大丈夫なのかと心配しながら対応しています。本人に確認してみてもいいのでしょうか?

▷ 私の考え・私の実践

吉田 絵理子（医師）＊

≫ SOGIを確認しなくてもできること

　質問者のAさん・Bさんともに服装・髪型・話し方などの性表現からSOGIを推測していますが、それらを根拠として本人にSOGIについて聞くことは、その推測が正しくてもそうでなくても、本人の気分を害する可能性を否定できません。しかし同時に、AさんにはA型肝炎ウィルスワクチンの接種が、Bさんには名前の呼び方に関する配慮が必要かもしれません。いつでも本人からSOGIに関する話がしやすいよう、医療スタッフがレインボーフラッグなどをさりげなく身につける、言葉遣いに気をつける、ワクチン類のパンフレットの中に男性と性交渉する男性（Men who have sex with men：MSM）向けのパンフレットを置く、誰でも利用できるトイレや更衣室などをあらかじめ用意しておく、といった工夫ができるでしょう（Q01「アライであることを示す方法」を参照。またQ39では、直接関係性について確認をしたことでよりよい支援につながった例を紹介）。

≫ 当事者はどう感じているのか

　医療機関で性的指向や性自認について尋ねられることをLGBTQ＋の人たちがどう感じるかについて、日本では明らかになっていません。一方、米国の救急外来で、問診票で性的指向・性自認に関する情報を尋ねられることに対し、LGBTQ＋当事者の約9割が好意的に受け止めたという調査報告があります[1]。しかし、日本ではカミングアウトをしているLGBTQ＋の人が少ないという社会的背景があり、他国での調査結果をそのまま適用することはできません。

　2019年に国内で行われた調査では、メンタルの症状で受診した経験のあるLGBTQ＋当事者のうち、医療スタッフに性的指向・性自認について話した経験のあると回答した人は39.3%だったと報告されており[2]、また、他の調査でも医療関係者にセクシュアリティを安心して話せないと回答したLGBTQ＋当事者は81.3%でした[3]。医療機関での対応がより

＊ 川崎協同病院 総合診療科／にじいろドクターズ

安心できるものになり、差別に遭ったりアウティングされる心配がなくなれば、SOGIについてより話しやすくなるかもしれません。

>> 性的指向について尋ねる理由を考えよう

医療者の立場として、診断や治療に不可欠な情報は尋ねる必要があります。その際にはプライバシーが守られる場所を用意し、その情報が何のために必要かを患者に伝えたうえで情報収集するとよいでしょう。

ただ、診断に際し性交渉歴の情報が必要となることはありますが、アインデンティティとしての性的指向に関する情報が直接必要となることはほとんどないでしょう。Aさんの質問にあるA型肝炎ウイルスのワクチン接種は"ゲイの人"ではなく、男性間で性交渉する人に推奨されています。性感染症についてはアイデンティティとしての性的指向ではなく、実際の性行動に基づいて考える必要があります。さらに、性的指向に関するアイデンティティと性行動とにはギャップがある場合もあります。例えば男性とのみ性交渉するものの"ゲイ"というアイデンティティを持たない男性に対し、「ゲイですか」と尋ねても、「違います」と返答されて、性行動についての正確な情報を得られない可能性があるのです。

その一方で、北欧のレズビアン女性を対象とした質的調査[4]では、かかりつけ医に自身のセクシュアリティを開示することで、ありのままの自分としてみられているという感覚を生み、本当の自分でいられると感じるとの報告がなされています[4]。特に長年関わるかかりつけ医であるならば、その人自身をよく

知ったうえでよりよいサポートを提供していきたい、という姿勢を示していくことも重要でしょう。

>> ホルモン療法の影響を踏まえる

トランスジェンダーの人に関しては、診療内容によって必要となる情報が異なります。花粉症のように性別に関係のない診療内容であれば詳しい情報を訪ねる必要はないでしょう。しかし、例えば肝障害の精査を行う場合には、ホルモン療法に使用されるテストステロン製剤による副作用を疑う必要があるかもしれませんし、生殖器に関わる診療が必要な際には手術歴について聞く必要があります。必要な情報がある場合には、プライバシーが守られる場所を用意し、その情報が必要な理由をしっかり伝えてから尋ねるようにしましょう。

▶引用・参考文献

1) Haider, A. et al. : Assessment of Patient-Centered Approaches to Collect Sexual Orientation and Gender Identity Information in the Emergency Department: The EQUALITY Study, JAMA Netw Open,1(8), e186506, 2018.
2) 日高庸晴：07 LGBTQの健康課題―メンタルヘルスと受診状況―, 医療者のためのLGBTQ講座 (吉田絵理子他編), 南山堂, 32-39, 2022.
3) 認定NPO法人 ReBit：LGBTQ医療福祉調査 2023. (https://prtimes.jp/main/html/rd/p/000000045.000047512.html) [2023.10.20確認]
4) Bjorkman, M. et al. : Being lesbian - does the doctor need to know?, Scand J Prim Health Care, 25(1), 58-62, 2007.

▷ 当事者の思いや願い

見た目や話し方などに基づいて性的指向を判断し、健康に関するリスクを想定することは避けてほしいです。「ゲイっぽさ」がないゲイもいますし、「ゲイっぽさ」がある異性愛者もいます。また、ゲイであれば全員が性感染症の感染リスクが高い性行動をしている訳でもないですから、善意の質問が「セクシュアリティをすぐに病気と結びつけて決めつけられた」と認識されてしまう可能性もあります。そもそも、性的指向の開示（カミングアウト）は、人によってかなり大きな心理的負担になる場合があります。とっさに「違います」と答えてしまうゲイの人もいるかもしれません。確認する意図が見えないと抵抗を感じるおそれがあります。もし、どうしても確認が必要な場面は「健康リスクを踏まえた診療のために、セクシュアリティに関する質問をしてもいいですか？」と問診票などであらかじめ同意をとっておいたうえで質問するという方法だと、私は心の準備もできて答えやすいと感じます。[玉ねぎ]

LGBTQ＋かどうかを確かめることよりも、目の前の一人の人としてどのような価値観や希望を持っているのかを把握してもらいたいです。また、LGBTQ＋かもしれないと勘ぐるのではなく、LGBTQ＋の可能性を想定した関わりをしていただくと、信頼できる方だと思えて安心できます。[そーだ]

その人がLGBTQ＋かどうかは、見た目だけでは判断できません。確かめること自体がミスジェンダリング（Q29参照）になるかもしれません。とはいえ、トランスジェンダーやXジェンダー（ノンバイナリー）の場合は、その容姿や見た目などから自ずとカミングアウトにつながるケースもあります。どうしてもその人のSOGIについて確かめる必要がある場合は、その理由を先に示してもらえると話しやすいです。確認が必要な際にはSOGIについて理解があること、またSOGIに配慮していることを伝えてもらえると、当事者からも希望や要望を伝えやすいでしょう。トランスジェンダーの場合は、自分の声にコンプレックスがあり話すこと自体が嫌だと思う人もいるため、確認方法として記入を促すなどの工夫は嬉しい配慮です。

　LGBTQ＋の人は、ちょっとした言動や周囲の環境に敏感になったりするので、自分のことをLGBTQ＋かもと疑われるような言動に触れて安心できないと感じると、言いづらくなったり確認されること自体が苦痛に思えたりします。そこで例えば、LGBTQ＋に関するポスターやチラシが用意されていたり、理解があることを示すようなグッズなどが置いてあって安心できるような空間だと感じられると、確認をされることに抵抗が少なくなるかもしれません。[TOKI]

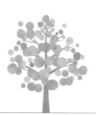

共通編

「セクシュアル・ヒストリーはどう聞けばいいですか?」

▷ 私の考え・私の実践

坂井 雄貴 (医師)*

セクシュアル・ヒストリー (性行動歴) は、患者の性行動を把握・理解したうえで適切な治療や支援を行うために欠かせないものです。セクシュアルヘルスは健康の一環としてすべての人に関わるものであり、こうした病歴聴取は特別なものではなく、日常診療として提供できるようになっておく必要があります。

一方で、セクシュアル・ヒストリーの聴取を苦手とする医師は非常に多いのではないでしょうか。感染症科、産婦人科、泌尿器科といった性感染症の治療に関わる特別な医療と考えるのではなく、すべての医師が適切に医療面接を行えることが望ましいです。そのために、以下のポイントを押さえながら準備をしておくとよいと思います。

>> セクシュアル・ヒストリー聴取の目的
・性感染症のスクリーニング・治療
・性感染症のリスク評価に基づく情報提供やカウンセリング
・患者の健康に関わる情報の包括的理解とセクシュアルヘルスについての懸念の把握

>> 医療面接の前に
1.自分自身のバイアスを意識する

「異性間の性交渉が普通で、同性間の性交渉は異常だ」「複数の性的パートナーを持つのはよくない」「10代で性交渉をするのは性が乱れている」など、性行動のあり方に自分自身の倫理観を患者に押し付け、陰性感情を抱いてしまう場合があります。患者の性行動が

あなたの信条に背いていたり、あるいは倫理的に (時に法的に) 間違っていたりすることがあっても、診察室はあなたがそれらをジャッジしてたしなめる場所ではありません。あくまで患者の健康を支援する場であることを忘れず、自身がどのようなバイアスを持ちやすいかを意識しながら診療に当たってください。

2.先入観を取り去り、多様な性に配慮した言葉を用いる

年齢、見た目の性別、婚姻状況などから相手の性行動について推測することは避けましょう。「彼氏/彼女」「夫/妻」などセクシュアリティを決めつける言葉ではなく「パートナー」「配偶者」などの言葉を用いるようにします。

3.患者の心理的な不安を取り除く

医療面接の前に、必ずなぜその質問が必要なのかを言葉で伝えましょう。「○○に関係することなのでお伺いします」「みなさんにお伺いしていることなのでご安心ください」「診察で知り得たことが他の方に伝わることはありません」など、守秘義務を含め事前に十分に説明をしたうえで医療面接を開始することが大切です。

4.プライバシーに配慮する

セクシュアル・ヒストリーでは大変プライベートなことを話すため、プライバシーを守ることが極めて重要です。同伴者に聞かれな

* ほっちのロッヂの診療所 / にじいろドクターズ

いように待合で待っていてもらうように伝える、診察室から音が漏れないように留意する（カーテンによる仕切りや、ブース型の診察室では注意してください）、他の医療従事者が面接中に診察室に入ってこないように対応しておくことも大切です。文化や習慣から性に関する事柄を声に出すことが恥ずかしいと感じる方も多いため、セクシュアル・ヒストリーに関する問診票を作成しチェックをしてもらう方法をとれば、羞恥心にも配慮ができます。

>> **セクシュアル・ヒストリーの5P**
　アメリカ疾病予防管理センター（CDC）が提唱する5Pという面接技法は、セクシュアル・ヒストリーを包括的に確認できる方法です。

1. Partners：性的なパートナーについて
・ここ数カ月の間に性交渉を行っていますか？（いいえの場合）性交渉をしたことはありますか？
・性交渉をするパートナーの性別を教えてください。（男性／女性／その両方ですか？）
・ここ数カ月で性交渉をしたパートナーは何人いますか？
・性的なパートナーは特定の一人ですか？　複数ですか？

2. Practices：性行動の内容について
・陰茎と腟を使った性交渉がありましたか？
・陰茎と肛門を使った性交渉がありましたか？（挿入する側か／挿入される側か／その両方か）
・口を使った性交渉がありましたか？
・薬物／ドラッグを使った性交渉がありましたか？

3. Protection from STIs：性感染症の予防について
・性感染症の予防はしていますか？　何を使用していますか？（コンドーム、デンタルダムなど）

・性感染症の予防はどれくらい使用していますか？（毎回／ときどき／使用していない）
・毎回ではない場合、どのようなときに使用していますか？
・HPVワクチン、A型肝炎、B型肝炎のワクチンを接種したことはありますか？
・HIV感染予防のPrEP（Pre-Exposure Prophylaxis：暴露前予防）は知っていますか？　使ったことや、使おうと思ったことはありますか？

4. Past History of STIs：性感染症の既往について
・性感染症やHIVの検査を受けたことはありますか？　今後検査を希望しますか？
・性感染症と診断を受けたことはありますか？　それはいつで、治療は受けましたか？
・性感染症を疑うような症状はありますか？
・今の性的なパートナーが性感染症と診断されたことはありますか？

5. Pregnancy Intention：避妊・今後の妊娠希望について
・子どもを持ちたいと思ったことはありますか？　今妊娠を希望していますか？
・避妊をしていますか？　それはどんな方法ですか？（コンドーム、低用量経口避妊薬＝ピル、IUDなど）
・避妊はどれくらいの頻度で行っていますか？（毎回／ときどき／行っていない）
・毎回ではない場合、どのようなときに行っていますか？

>> **医療面接のコツ**
・医師が恥ずかしがると、患者に伝わります。何よりセクシュアル・ヒストリーが恥ずかしいことだと思わせてしまうのは望ましくありません。医療面接の際、つい声を抑えたりソワソワするなどしてしまいがちですが、これらはNGです。あまり感情は込めずに、適切な音量で淡々と質問するほうが患

者も話しやすいことが多いです。

・性行動と性的指向は異なります。例えば男性と性交渉をしている男性（Men who have sex with men：MSM）の方の多くはゲイ／バイセクシュアル男性ですが、ヘテロセクシュアル男性の方もいます。これを混同すると患者との関係性が悪化する可能性があります。セクシュアル・ヒストリーの確認は性的指向を判断するものではなく、あくまで性行動を把握するためだと理解してください。

・世の中にはLGBTQ＋に当てはまらないセクシュアリティの方のほうが多く、例えば性交渉の相手の性別を聞くと怪訝そうな顔をされることもあります。ただ医師の側から変に配慮をして「（女性に対して）相手は男性でしょうか？」などと決めつけるほうが、適切に情報収集できないリスクがあります。相手の性的指向や性自認を聞くことが目的ではないことを意識し、ルーチンの質問であるこ

とを強調するとよいでしょう。

・患者やその性的なパートナーがトランスジェンダーの方の場合は、身体的な状況がさまざまであるため、個別の状況に合わせた医療面接が必要です。

＊

5Pはあくまで包括的な確認法であり、すべてを網羅する必要はありません。臨床的な状況はもちろんのこと、性的指向・性自認などのセクシュアリティ、人種、宗教、文化への配慮が必要です。自然な医療面接には習熟が求められるため、模擬面接などを通して、事前に十分に練習を積み備えておきましょう。

▶ **引用・参考文献**

1) CDC : How Do I Discuss Sexual Health with Patients? (https://www.cdc.gov/hiv/clinicians/screening/sexual-health.html) [2023.11.8確認]

▷ 当事者の思いや願い

私は性別違和の診断過程で、数カ月かけて性の悩みをカウンセリングしてもらいました。幼少期からの生活や趣味嗜好、体験を話すのですが、信頼できる医師であってもスムーズに打ち明けるのはとても難しかったです。ヒストリーを聞く際には発言を無理強いせず、アイスブレイクを挟むなど会話を和やかな雰囲気にしたり、関係者でない人が周囲にいない状況をつくるなど、できるだけ話しやすい環境をつくってもらえると嬉しいです。［るる］

まずは、医療面でのどのような理由から聞くのかという意図が伝えられると、何について話せばよいのかがわかります。また、話した出来事に対し道徳的な良し悪しや医療的なジャッジをせずにそのままを聞いてほしいです。普段なら他者に話さないことやトラウマとなっている話題も含まれる場合もあるため、話すかどうか迷っていたり言葉を選ぶことさえ苦しい場合もありますので、受容的な態度で「まずはそのまま聞く」という姿勢がありがたいです。また、話すことに慣れていないと、一つひとつ言葉を探す時間が必要になるので、あまり急かさないでもらえると落ち着いて話ができると思います。［さく］

共通編

「医療施設のウェブサイトには、どのような情報を載せるといいでしょうか?」

▷ 私の考え・私の実践

吉田 絵理子(医師)*

LGBTQ＋の人やその家族は、診療に自身のSOGIが関わるかもしれないと感じたり、受診に際して不安や心配がある際に、事前に受診する医療施設のウェブサイトで確認することがあります。また、就職を考えている場合も、そこが安心して働ける職場かどうかを確認するために閲覧するかもしれません。医療機関はそういった心配ごとに対し、どのように対応しているかをウェブサイトを用いて伝えることができます。

>> 多様なSOGIに関する組織としての方針を明記する

組織として性的指向や性自認、性表現によって職員や患者を差別しない方針を定め、それを遵守することを表明できます。医療機関に差別がないことは当たり前と思われるかもしれませんが、残念なことに実際には医療現場でSOGIに関して差別的な対応がなされてしまうことがあります。組織としての方針を明らかにすることは大切な第一歩です。さらに、管理者の考えを掲載することも重要です。

>> 職員研修が行われているか

SOGIに関する差別をしない取り決めがあっても、組織内で周知されずスタッフ一人ひとりが具体的に学ぶ機会を設けられなければ、意識的ではないにしろLGBTQ＋の人たちにとって不快だったり、差別的な対応が現場でなされてしまう可能性があります。職員向けの研修がどのように行われているかを公表することで安心につながるでしょう。

>> 法律上の親族でない関係者の扱いを明記

日本では戸籍上同性のパートナーとは法律上の婚姻関係を結ぶことができません。そのため、養子縁組の制度を利用しているカップルもいますが、多くの場合同性のパートナーは法律上の親族に当たりません。

しかし、病状説明の同席やICUでの面会を法律上の親族や異性のパートナーのみに限っている医療機関がおよそ3割であると報告されています[1,2]。このような権利を親族や異性のパートナーに限るという法的な根拠はないため(Q16参照)、もしそのような規定があれば見直しを行い、同性のパートナーを含めて患者が希望する人に対して面会や病状説明の同席などの権利を保障していることを明記することができます。

また、最近は同性カップルで子育てを行う人が増えてきています。分娩の立ち合いや未成年の患者の受診、入院の付き添いについても多様な家族のあり方に配慮したルールを作成し、患者に伝わる形で公表していると当事者は安心です。

＊ 川崎協同病院 総合診療科 / にじいろドクターズ

>> トランスジェンダーの人が利用しやすいように対応していることを明記

トランスジェンダーの人は、特に医療機関への受診を控える傾向があると報告されており[3]、トランスジェンダーの人にとって利用しやすい医療機関であることをウェブサイト上で伝えられるとよいでしょう。

例えば、問診票の性別欄がどのようになっているのか、通称名の使用の可否、診療時の呼び出しは番号制か、性別にかかわらず使用できるトイレや更衣室、院内着や浴室があるか、入院が必要になった際の部屋について相談ができるかといった情報を掲載することができます。入院時に相談する事項のテンプレート(資料01/02参照)があるならば、その実物を掲載するとよいでしょう。

さらに、検査や健康診断の際に、どのような配慮がなされているかを記載することもできます(例:脱衣が必要な検査の際は男女にかかわらずタオルをかける、健康診断の際の更衣室は男女別になっていない個室が利用できる、検査着は性別で色が分けられていないものを利用できるなど)。

>> 性に関わる診療について

性に関わる診療科である婦人科や泌尿器科の受診は特にハードルが高く感じることがあり、問診票のサンプルを掲載したり、性感染症が想定される場合には異性間での性交渉を前提とせずに診療を行っていることを明記すれば安心につながります。

また、トランス男性が婦人科を受診することは特にハードルが高いため、時間差での受診や、空間が分けられた待合室があるなどの情報は積極的に掲載するとよいでしょう。

>> 性別違和の診療がどのレベルまで行えるか

性別違和に関する困りごとがあるけれど、どこに相談したらいいのかわからないという人は少なくありません。そのため、家族や学校や就業を含む生活面での困りごとである場合にも、まずは医療機関を受診するというケースがあります。また、トランスジェンダーの人がホルモン療法や性別適合手術といった医療的なサービスを受けられる医療機関が非常に限られているといった課題もあります。

そこで、以下のように性別違和のある人に向けてどのようなレベルまで診療が行えるかを掲載すると利用がしやすいでしょう。

①最初の相談窓口として話を聞き、必要な支援があればそこへつなぐ役割を果たせる
②精神科として性別違和の診断を行える
③ホルモン療法の導入が行える(処方・効果判定・副作用のチェック)
④製剤・用法が決まっていればホルモン療法の継続を行える(処方・定期的な効果判定・副作用のチェック)
⑤性別適合手術を施行できる(手術様式、費用)

>> 不快な対応があった場合の対応部署

多様なSOGIに関する配慮を心がけていても、スタッフが気づかないうちに不適切な対応をしたり、不快な言動をしてしまうことがあるかもしれません。患者はその場ですぐに気持ちを伝えるのが難しい場合があるため、気負わずに声を届けられるシステムや部署をつくり、その存在をウェブサイトで知らせることもできます(Q01/図3参照)。

>> 就業に関する情報発信

LGBTQ+の人たちは、就業においてもさまざまな困難を経験すると報告されています[4]。エントリーシートの性別欄が不要であることや、福利厚生で同性パートナーが配偶者として扱われること、職場内にSOGIに関するコミュニティがあること、多様性推進委員会があること、多様なバックグラウンドの職員を

積極的に採用しているなどの取り組みがあれば情報発信をしましょう。

>> LGBTQ＋の人たちの健康に関わる情報発信

もし、すでに患者向けに健康への取り組みや疾患の説明などの情報を提供しているのであれば、LGBTQ＋の人々の健康に関する情報もぜひ発信してください。

>> 社会に向けた活動の発信

医療機関は診療だけでなくアドボカシー活動も実践できます。多様なSOGIに関し、地域住民に向けた学習会を提供したり、患者向け・職員向けの機関紙で取り扱ったり、地域のサポート団体と連携をするといった社会的な活動を行い、発信することができます。

▶ 引用・参考文献

1) 三部倫子：LGBTの患者対応についての看護部長アンケート結果, 2019. (https://researchmap.jp/multidatabases/multidatabase_contents/download/259573/d34495057f7ccb9e09de1d2154c088a3/20505?col_no=2&frame_id=498252)[2023.10.20確認]
2) 宮崎市：性的少数者に関する医療機関向けアンケート結果, 2020. (https://www.city.miyazaki.miyazaki.jp/fs/3/7/2/6/4/6/_/372646.pdf) [2023.10.20確認]
3) 日高庸晴：07 LGBTQの健康課題 メンタルヘルスと受診状況, 医療者のためのLGBTQ講座 (吉田絵理子, 他編), 南山堂, 32-39, 2022.
4) 認定NPO法人 Rebit：LGBTQ子ども・若者調査 2022, 2022. (https://prtimes.jp/main/html/rd/p/000000031.000047512.html) [2023.10.20確認]

▷ 当事者の思いや願い

過去にレズビアンの女性が病院で分娩を断られたケースのことを聞いていたため、第一子の出産時に産院を探す際、非常に慎重になりました。どの産院がLGBTフレンドリーかは施設のウェブサイト上では判断が難しいため、体調の優れない妊娠中に何カ所も病院に足を運ぶことになり、大変な思いをしました。

もし情報を載せてもらえるなら、①LGBTQ＋フレンドリーな施策を行っているか、②同性パートナーでも緊急連絡先として登録できるか、③同性パートナーでも分娩立ち会いができるか、親族のみが可能な場合に院内で面会はできるのか、この3点を確認できると安心して通院ができると思います。もしも関係性を証明する必要がある場合は、手配する書類を明記されていると準備がスムーズにできてありがたいです。[あき]

設備と制度の情報がどちらもあると嬉しいです。設備であれば、だれでもトイレ／オールジェンダートイレや、個室更衣室、病衣などの有無はどうか。制度であれば、相談窓口やLGBTQ＋研修受講スタッフの有無などのほか、診察項目や方法、問診票でどのような配慮があるかなど病院として取り組まれている内容が書かれていること、そして方針としてLGBTQ＋に関する差別を排除し、向き合いたいという姿勢が示されていると安心ができます。また、入院時についても個別に相談することが可能であることがわかると、より安心できます。

なお、最近ではLGBTQ＋対応が社会的な機運となっていることは望ましいのですが、中には十分な理解がないままとりあえず対応している組織も見られるように思います。当事者がそのような場で医療サービスを受けると深い傷を受ける恐れがあります。そうさせてしまうリスクを避けるという理由から「何もできない」となってしまっては前に進まなくなってしまいますが、組織でこの問題と向き合うことを決めたのであれば、わかったつもりになる、適当にやるということは避けてもらいたいと思います。[ちびすけ]

共通編

「性別違和について相談されました。どのような対応をすればいいでしょうか?」

質問者（医師）｜ **性別違和について話してくれた患者さんがいます。身体への違和感を持たれている場合には、どこに相談すればいいでしょうか？ 専門家でなくてもできることがあれば教えてください。**

▷ 私の考え・私の実践

池袋 真（医師）*

まず重要なことを述べます。生まれたときに割り当てられた性別に性自認を一致・調和させる治療はありません。つまり、治療によって"性自認を変更する"ことはできないと言われています。

認定NPO法人ReBit（https://rebitlgbt.org）のLGBTQ医療福祉調査2023では、「過去10年で医療サービス利用時のセクシュアリティに関する困難経験はありますか？」という質問で、トランスジェンダーの人の77.8%が「困難な経験があった」と回答しました。困難の内容としては、「どの医療者に、セクシュアリティを含めて安心して相談できるかわからなかった（46.9%）」「医療者が、セクシュアリティに関する知識や理解がなかった／不足していた（34.6%）」が挙げられます[1]。また、その困難経験から自殺念慮や自殺未遂につながる可能性についても言及しています。

したがって、病院受診理由の主訴にジェンダー・セクシュアリティが関与することもあるため、医療面接時に患者が話しやすい環境を築くことは、今後重要な課題となるでしょう。

私は産婦人科医で小児科医ではないのですが、性別違和について外来でお話してくだ

さった最年少の人は6歳でした。何科であったとしても患者が信頼した医師であれば、自身の性別違和のお話をされる場合もあるかと思います。今回はGI（性別不合）学会認定医でなくてもできることは何があるか考えてみましょう。

>> 診療中に相談を受けた際の対応方法は？

まず、ゆっくりお話を聞いてください。そして「医療従事者として何ができるか」について本人に尋ねましょう。保護者や周囲の人ではなく、本人に尋ねることが大切です。中には「困りごとはない」人もいるので、相手が望むことが何もなければ、お話を聞くだけでよいかもしれません。

しかしながら、トランスジェンダーの自死率は高いと言われており、あるレビューによると、トランスジェンダー（性別違和・不合）の生涯自殺未遂率は、30〜81%と報告されています[2]。一般人口における自殺未遂の年間発生率は1%未満ですから、レズビアン、ゲイ、バイセクシュアルの成人における自殺未遂の生涯有病率が10〜20%という報告と比較すると、トランスジェンダーの自死率は

---

* 女性医療クリニックLUNA トランスジェンダー外来 / パーソナルヘルスクリニック ジェンダー外来

かなり深刻な状況にあると言えるでしょう[2]。こうした実態を踏まえ、患者から性別違和の相談があった際には、何らかの大きな困難を抱えている可能性を念頭に、話を聞く必要があります。現時点で強い希死念慮があり、深刻な状態と気づいた場合には、すぐに精神科を紹介することを検討してください。

ガイドラインに沿った診療を患者に勧め、GI認定医と連携をはかりながら、診療を行っていきましょう。

>> 紹介先の病院は？

GI（性別不合）学会認定医の精神科をご紹介するとよいと思います。しかし地域によってはどこに紹介すべきか悩むこともあるでしょう。私の外来では、オンライン診療も実施しており、地域の受診先もご紹介しています。

>> サポート団体の紹介について

トランスジェンダーの自死率が高いことを踏まえ、相談を受けた際には支援団体やさまざまなコミュニティ、プログラムなどを紹介しています。"何かあったとき、彼らの居場所となる選択肢を増やす"というサポートが必要だと思うからです。方法としてはパンフレットなどの冊子をさらっとお渡しする形でよいと思います。以下に具体的な場の例を挙げてみましょう。

1. 患者がユース（18歳未満）の場合

自身がLGBTQ＋であったりそうかもしれないと感じている若年者を対象とする支援プログラムを運営する団体があるほか、保護者も含めた包括的支援を行っている団体もあります。詳しくは資料04「LGBTQ＋のサポートグループ」をご参照ください。必要に応じてこうしたサポートを活用しながら、家族や子どもたちが孤立化しないことが、必要不可欠なケアだと考えています。

2. 患者が成人の場合

生活をしていく中で重要な軸の一つは「仕事」です。トランスジェンダーの患者には就労支援が必要ない人もいるため、そうした当事者をサポートする団体もあります（資料04参照）。

＊

最後にお伝えしたいこととして、アウティング（本人の了解なく本人の情報を他人に伝えること）は、絶対におこなってはいけません。ときに、個人の命を奪ってしまう可能性があります。患者の個人情報を漏洩する医療従事者はいないと思いますが、"よかれと思って"のアウティングには十分気をつけましょう。患者にはカルテに記載してよい内容を確認し、自認する性を尊重し、対応するようにしてください。

例えば、主訴にジェンダー・セクシュアリティが関与する場合にカルテの詳細記載が必要なときがあります。その場合には、医療スタッフ間で共有する内容の確認やその必要性について患者と話しましょう。共有する内容やその必要性を伝えることで、患者は安心して通院・入院できると思います。

シスジェンダーの人と同様に、トランスジェンダーの人も考え方は多種多様です。相手と接する中で悩んだり対応に困った場合には、自分だけで判断せずに、どうすることがベストかを患者本人に直接尋ねてみてください。

▶ 引用・参考文献

1) 特定非営利活動法人ReBit：LGBTQ医療福祉調査2023, 2023.（https://prtimes.jp/main/html/rd/p/000000045.000047512.html）[2023.11.21確認]
2) Narang, P., Sarial, S.K., Aldrin, A., et al. : Suicide Among Transgender and Gender-Nonconforming People. Prim Care Companion CNS Disordactions, 20(3), 18, 2018.
3) Whooley, M.A., Avins, A.L., Miranda, J., et al. : Case-finding instruments for depression. Two questions are as good as many. J Gen Intern Medactions, 12(7), 439-45, 1997.

4) プライドハウス東京レガシー：LGBTQ＋の子ども・ユースのための、無料相談支援プログラム『ラップアラウンド・サポート』をスタート, お知らせ. (https://pridehouse.jp/news/1298/) [2023.11.21確認]

5) Ryan, C., Barba, A, Cohen, J.A. : Family-Based Psychosocial Care for Transgender and Gender-Diverse Children and Youth. Child Adolesc Psychiatr Clin N Am, 32(4), 775-788, 2023.

6) プライドハウス東京レガシー：『LGBTQ＋ いのちの相談窓口』を行っています. お知らせ・イベント情報, 2021.08.05. (https://pridehouse.jp/legacy/event/273/) [2023.11.21確認]

▷ 当事者の思いや願い

性別違和があるイコール手術と決めつけるのではなく、まずは「いま性別違和がある」ことだけを受け止めてほしいです。相談窓口でもすぐに身体治療につなげるのではなく、いろいろな人が安心して参加できる「居場所」や、ネットワークなどへのアクセスを提案してもらうことで、身体治療はあくまで選択肢の一つだと思え、当事者が性別違和への対応を幅広く検討し、納得のいく後悔のない判断ができるようになるのではないでしょうか。［フェネック］

「性別違和があるなら、すぐに専門の病院にかかったほうがいい！ 治療を勧めよう！」とはならないでほしいです。また、「自分は専門家じゃないから無理、相談には乗れない」と拒絶もしないでほしい。「この医師なら」と思ってようやく相談できたということもあるのです。性別違和の具体的な状況（何についての違和か）を聞き取り、今の困りごとやそれをどう解決したいと思っているのかなど、まずはそれらを話しても大丈夫と思える環境づくりが必要です。専門家ではなくても、安心してつながれる場を紹介するなどの情報提供ができると思います。［そら］

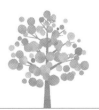

「ホルモン療法を行うトランスジェンダーの方への医療面接は、どのようにすればいいですか?」

質問者（医師） ｜ 検査結果は、男性と女性のどちらの基準で見ればよいのでしょう? また、ホルモン療法開始後のトランスジェンダーの患者さんに、運動・食事療法の指導をどのように行うべきなのでしょうか?

▷ 私の考え・私の実践

池袋 真（医師）*

>> 医療面接について（medical interview）

私の場合、住居・仕事内容・運動習慣・喫煙について全員に尋ねています。ホルモン療法（Gender Affirming Hormone Therapy）を行っている場合には、年齢・身長・体重だけなく、生活スタイルも考えたうえで使用する製剤や容量を決定しているため、これらは重要な質問です。

さらに、トランスジェンダーは自死率が高いと報告されており（Q11/p.51参照）、メンタルヘルスについては確認する必要があります。「一人ぼっちではないか」「頼れる人はいるのか」を察知できるような質問を必ずしています（Q11参照）。

トランスジェンダーの就業率も深刻です[1]。金銭的余裕がない中、ホルモン療法を継続するために食費や住居費を削っている人や、きちんと食事を摂らない人もいて、その結果、摂食障害や生活習慣病を罹患しているケースがみられます。そうしたさまざまな理由から生活費に困窮する患者には、行政の生活支援団体を紹介し、無職の場合には就業支援団体などへつなぐようにしています[2]。

＊

エストロゲン療法は、血栓を起こすおそれがあるため、「座ったままの時間が長い仕事ではないか」「運動習慣があるか」「喫煙するか」などの質問によりリスク評価を行い、診察頻度を決定しホルモン量の調整を行っています。喫煙者・肥満・座りっぱなしが多い患者には、生活習慣の改善を促すようにしましょう。血栓予防のための下肢マッサージ指導や弾性ストッキング使用の推奨も行っています。

テストステロン療法前には、血圧・脂質・体重の評価を行ってください。重度の高血圧・睡眠時無呼吸・多血症にはテストステロン療法は禁忌です。エストロゲン療法前には血栓評価が必須となりますので、既知の血栓疾患歴の有無や、血栓症の家族歴があるかを聞くことをお勧めします。1年に2回は副作用（**表**）の確認のために血液検査を行い[3]、高血圧・脂質異常症・糖尿病・体重評価、脳心血管障害の定期スクリーニング評価を実施しましょう。

トランス男性は多血症、トランス女性は血栓症について特に注意を払いながらホルモン療法を行う必要があります。喫煙者には、多血症・血栓症のリスク上昇につながるため、禁煙指導を行ってください。

ホルモン療法の継続希望者で、すでにホルモン療法を他院で行っている場合は、開始年

＊ 女性医療クリニックLUNA トランスジェンダー外来 / パーソナルヘルスクリニック ジェンダー外来

表　ホルモンの作用と副作用

	男性ホルモン療法	女性ホルモン療法
作用	・外性器の変化、筋肉量増加 ・声の低音化 ・月経停止 ・ヒゲ、多毛 ・性欲増強	・胸のふくらみ ・精巣萎縮、勃起不全、性欲低下 ・皮膚に丸みが出る ・体毛の減少、毛が柔らかくなる ・筋肉量の減少
副作用	・肝機能障害 ・多血症 ・脂質異常症、高血圧、糖尿病 ・体重増加 ・心、脳血管疾患 ・睡眠時無呼吸症候群 ・男性型脱毛症（頭髪減少） ・ニキビ、皮膚乾燥 ・腟萎縮（萎縮性腟炎）	・血栓症 ・胆石症、肝機能障害 ・脂質異常症、高血圧、糖尿病 ・体重増加 ・心、脳血管疾患 ・高プロラクチン血症

文献3）をもとに作成。

齢・投与間隔・投与量について尋ねてください。注射製剤のホルモン療法はお薬手帳には記載がありません。詳細な内容は直接患者に聞く必要があります。中には、「自分が投与している薬の名前も投与量も知らない。投与間隔は適当だった」という人もいます。ホルモン療法前に血液検査を行い、ホルモン療法の過量・過少投与に伴う副作用・合併症がないか確認のうえ、ホルモン療法を行ったほうがよいと考えています。

＊

インターネットでホルモン製剤を購入し、自己コントロールしている患者に出会うことがあっても、決して怒らないでください。ホルモン療法の急な中断は更年期様症状（ホットフラッシュ・倦怠感・うつ症状など）が生じる恐れがあり危険が伴います。本人から「どのサイトで購入しているか」「薬の名前・投与間隔・投与量について」「副作用はないか、気になる症状はないか」を聞いてください。それらの情報を踏まえ、血液検査結果で合併症

や血中ホルモン量（E2、テストステロン）を確認し、適切なホルモン療法を医療機関で継続してください。

なお、手術歴を聴く際には以下の内容をきちんと確認しましょう。

> ①「性別適合手術」以外の手術について
> ジェンダー医療以外の手術歴・入院歴（消化器疾患など）
>
> ②「性別適合手術あり」と言われた場合
> 〈手術名〉子宮卵巣摘出術（開腹・腹腔鏡腔式）、精巣摘出術、造腟術（陰嚢陰茎皮膚反転法、S状結腸法、腹膜法）など

>> 検査結果の見方

まず、検査値の「正常」にこだわり過ぎないことが大切です。特に体内ホルモンは日内変動がありますし、内服薬・経皮薬（貼付剤・ジェル）・注射薬など薬の種類によって、ホルモンのピーク値が異なるため、評価が難しいのです。一番重要なのは、対面診察（病歴・症状と身体所見）です。

現時点でトランスジェンダーの人に特化した血液検査の結果の解釈[4]・運動・栄養のガイドラインはないため、ここからは文献的考察を述べます。ホルモン療法開始後のトランスジェンダーの血液検査結果をどのように考察し判断すべきかは研究段階なのです。

血液検査で男性・女性間で正常値が異なる例として、Hb・Hct・腎機能（クレアチニン、推定eGFR）・尿酸・ALT・γ-GTP・CK・TGなどが挙げられます。ホルモン療法の量・投与間隔、臓器の大きさや脂肪・筋肉分布により検査値の見方は異なるため、人それぞれ差はありますが、Cheung氏ら[5]は臓器の大きさに依存するPSAや心筋トロポニンを除き、ホルモン療法を開始した後は、自認する性の基準値で血液検査結果を考察する必要があると

述べています。つまりテストステロン療法開始後は、男性の基準値で血液検査結果を判断し、エストロゲン療法開始後は、女性の基準値で血液検査結果の判断を行う、ということです。

>> 運動・食事療法は？

では、運動・食事療法についてはどうでしょうか。例えば、テストステロン療法を開始したトランス男性は、身長・体重・活動レベルに応じたシス男性の運動・栄養価に切り替え、食事運動療法を行ってください。世界トランスジェンダー・ヘルス専門家協会（WPATH）の資料[6]によると、テストステロン療法を行っている患者では、筋肉量と筋力の増加が6〜12カ月で発現し、最大効果は2〜5年と予想されると報告されています。テストステロン療法開始後は、体脂肪評価の値を女性から男性に切り替え、指導を行っていきましょう。摂食障害や不健康な体重管理、体重の誤った認識は、シスジェンダーに比べてトランスジェンダーにおいて高い割合で発生していることが指摘されており[7,8]、食事や運動の指導的介入は重要です。

ホルモン療法をただ行うだけでなく、医師による定期診察が最も重要かと思います。患者の話をよく聞いて、必要な検査を行い、食事・運動療法などの生活指導を行うことで、トランスジェンダー患者の健康維持・改善につながると考えています。

▶ 引用・参考文献

1) 認定NPO法人 虹色ダイバーシティ, 国際基督教大学 ジェンダー研究センター：LGBTも働きやすい職場づくり, 生きやすい社会づくりのための「声」集め. niji VOICE 2020, 2020.（https://nijibridge.jp/wp-content/uploads/2020/12/nijiVOICE2020.pdf）［2023.11.21確認］

2) ダイバーシティキャリアセンター・ホームページ（https://diversitycareer.org/）［2023.11.21確認］

3) 日本産婦人科学会：産婦人科診療ガイドライン婦人科外来編, 244, 2023.（https://www.jsog.or.jp/activity/pdf/gl_fujinka_2020.pdf）［2023.11.21確認］

4) Irwig, M.S., : Which reference range should we use for transgender and gender diverse patients?. J Clin Endocrinol Metab, 106(3)：e1479-e1480, 2021.

5) Cheung, A.S., Lim, H.Y., Cook, T., et al.：Approach to Interpreting Common Laboratory Pathology Tests in Transgender Individuals. J Clin Endocrinol Metab, 106(3)：893-901, 2021.

6) 世界トランスジェンダー・ヘルス専門家協会（WPATH）：トランスセクシュアル、トランスジェンダー、ジェンダーに非同期な人々のためのケア基準 第7版, 2001.（https://www.wpath.org/publications/soc）［2023.11.21確認］

7) Pham, A.N., et al. "Understanding the Complex Relationship Between One's Body, Eating, Exercise, and Gender-Affirming Medical Care Among Transgender and Nonbinary Adolescents and Young Adults." Transgender Health 8(2), 149-158, 2023.

8) Rahman, R., Linsenmeyer, W.R. : Caring for Transgender Patients and Clients: Nutrition-Related Clinical and Psychosocial Considerations. J Acad Nutr Diet J ACAD NUTR DIET, 119(5), 727-732, 2019.

▷ 当事者の思いや願い

「男女どちらの基準でみればいいのか」という捉え方自体が当事者にとって苦痛になることが考えられます。例えば、性自認が女性（生物学的には男性）の方が、性自認に合わせて検査結果を確認した場合に、一般的な女性の基準から外れていることにショックを受け、それが精神的な苦痛なってしまうかもしれません。トランスジェンダーの方が検査結果を確認する場合、たとえそれが男女の一般の基準から外れていたとしても、異常な数値がない限り安心しても大丈夫であり、健康に問題はないとわかることが大事です。トランスジェンダーの中には、自身の健康に無頓着で健康診断を受けない方もいます。検査基準が何を表しているのか、SOGIに関する適切なサポートや、気軽に質問したり相談できる環境があるのか、ということがトランスジェンダーの健康意識の向上や健康状態の改善につながります。［TOKI］

当事者によって治療状況（レベル）も異なり、参考になる情報がとても少ないことから、自身の健康状態や異常値をどう把握すればよいかを知りたいです。また当事者としては、問診票にある問いにどのような目的があり、回答がどのような判断に影響するかがわからず「望ましい回答ができないのでは」という恐れを感じています。例えば、影響がないなら不必要に継続中のホルモン治療のことには触れたくない、過去に受けた性別適合手術について答えたくないなどです。そのために本来伝えるべき情報を正しく回答できないこともあるように思います。［ちびすけ］

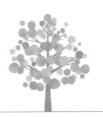

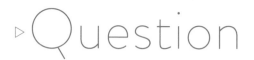
「ホルモン療法について非専門医が知っておくべきことは?」

▷ 私の考え・私の実践

池袋 真 (医師)*

　外来診療などでトランスジェンダーの患者に出会う人もいると思います。内科などの病院受診をしようとした際、「自分はトランスジェンダーなのですが診てもらえますか」と伝えると「わからないので専門の病院に行ってください」と言われ、主訴が何であれ受診拒否されることが度々あります。しかし現在、"トランスジェンダー専門の医療機関"などほとんどありません。そこで、ここではGI (性別不合) 学会認定医ではなくても、ホルモン療法について一般診療の中で知っておいてほしい知識について説明します。

　ただし、トランスジェンダーの医療・ヘルスケアは研究段階であり、エビデンスが確立していない事柄が多いため、ご紹介する内容については経験に即した記述を含みます。トランスジェンダーの国際的なケア基準であるWPATH ver.8 [1] は、診療に役立つ内容が書かれています。英文ですが、ぜひそちらも参考にしてください。

>> ホルモン療法について [1-4]

1. テストステロン製剤 (表1)
1) 注射 (筋注) :
①テストステロンエナント酸エステル
　50〜100mg 毎週または100〜200mg 隔週
②ウンデカン酸テストステロン1,000mg
　12週毎 (国内未承認だが海外では広く使用)
2) 経皮：オイルやジェル製剤使用者もいる

2. エストロゲン製剤 (表2)
1) 経皮：
①貼付剤：エストラジオール・パッチ
　0.36mg 1枚〜0.72mg 4枚を2日毎に貼り替え
②ジェル：エストラジオール・ジェル
2) 経口：エストラジオール2〜6mg/日 毎日
3) 注射 (筋注) :
　エストラジオール吉草酸エステル
　2〜10mg 毎週または5〜30mg 隔週

3. 抗アンドロゲン製剤
1) 経口：スピロノラクトン100〜300mg/日 毎日
2) 注射：
　・GnRHアゴニスト 3.75〜7.5mg
　　皮下注または筋注 毎月
　・GnRHアゴニスト
　　11.25mg皮下注 3か月毎、または
　　22.5mg筋注 6か月毎

　テストステロン/エストロゲン製剤の急な中断は、更年期様症状をきたすことがあり危険です。性腺 (精巣・卵巣) 摘出後にホルモン療法を中止した場合にも更年期様症状が生じることがあり、骨密度低下にも影響すると言われています。精神的・身体的健康・生活の質を維持するためにも、性腺摘出術後のホルモン療法は特に重要です [5]。

---

* 女性医療クリニックLUNA トランスジェンダー外来 / パーソナルヘルスクリニック ジェンダー外来

表1 テストステロン製剤の作用と効果

作用	効果が現れ始める時期	効果が最大になる時期
脂肌 / にきび	1-6 カ月	1-6 カ月
顔 / 体毛の増加	6-12 カ月	6-12 カ月
頭皮の抜け毛	6-12 カ月	6-12 カ月
筋量 / 筋力の増加	6-12 カ月	6-12 カ月
月経停止	1-6 カ月	1-6 カ月
陰核肥大	1-6 カ月	1-6 カ月
腟委縮	1-6 カ月	1-6 カ月
声の低音化	6-12 カ月	6-12 カ月

World Professional Association for Transgender Health, SO8 より一部改変・抜粋
〈注意点〉
＊月経が停止しても 妊娠する可能性はあるので、テストステロン製剤は避妊薬にはならないことを理解する。
＊テストステロン製剤投与後の副作用は最大になる時期を過ぎると落ち着く。

表2 エストロゲン製剤の作用と効果

作用	効果が現れ始める時期	効果が最大になる時期
体脂肪の再分布	3-6 カ月	2-5 年
筋量 / 筋力の減少	3-6 カ月	1-2 年
皮膚の軟化 / 皮脂の減少	3-6 カ月	不詳
性欲減退	1-3 カ月	不詳
勃起力の低下	1-3 カ月	3-6 カ月
精子形成の減少	個人差あり	2 年
乳房の発達	3-6 カ月	2-5 年
頭皮毛髪増加	個人差あり	個人差あり
声の変化	なし	―

World Professional Association for Transgender Health, SO8 より一部改変・抜粋
〈注意点〉
＊スピロノラクトンはK保持性利尿剤のため、定期的に血圧・血液検査(電解質、腎機能)のフォローが必要になる。日本ではニキビ治療(抗アンドロゲン剤)として皮膚科でも処方されることがある。
＊日本ではエストロゲン製剤、スピロノラクトンの内服薬はインターネットで簡単に手に入るため、自己管理のために過剰投与の患者が多い傾向にある。薬の名前や1日容量を理解していない人も少なくなく、患者が何歳でも血栓ハイリスク者として対応する必要がある。
＊エストロゲン製剤の過剰投与者や、エストロゲン製剤投与中の下肢疼痛者の診察をすることになった場合には、必ず血栓症を念頭において診察すべきである。

>> 気をつけるべき頻度の高い合併症 [2,3,6]

1. ホルモン療法による副作用・合併症

1) テストステロン製剤:多血症、にきび、肝機能低下、男性型脱毛症、高血圧症、睡眠時無呼吸症候群、体重増加、脂質異常症(低HDL血症・高LDL血症・高TG血症)、心血管疾患。

★不可逆の変化＝体毛の増加、声の低音化、陰核肥大、男性型脱毛

2) エストロゲン製剤:血栓症、脂質異常症(高トリグリセリド血症)、体重増加、心血管疾患、脳血管疾患、胆石症、高血圧、糖尿病、骨粗鬆症、高プロラクチン血症
※長期エストロゲン投与で高プロラクチン血症(プロラクチノーマ)が生じることがあり、視野狭窄などの下垂体腫瘍を示唆する症状があれば、頭蓋内病変精査を考慮する必要があります。

★不可逆の変化＝乳房の発達、精巣の縮小化、造精機能の低下の可能性、陰茎縮小に伴う勃起時の陰茎痛

ホルモン療法には、不可逆性の身体的変化があります。将来、ホルモン療法を中断したとしても、その変化は残存します。ホルモン療法開始時に不可逆性変化についての説明は重要です。

2. がん検診の必要性 [7]

1) テストステロン療法中のトランス男性における乳がん、子宮頸がん・体がん・卵巣がんのリスクについては諸説あり、結論はでていません[2]。しかし、乳腺摘出術後(胸オペ)後でも乳腺残存はあり得ますので、筆者らの施設では乳腺摘出術有無にかかわらず、年齢に応じた乳がん検診を行っています。さらに子宮・卵巣の残存がある場合は、子宮頸がん検診/HPV(ヒトパピロー

マウイルス）検査・超音波検査で子宮・卵巣をフォローしていく必要があります。

2）エストロゲン療法中のトランス女性が、シス女性に比べて乳がんリスクが高いという報告はありません。しかしシス男性との比較では、トランス女性は乳がんリスクが高いと言われているため、トランス女性にもシス女性と同様に定期的な乳がん検診を推奨しています。

　一方で、トランス女性に対する前立腺がん検診（PSA測定）のエビデンスは確立していません。PSAによる定期的な前立腺がんスクリーニングについては、検査の感度および特異性が低く、エストロゲン療法中のトランス女性のPSA基準範囲も確立されていないため、推奨はされていません。しかし家族歴や患者の希望がある場合には、行ってもよいと考えています。

3. 手術前のホルモン療法中止について

　トランス女性に対するエストロゲン療法による周術期合併症増加（血栓症）のエビデンスはまだないのですが、周術期のシス女性へのエストロゲン療法の中止条件と同様に、手術前4週間、術後2週間はホルモン療法を中止することが望ましいと言われています[5,8]。

　一方で、テストステロン療法中のトランス男性の乳腺摘出術では、ホルモン療法を継続してもしなくても周術期合併症の増加はみられず[9]、外科的リスクと外因性ホルモン使用の関連性は認めなかったとする報告もあります[10]。しかしながら日本では、エストロゲン製剤と同様に手術前4週間、術後2週間はホルモン療法を中止する施設が多いので、各々の施設基準に従いホルモン療法中断について手術チームで検討してください。
※トランスジェンダーはシスジェンダーと比較して、喫煙率が2倍と言われています[11]。

周術期の血栓ハイリスク者が多いことを念頭に診療を行う必要があります。

▶ **引用・参考文献**

1) 日本産科婦人科学会・日本産婦人科医会：CQ429 性同一性障害（性別不合）のホルモン療法の取り扱いは？, 産婦人科診療ガイドライン―婦人科外来編, 243-246, 2020.

2) Coleman, E., Radix, A., Bouman, W.P., et al. : Standards of Care for the Health of Transgender and Gender Diverse People, Version 8, International Journal of Transgender Health 23(sup1), S1-S259, 2022.

3) Hembree, W.C., Cohen-Kettenis, P.T., Gooren, L., et al. : Endocrine Treatment of Gender-Dysphoric/Gender-Incongruent Persons: An Endocrine Society Clinical Practice Guideline. J Clin Endocrinol Metab, 102(11), 3869–3903, 2017.

4) Australian Professional Association for Trans Health : Australian Informed Consent Standards of Care for Gender Affirming Hormone Therapy, 2022. (https://auspath.org.au/wp-content/uploads/2022/05/AusPATH_Informed-Consent-Guidelines_DIGITAL.pdf)［2024.4.20確認］

5) Rosen, H.N., Hamnvik, O.R., Malabanan, A.O., et al. : Bone Densitometry in Transgender and Gender Non-Conforming (TGNC) Individuals: 2019 ISCD Official Position. J Clin Densitom, 22(4), 544-553, 2019.

6) Bhsin, S., Cunningham, G.R., Hayes, F.J., et al. : Testosterone therapy in men with androgen deficiency syndromes: an Endocrine Society clinical practice guideline. J Clin Endocrinol Metab, 95(6), 2536-2559, 2010.

7) Iwamoto, S.J., Grimstad, F., Irwig, M.S., et al. : Routine Screening for Transgender and Gender Diverse Adults Taking Gender-Affirming Hormone Therapy: a Narrative Review. J Gen Intern Med, 36(5), 1380-1389, 2021.

8) Elamin, M.B, Garcia, M.Z., Murad, M.H., et al. : Effect of sex steroid use on cardiovascular risk in transsexual individuals: a systematic review and meta-analyses. Clin Endocrinol (Oxf), 72(1), 1–10, 2010.

9) Robinson, I., Rifkin, W.J., Kloer, C., et al. : Perioperative Hormone Management in Gender-Affirming Mastectomy; Is Stopping Testosterone before Top Surgery Really Necessary?. Plast Reconstr Surge, 151(2), 421-427, 2023.

10) Boskey, E.R., Taghinia, A.H., Ganor, O. et al. : Association of Surgical Risk With Exogenous Hormone Use in Transgender Patients: A Systematic Review. JAMA Surg, 154(2), 159-169, 2019.

11) Tan, A.S., Gazarian, P.K., Darwish, S., et al. Smoking Protective and Risk Factors Among Transgender and Gender-Expansive Individuals (Project SPRING): Qualitative Study Using Digital Photovoice. JMIR Public Health Surveill, 7(10), e27417, 2021.

▷ 当事者の思いや願い

ホルモンは摂取すれば解決するような「万能薬」ではないということです。確かにホルモンは身体的特徴に作用し、望む性に近づける可能性を持つものですが、変化には長い時間がかかり、その程度には個人差があります。また、私自身がホルモン療法を始めてからは、心情の変化もはっきりと感じ、感情のコントロールにとても苦労したことがあります。ホルモンが身体的特徴に及ぶ効果が望みどおりでなかったり、すぐに表れないことによる焦り、またホルモン自体の作用などによって大きく気持ちが乱れる場合があることを知っておいてほしいです。［るる］

▷ ことば

●1　WPATH ver.8
　世界トランスジェンダー・ヘルス専門家協会 (World Professional Association For Transgender Health : WPATH) が作成している「トランスセクシュアル、トランスジェンダー、ジェンダーに非同期な人々のためのケア基準」(「Standards Of Care for the Health of Transgender and Gender Diverse People」)。
〈ver.8 未邦訳〉https://www.wpath.org/publications/soc
〈ver.7 日本版〉https://www.wpath.org/media/cms/Documents/SOC%20v7/SOC%20V7_Japanese.pdf

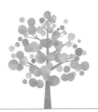

共通編

「画像検査、心電図検査、エコー検査などで気をつけることは?」

▷ 私の考え・私の実践

山下 洋充 (医師) *

>> **トラウマインフォームドケアの概念**

トランスジェンダーの患者の70%以上が、少なくとも1回は画像検査で嫌な経験をしたことがあるという米国の調査結果があります[1]。この調査結果では、嫌な経験として「スタッフがトランスジェンダー・ノンバイナリーの患者に接することに不快感を示していた」「患者が不快な思いをしているかどうかについて、スタッフがほとんど関心を示さなかった」「プライバシーが守られなかった」といったことなどが挙げられています。検査は患者が嫌な経験をしやすい場面であることを認識し、何らかの問題があった場合には改善に努める必要があります。

この状況を踏まえて、医療者がどのように対応すべきか考えるときに「トラウマインフォームドケア」[●1]の概念が役立ちます。これには、トラウマが患者に与える影響を医療者が理解し、その影響を軽減するためにエビデンスに基づいた方法を活用することが含まれます[2]。すべての患者と接するときの指針となる概念ですが、社会で周縁化された人々においては特に重要となります。

トラウマ歴を有する人は、それとは正反対の安全な対人関係の脈絡において癒やされていきます[3]。医療者はトラウマインフォームドケアの概念に基づいて、患者のトラウマの徴候を認識し、再トラウマ化を避けるための措置を講じるうえで患者が安心できる環境づくりや配慮を行うように心がけましょう。以下に具体的な例を挙げていきます。

>> **再トラウマ化を避けるための配慮**

1. LGBTQ＋を支持していることをサインで示す

まず、検査室の第一印象は重要です。さまざまなセクシュアリティの人を受け入れていることがわかり、安心であると感じられる環境であれば、患者の不安は和らぐでしょう。検査室でもLGBTQ＋を支持していることを示すサイン（例えばレインボーフラッグの掲示やバッジ着用）を用いるとよいと思います。施設内で一貫した対応を心がけることが大切です。

2. 「呼ばれたい名前」に配慮

トランスジェンダーの人は、自分が「呼ばれたい名前」ではなく戸籍上の名前で呼ばれると、周囲からの目にさらされて苦痛だと感じることがあります。アウティングを避けるためにも、カルテ上などで「呼ばれたい名前」が共有されている場合には、その名前で患者に呼びかけるべきです。呼ばれたい名前がわからない場合には、患者の名字で呼び入れ、検査室で生年月日を用いて本人確認をしましょう。別の方法として、患者に検査のための番号を割り当て、順番になればその番号で呼び入れるという手もあります。この方法では、患者が希望しない名前で呼ぶ危険性を

＊ 河北ファミリークリニック南阿佐谷 / にじいろドクターズ

避けられるだけでなく、待合室にいるすべての人のプライバシーを守ることができます[4]。

3. 更衣場所の配慮

人間ドックや検診など、場合によっては患者に検査着に着替えてもらうことがあるでしょう。更衣室の入り口には、しばしば特定の性別を表す用語や記号(男性・女性)が表示されており、このことで患者が不安を覚える可能性があります。そのため、性別に捉われない個室の更衣室を用意することが最も望ましいです。

構造上の問題などで男女の2つに分かれた更衣室しか準備できない場合は、一人用の仕切られたスペースを確保し、患者にどちらの更衣室を好むか尋ねるようにします。そして、他の患者がいない時間帯にその患者を割り当てるなど、時間的な配慮も併せて行います。病院の検査着を着てもらう場合には、色やデザインをセクシュアリティに中立的なものとし、さまざまなサイズから選択できるようにするとよいでしょう。更衣室を使用せず、検査室で脱衣してもらう場合には、脱衣してもらう理由を説明したうえで脱衣をお願いしましょう。例えば、心電図検査のときには「心電図をとるときに電極のシールを6個、両胸に貼る必要があります。そのため、服を脱いで胸を出した状態でベッドに横になってもらえますか?」と声をかけます。

4. 身体の露出への配慮

スタッフが検査を行うときには、手技を十分に説明することで、患者の不安を和らげることができます。また、検査を行うときに身体を露出する必要がある場合にも、それを最小限にする配慮ができるとよいでしょう。例えば心電図検査の際に電極を貼付したあとはタオルで胸部を覆うなどです。こういった配慮を性別に関係なく、すべての人に行うこと

が大切です。

5. 患者情報の扱いへの配慮

検査オーダーや検査実施時に、必要に応じて手術歴をスタッフ間で共有します。アウティングを避けるため、患者情報をスタッフ間で共有することについて、あらかじめ患者から了承を得ておくことが大切です。それに加えて、スタッフ間で情報を共有する際に他の患者など周囲の人に聞こえないよう注意を払ってください。患者の病歴を聴取する際には、生殖器や性別移行に関する情報が検査に直接関係しない場合は、その質問をするのは避けましょう[4]。患者の生殖器の状態などについて確認する必要がある場合には、医療者はその質問をする理由を説明します。

トランスジェンダーの人であるという事前情報がなく、腹部超音波検査の実施時に特定の臓器(子宮など)がないことに気づくこともあるかと思います。そのときに医療者は驚きを露わにしたり言葉にするのは慎み、「検査の正確な実施と判定のために教えて欲しいのですが……」などと前置きをしたうえで手術歴について改めて確認するようにしましょう。

6. 「セクシュアリティと生殖」への配慮

X線撮影やCT検査など、被曝を伴う検査を行うときには、妊娠の可能性の有無を確認することがあります。このときに、相手の見た目からスタッフ側で生殖能力に関して決めつけることは避けるべきです。性交渉の相手や内容、生殖器の有無によりますが、シスジェンダー女性やトランス男性など、多様なセクシュアリティの人に妊娠している可能性があります。そのため「女性の方にお聞きしているのですが」のように、特定のセクシュアリティを前提とした枕詞を置くことは避けましょう。「妊娠している場合、胎児に影響が出る可能性があるために質問させていただくの

ですが、現在妊娠している可能性はありますか？」のように、質問の理由を説明したうえで質問するとよいでしょう。

▶ 引用・参考文献
1) Grimstad, F.W., et al. : Survey of Experiences of Transgender and Gender Nonbinary Patients During Imaging Encounters and Opportunities for Improvement. AJR Am J Roentgenol, 215(5), 1136-42, 2020.
2) Guelbert, C.S. : Providing trauma-informed care to patients who identify as LGBTQAI. Nursing, 53(4), 45-8, 2023.
3) 亀岡智美：実践トラウマインフォームドケア さまざまな領域での展開, 日本評論社, p14-30, 2022.
4) Kyrazis, C.B. Iv. et al: Imaging Care for Transgender and Gender Diverse Patients: Best Practices and Recommendations. Radiographics, 43(2), e220124, 2023.

▷ 当事者の思いや願い

自身の性別についてとても繊細な心境になっているときには、検査の際に周囲に誰がいて、検査の様子を見ているのが誰なのか、男性なのか女性なのかなど、あらゆる視線が気になります。密室に近い空間で検査するときにもどこまで自分の秘密が守られるのかが気になりますし、身体の一部を第三者に見せる検査では事前に丁寧な説明や適切な配慮・サポートがあればいいのにという不安を抱えます。

人によってさまざまですが、自身の身体に強い違和感を持ってる人がいることを前提に対応や配慮をしてもらえると嬉しいです。例えば検査の際はトランスジェンダーに理解のある友人やスタッフが付き添ってくれることができれば安心です。また現場でハラスメントがあった場合にトランスジェンダー当事者は声をあげることができず、泣き寝入りするケースもあることを知っておいてほしいです。[TOKI]

できるだけ露出しない配慮がほしいです。以前、心電図の電極を貼った後にそっとタオルを掛けてもらえたときは嬉しかったです。反対に、健康診断の際に隣のベッドで男性が検査を受けていて、私もその人も上半身を露出している状態でカーテンを閉めてくれなかったときはつらかったです。[臼井晴信]

▷ ことば

●1 トラウマインフォームドケア（TIC）
トラウマとその影響に関する知識や情報に基づき、人々に関心・配慮・注意を向けて関わること。日常的な支援対象者に対し「この人はもしかするとトラウマを抱えているかもしれない」という姿勢で接することが望まれる。TICのアプローチには次の4つの「R」がある。①Realize（理解する）：トラウマが心身や行動にどう影響するのか理解する。②Recognize（気づく）：行動背景にあるトラウマに気づく。③Respond（対応する）：適切な対応をとる。④再び受傷させない（Resist re-traumatize）：トラウマを察知し丁寧な配慮をする。

共通編

「身体診察で気をつけることは?」

質問者｜男性医師が診察を行う際、女性の患者さんの場合は女性スタッフが同席しています。この対応でいいのでしょうか?

▷私の考え・私の実践　　久保田 希（医師）*

>> すべての患者に配慮が必要

身体診察においてセクシュアリティに配慮する場合も「その患者の希望に沿う」が大前提になります。

おそらくこの「男性医師が女性患者を診察する場合は女性スタッフを同席させる」という対応は、性被害の男女間での格差や性差別が存在することを背景として、女性患者に安心して診察を受けてもらう配慮から広く受け入れられてきたのだろうと推察します。そのため、実際にこの対応を必要とし、安心して診察を受けられている患者さんもいらっしゃると思いますが、その患者の性別をスタッフがどう判断しているか（カルテ上の性別は性自認と異なるかもしれません）、そして配慮が必要なのはどの患者なのか、スタッフの同席が本当に安心につながるかを今一度考えていただくとよいでしょう。

そもそもこの対応の根底には社会の持つ男女二元論や異性愛規範も影響していると考えられますので、性の多様性を考えると不十分であったり、場合によって一部の患者にとってはより苦痛な状況を生む可能性があります。

まず、身体診察において配慮が必要なのは、すべての患者です。同性・異性であるからという理由からだけでなく、誰もが自分の身体についての決定権や配慮を選択する自由を持っています。例えば胸部の診察においてもできるだけ肌を露出したくない、という希望は患者のセクシュアリティやスタッフの性別だけで一律に判断できるものではなく、例えば男性の中には、上半身裸になることに全く抵抗がない人もいれば、抵抗感を持つ方もおられます。

他にも外性器といった、よりプライベートな身体診察の場面では複数のスタッフが同席することが逆にストレスになるかもしれません。特にトランスジェンダーの患者で身体への違和感が強く、性別適合治療前の診察は非常に配慮が必要な状況と思われますので、個別性の高い対応が強く求められます。

>> 必要なことであれば患者に説明を

その身体診察が本当に必須なのかを今一度判断すること、代替手段があればその説明をすること（例：子宮を持つトランス男性に対しては定期的な子宮頸がん検診が推奨されるが、診察のハードルが高い場合に代替として自己採取検体でのハイリスクHPV検査を提案する）、代替手段がなく診察が必要な場合にはどういった理由で必要なのかをきちんと患者に説明し、納得したうえで受けてもらうことも必要なプロ

＊ 河北ファミリークリニック南阿佐谷／にじいろドクターズ

セスです（例えばスタッフの同席が困難で一対一の診察しかできない状況でも、この説明があるかどうかで患者の安心感は変わるでしょう）。さらに配慮のオプションとして、一対一の診察に抵抗感がある場合には希望する性別のスタッフの同席が可能なことを提案し、患者自身に選んでもらうようにする方法もあります。例えば「すべての患者さんにご意向を伺っているのですが、他の職員に同席させましょうか？職員の性別についてご希望はありますか？」と尋ねることもできます。

▷ 当事者の思いや願い

身体検査の種類や当事者によって、女性スタッフの同席が安心につながるケースと、診察する人以外のスタッフの同席が緊張につながるケースがあるように思います。また、性自認は外見からはわからないため、見た目だけで「女性の患者さん」と判断した結果、患者さんの望まない対応をしてしまう可能性もあります。業務上の同席が必要な場合には、その理由を説明したうえで患者さんの同意を得てほしいです。［さく］

事前にどのような診察になるのかがわかると安心できます。更衣や脱衣が必要になる場合は、着替える場所も含めてプライバシーが守られた空間であってほしいです。また、「ノンワイヤーの下着と薄いTシャツであれば検査着でなくても可」のように、着替えないという選択もできるなら明示してほしいです。スタッフの同席については、これからどのような診察があるのかを説明したうえで「女性スタッフが同席をするかしないか選べる」という仕組みだとありがたいです。

これは私が実際に内科を受診した際の対応なのですが、聴診器を当てる必要があったものの、そのとき私はバンド（胸のふくらみを平らにするためのインナー、いわゆるナベシャツ）を着けていて、下からたくし上げることが難しく、「どうしよう……」と思っていたところ、その医師はバンドをひっぱり洋服の首の部分から聴診器を入れるという方法をとってくれました。インナーのことについては特に何も聞かれず、「少し引っ張りますね、痛かったら言ってください」と、淡々と進めてもらえたことが嬉しかったです。［そら］

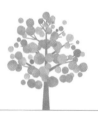

共通編

「法律上の親族でなくても、キーパーソンとして扱って大丈夫なのでしょうか?」

質問者（医師） | 患者さんの意思を確認できない状況で、法律上は親族関係にない同性のパートナーが病状説明や付き添いを求めてきた場合、どのように対応したらいいですか? さらに、その人に手術などの侵襲的な処置の同意を得てもいいものでしょうか? また当院では入院の際に、本人だけではなく連帯保証人として親族に署名をしてもらっています。法律上の親族でなければ、本人が入院費を払えないときに代理で払ってもらえないのではないでしょうか?

▷私の考え・私の実践

墨岡 亮（弁護士・医学博士）*

>> キーパーソンとは?

「キーパーソン」は、医療現場では一般的によく使われる言葉ですが、使っている方によってその意味もさまざまなようです。これはおそらく「キーパーソン」という言葉が法律で定義されている言葉ではないからでしょう。もちろん、誰をキーパーソンとするのかについても法律上の制限はありません。

医療は医療・ケアチームと患者や患者を支える者とが協力して疾患に立ち向かうことが基本です。そのため、患者を支える人という意味でのキーパーソンは、患者本人から信頼を寄せられており、また、患者本人の利益を十分尊重できる者である必要があります。逆に、そのような者であれば、法律上の親族でなくてもキーパーソンとして扱うことに問題はありません。同性のパートナーであっても同様です。

なお、厚生労働省の人生の最終段階における医療の普及・啓発の在り方に関する検討会が発出した「人生の最終段階における医療・ケアの決定プロセスに関するガイドライン 解説編（平成30年3月改定版）」[1]では、人生の最終段階における医療・ケアの決定プロセスに関わる「家族等」について、「本人が信頼を寄せ、人生の最終段階の本人を支える存在であるという趣旨ですから、法的な意味での親族関係のみを意味せず、より広い範囲の人（親しい友人等）を含みますし、複数人存在することも考えられます」としています。

>> 患者の意思が確認できない状況で病状説明や付き添いをする者

患者に関するさまざまな医療情報の大部分は、個人情報の保護に関する法律（以下「個人情報保護法」といいます）で定められている個人情報に該当します。特に「病歴」は、要配慮個人情報とされており配慮が求められる情報です。そして個人情報を第三者に提供する場合には、原則として本人の同意が必要とされています（個人情報保護法27条1項本文 ただし、例外も多くあります）。提供先が本人の法律上の親族であっても「第三者」であり、本人の同意が必要です。

＊ 仁邦法律事務所

では、患者の意識がない場合、認知症等で判断能力を欠いている場合など、患者の意思が確認できない場合には、どのように対応をすればいいでしょうか。まず、予め患者の意思がわかっている場合、例えば「病状説明は○○さんにしてほしい。」という意思を事前に表明していた場合には、それに従って対応することが可能です。次に、こうした意思表明がなかった場合です。個人情報保護法では、例外的に本人の同意がなくても個人情報を第三者に提供できる場合を定めています。その1つに「人の生命、身体又は財産の保護のために必要がある場合であって、本人の同意を得ることが困難であるとき。」があります（個人情報保護法27条1項2号）。医療・ケアを適切に行うためには、医療・ケアチームと患者や患者を支える者とが協力する必要性がありますし、意識や判断能力がない患者から同意を得ることは困難ですから、患者を支える者に病状説明をすることはこの例外規定に該当すると考えてよいでしょう。

このように、法律上の親族か否かにかかわらず、患者の意思確認ができない場合でも、キーパーソンに病状説明を行うことは可能です（付き添いも同様に考えられます）。

具体的な対応としては、説明を行う対象者が法律上の親族であれ、同性パートナーであれ、患者本人から信頼を寄せられていて患者本人を支え、患者の利益を十分尊重できる者なのかを確認する、ということ自体は代わりません。ただ、同性パートナーの場合にはそうした関係が外部からはわかりにくく、確認が難しいと感じることがあり得ます。確認方法として各自治体が定めている同性パートナーシップ制度の証明を受けている場合にはそれを確認することや、そうした制度を用いていない患者の場合には住民票で同一世帯または同居しているか否かを確認するなどの方法もあります。

ただし、通常の病状説明の際に、法律上の配偶者や子ということを確認するために戸籍を求めることはまずないでしょう（診療記録の開示手続きは別です）。同性パートナーの場合でも、これらの書類の提出を必須にするという硬直的な対応は妥当とはいえず、通常の方と同様、患者や周囲の人の話の中で判断していくことも十分合理的な対応と評価できます。

>> 患者の意思が確認できない状況で行う侵襲的な処置の同意

侵襲的な医療を受けるか（受けないか）を決められるのは患者本人だけで、他の者が代わりに行うことはできません。このような性質から、「医療同意権は一身専属的なもの」といわれており、たとえ、法律上の配偶者や親、子であっても、患者本人の医療について「同意権」はないのです。そのことは、「キーパーソン」であっても同様です。その意味で、侵襲的な処置の同意に関しては、患者本人の意思が決定的に重要であり、この原則を押さえておく必要があります。

では、患者の意識がない場合、認知症等で判断能力を欠いている場合など、患者の意思が確認できない場合には、どのように対応をすればいいでしょうか。「キーパーソン」を含めて患者以外の者が、患者の受ける医療内容に「同意」をすることには法的な根拠はありません。この場合には、その時点での患者の本当の意思は神様でなければわかりません。そのため、このような場合には、自ら意思を表明することができない患者を保護するために、どのような手続き（プロセス）を経ていくことが大事なのかという視点で考えることが必要です。この観点から、医療行為の医学的な適応を前提に、患者の意思に沿っているかということを、医療従事者と患者を支援するキーパーソンなどの周囲の方々との話し合いを通じて、侵襲的な医療を行うか否かを決定

していくことになります。そして、この話し合いを通じて、①本人の意思を推定できる場合にはその推定意思を踏まえて侵襲的医療行為を行い、②本人の意思を推定できないような場合には、本人にとって何が最善であるかについて、キーパーソンと医療チームとで十分に話し合い、本人にとっての最善の方針をとります。このプロセスの結果、本人にとって最善の方針が侵襲的治療を行うことであれば、侵襲的治療を行うことは可能です。

これらの一連の手続きは、表面的には単純に「キーパーソンから代諾（同意）をとって侵襲的な処置をする」というように見えますが、そうではありません。あくまで上記のプロセスを経ていくことこそが重要です。そしてこの「キーパーソン」は前述のとおり、法律上の親族に限りません。こうしたプロセスを経て、同性のパートナーとの話し合いを通じ、侵襲的な処置を行うことも可能となります。

>> 連帯保証人として適格な者

連帯保証人は、主たる債務者がその債務を履行しないときに主たる債務者と連帯して返済をしなければならない者です。連帯保証人は、純粋に財産的な契約に関して保証するだけですので、患者との身分関係は問題とならず、法律上の親族である必要もありません。患者の友人や同性パートナー等が連帯保証人となることも可能です。

ただし、患者と同一生計の方が連帯保証人であった場合、患者が入院費を支払えない経済状況では連帯保証人も同様に支払いが難しい、となるでしょう。そのため、連帯保証人の適格性は、「法律上の親族関係か否か」ではなく、「同一生計か否か」ということから判断することをお勧めします。

以上を踏まえ、法律面・実務上そして当事者の観点からの要点を以下にまとめます。

>> 法律面でのポイント

1. 法律上の親族でなくてもキーパーソンとして扱うことは構わない。
2. 患者の意思を確認できない場合でも、患者が信頼を寄せ、患者本人を支える存在であるパートナーには病状説明をしたり付き添いをしてもらうなどは可能である。
3. 患者以外の者に侵襲的な処置を「同意する権利」はない。侵襲的な処置を含め治療方針を決定するためには、キーパーソンと医療・ケアチームとで話し合いを繰り返したうえで決定するプロセスを踏むことが重要である。
4. 連帯保証人は、患者との身分関係は問題とならない。入院費の回収可能性からは、むしろ同一生計の方を連帯保証人とすることは避けたほうがよい。

>> 医療機関における取り組みのポイント

(解説：吉田 絵理子)

1. キーパーソン、面会、病状説明への同席、侵襲的処置の同意書に関する規則を確認し、問題があれば見直す。
2. 病院内での規則を周知徹底する。現場でスタッフが改訂された規則を知らずに、間違った対応をしてしまうことがないようにする。
3. 面会、病状説明、保証人などは法律上の親族に限らない旨を、ウェブサイトで広く伝える。
4. 迷うときは一人で判断せず、多職種でのカンファレンスや倫理委員会に相談をする。

>> 患者自身ができること (解説：吉田 絵理子)

いざというときに困らないために次のような備えができる。

1. 財布など持ち歩くものに、緊急時に連絡してほしい人の名前や連絡先、これまでに受けた治療内容（ホルモン療法や手術歴を含む）

やかかりつけ医の情報を書いたカードを入れておく。

2. 意思表示ができなくなったとき、誰に病状説明をしてほしいか、自分の価値観を最もよく知る人が誰か、医療的な判断を最も任せたい人は誰か、どのような治療を希望す

るかなどを文章にしておく。もしかかりつけ医がいればこれらの内容を伝えておく。

3. 判断能力が不十分となったときに、財産管理や必要な契約を信頼できる人に行ってもらえるよう、判断能力のあるうちに任意後見契約を結んでおく。

▷ 当事者の思いや願い

遠方にいる血縁の家族より、長く一緒に暮らしている同性パートナーをキーパーソンとして扱ってほしいです。もしそれが難しいのであれば、その病院にはあまり行きたいと思えません。私の住んでいる東京都は、「二人（患者およびキーパーソン）の意思を尊重」するよう医療機関に求めていますが、実際にどの医療機関が対応しているのかがよくわかりません。ウェブサイトなどに明記してあるとハードルが下がります。[玉ねぎ]

同性のパートナーは法律上の親族にあたらないという理由で、入院中の面会や病状説明の同席、場合によっては看取りの立ち会いさえ許可してもらえない病院があります。住んでいる地域によっては、同性パートナーシップ制度が利用できるところもありますが、法的な拘束力はなく、いざというときに効力があるのか心配です。私自身、血縁の家族とは折り合いが悪く、自分で医療上の希望が伝えられないときには、パートナーの意見を尊重してほしいです。[さく]

親・兄弟家族には性別適合治療のことを話しておらず、家族とは関係が絶たれていて身内に頼れる人がいません。そのため入院・手術が必要な場合、家族に治療のことを言わなければならないことが嫌で病院に行くのをためらい、病気の発見が遅れてしまいました。代諾者は法律上の家族・親族に限らないことを、医療従事者のみなさんだけでなく当事者の患者や周りの人が広く知っている状態になれば、当事者にとって医療を受けることへのハードルが下がると思います。[ちびすけ]

▷ ことば

● 1　人生の最終段階における医療・ケアの決定プロセスに関するガイドライン

　昭和62（1987）年より厚生労働省「人生の最終段階における医療の普及・啓発の在り方に関する検討会」が継続的に重ねてきた調査・検討をもとに、平成19（1989）年にまとめられたガイドライン。人生の最終段階における医療のあり方について、患者・医療従事者ともに広くコンセンサスが得られる基本的な点を確認するもの。平成30（2018）年の改訂版では、本人の意思が変化しうること、本人が意思を伝えられない状態となる可能性、病院以外の介護施設や在宅での状況を想定した配慮が施された。

　近年では、人生の最終段階にどのような医療やケアを望むか、患者本人があらかじめ計画を立てるACP（advance care planning）を行っていくことが推奨されている。患者に、自分のことをよく理解してくれる配偶者やパートナー、子ども、友人、医療・介護関係者など、信頼できる人と事前に相談し、自分の意思や希望をあらかじめ伝えておくよう勧めるのも医療者の役割といえる。

/ コラム /

パートナーも大切な家族〜順天堂医院の場合

武田 裕子（順天堂大学大学院 医学研究科 医学教育学）

　順天堂大学医学部附属順天堂医院（1,051床）では、「SOGI（性的指向と性自認）をめぐる患者・家族・職員への配慮と対応ワーキンググループ」が活動しています。パートナーシップ証明書の活用について話し合ったときのこと、「偽造されて悪用されることはないのか」という発言があり、皆がうなずきそうになりました。

　すると、一人のメンバーが「異性カップルのときには自己申告で夫婦と認めているのに、どうして同性カップルのときだけ証明書が必要で、さらに疑われなくてはならないのですか?」と発言しました。確かに臨床場面では、夫妻として対応していたところに後から本妻が現れるということも稀ならずあります。

　実は、順天堂医院では、以前から"インフォーム・ドコンセントの代諾者は親族に限らず認める"という取り決めをしています。院内の「安全管理のためのポケットセーフティ・マニュアル」にも明記しています。過去に、独居高齢者で全く身寄りのない患者さんの手術を行う際に代諾者を得られず困ったことがあったそうです。その際、病院弁護士からも法律上の問題は指摘されず、そのように定められました。したがって、本院では同性パートナーも代諾者として署名いただいています。

　院内でのSOGIへの取り組みが進んだ結果、パートナーシップ証明書の提出がなされなくても、患者さんご本人がキーパーソンとして指名された方を、順天堂医院ではご家族と同様に捉えて対応をしています。「いちいち関係性を問われなくてよかった」というコメントを、患者さんのパートナーの方がSNSに投稿されているのを発見し、嬉しく拝見しました。

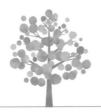

共通編

「法律上同性のカップルが子どもを育てている場合、保護者をどう考えればよいのでしょう?」

▷私の考え・私の実践

山下 洋充 (医師) ＊1
菅野 百合 (弁護士) ＊2

>> 「保護者」とは?

同性のカップルの2人のうち、どちらかが親権を持っている場合は、その方が子ども (未成年者) の保護者であることに疑問はないでしょう。ここでは、日常生活で子どもの養育などの役割を担っていながらも「親権を持たない同性パートナー」に対し、医療現場でどう対応しうるかがテーマになると言えます。

「保護者」という言葉が指す範囲について、日本小児科学会が発行した「重篤な疾患を持つ子どもの医療をめぐる話し合いのガイドライン」では、意思決定手続きのチェックリストの中に「(話し合う相手が) 法的な保護者に該当するかどうかを確認する」という項目が出てきます[1]。したがって、医療に関する既存のガイドラインでも、保護者とは法で示された範囲の人を指す者のことであり、親権を持たない同性パートナーは保護者に該当しないとしているようです。そのため、診療に関するインフォームド・コンセントについては、親権を持つ者が同意するかどうかで最終的な判断を下すと位置づけています。

>> 「保護者」の法的範囲は?

未成年の子について、法的には、「保護者」という概念ではなく、「親権者」か否かが問題になります。成年に達しない子は原則として父母の共同親権に服し、養子の場合は養親が親権者となります (民法818条)。婚外子の場合は原則として母が単独で親権を行使しますが、認知された場合は父母の協議や裁判で父を親権者とすることができます (民法819条4項5項)。親権者は、子の利益のために子を監護・教育する権利を有し、義務を負い (民法820条)、この監護・教育にあたっては、子の人格を尊重するとともに、その年齢および発達の程度に配慮しなければなりません (民法821条)。

子の医療行為についても、親権者の監護権を根拠に、少なくとも同意能力のない未成年の子については、親権者に同意権があると考えられています (最判昭和56年6月19日、京都地判平成17年7月12日等)。これに対し、子が高学年になり医療行為への同意能力があると考えられる場合や、侵襲度が高くない医療行為についてまで親権者の同意を必要とするかは議論があるところです。

>> 医療機関の対応はさまざま

医療機関側は、未成年者の受診時に保護者の同伴をお願いすることが一般的でしょう。保護者に同伴できない事情がある場合、対応はさまざまですが、他に同伴者となりうる人として「法律上の代理人及び同行者として病院が認めた人」と、その条件に含みを持たせた説明をしている医療機関もあります。また保護者以外の人が同伴するにあたって、保護者が署名した同意書の持参を求めている場合

＊1 河北ファミリークリニック南阿佐谷/にじいろドクターズ/＊2 西村あさひ法律事務所・外国法共同事業

もあります。同行者とは誰を指すのか、同性パートナーにどのように対応するのかを医療機関内で話し合いつつ継続診療を行っているケースでは、個別に患者・家族と相談しながら対応方法を決めておくとよいでしょう。

同性パートナーのみが同伴しているときに、医療従事者が診療行為に関して改めて保護者の同意を得る必要があると判断した場合（侵襲度の高い医療行為、例えば手術など）では、「親権を持つ人が医療行為に対する同意の判断をすることが法律で決められているので」

ここで「親族等」という表現が出てきますが、子どもとの関係性を具体的に規定したものではないため、同性パートナーが委任状を持参して予防接種に同伴をすることに問題はないと考えられます。実際に、自治体によっては同伴者の条件として「祖父母、ベビーシッター、子どもの保育園送迎をしている母親同士など、普段からお子さんの健康状態をよく知っている方に限ります」とウェブサイト上で明記している所もあります[3]。医療従事者は、この同伴者の条件の解釈に関して適切に〔理解〕しておく必要があります。

〔誰〕が付き添うかは子どもの視点で考える

〔そ〕の他に保護者にまつわることとして「子〔ども〕が入院するときの家族の付き添い」が〔あり〕ます。この「家族」に含まれる人も医療機〔関〕によって異なっているようです。付き添う〔のは〕保護者のみに限定している医療機関もあ〔れ〕ば、家族という言葉が指す詳細について特〔に〕明示していない所もあります。つまり、誰〔に〕付き添ってもらうかは各医療機関が個別に〔定め〕たルールに基づいているのが現状です。〔一方〕で、医療における子ども憲章では、子ど〔もに〕は病院で親や大切な人と一緒にいる権利〔が〕あることが明記されています[4]。したがっ〔て、〕誰に付き添ってもらうかは当事者であ〔る〕子どもの視点から考えるべきであり、家族〔であ〕る同性パートナーも付き添いの候補者と〔な〕って然るべきです。

〔子〕どもが医療行為を受けるときには、親権〔を〕持つ人の同意があることが原則必要です〔（『〕ファミリーシップ制度』を設けた自治体もあり〔ます〕が、これはまだ全国的には例外であると言〔わ〕ざるを得ません）。「保護者」に該当する者が〔法〕令で明記されているために、同性カップル〔は〕医療現場でも上記を例とした困難に直面し〔ま〕す。しかし、たとえ同性パートナーが厳密〔な〕意味での保護者ではなくても、子どもの治

療方針に関する意思決定において重要なキーパーソンとなることには違いありません。医療従事者は保護者だけでなく、日常から子どもの養育をしている人に対しても敬意を払い、家族のあり様に合わせてできうる限りの対応方法を模索しながら医療を提供すべきであると考えます。

▶ 引用・参考文献

1) 日本小児科学会: 重篤な疾患を持つ子どもの医療をめぐる話し合いのガイドライン. (https://www.jpeds.or.jp/uploads/files/saisin_120808.pdf) [2023. 10. 10 確認]

2) 厚生労働省: 定期の予防接種の実施における保護者以外の同伴について. (https://www.city.tokyo-nakano.lg.jp/dept/407000/d001714_d/fil/20chi3_18.pdf) [2023. 10. 16 確認].

3) 中野区: 予防接種を受けるときの注意. (https://www.city.tokyo-nakano.lg.jp/dept/407000/d001714.html) [2023. 10. 16 確認].

4) 日本小児科学会: 医療における子ども憲章. (https://www.jpeds.or.jp/uploads/files/20220817_kensho_p.pdf) [2023. 10. 16 確認].

▷ 当事者の思いや願い

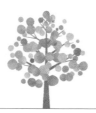法律上の親でなくとも親として育児の実態があるため、病院では受診、入院時の付き添いなど親権のある親と同じ対応ができるようにしてほしいです。私が子を出産しており、パートナーと子の間に法的関係がないため、パートナーが子を連れて病院に行くときには、保護者として受診できるかどうか事前に病院に確認を入れています。現時点では予防接種などを問題なく行えていますが、急な手術が必要となった場合などに保護者として手術の同意書を書くことができるのか不安が残ります。また、子どもが低年齢の場合はドナーの存在を子どもに話していない場合があります。例えば、遺伝上の疾患などが疑われる場合にドナーを「お父さん」と呼んで確認することは避けてほしいです。［あき］

共通編

「未成年者から性的指向、性別違和の相談が あった場合、親と共有してもいいでしょうか?」

▷ 私の考え・私の実践

山下 洋充（医師）*1
菅野 百合（弁護士）*2

>> 勝手に誰かに言われない権利

　相談のあった子どもに対して、性的指向や性別違和に関することを親と共有するかどうか話し合い、子どもの許可を得てから親と共有すべきです。これはセクシュアリティに関する相談ごとに限ったことではなく、すべての相談ごとにおいて共通して言えることです。「自分のことを勝手に誰かに言われない権利」は、医療における子ども憲章にも明記されています[1]。

　特に、セクシュアリティに関して子どもの許可なく親に共有することは明確なアウティングであり、厳に慎むべきです。家庭が子どもにとって最も身近な生活空間であるからこそ、生きていくために自分のセクシュアリティを隠し、親が押し付けるセクシュアリティのあり方を泣く泣く受け入れている当事者がいます。子どもから医療者に対して性的指向、性別違和に関する相談があったときは、本人の許可なく親には共有しないことを医療者から子どもに保証するようにしましょう。

　子どもが親にカミングアウトすることを考えており、相談された場合は、子どもと「親にカミングアウトするメリットやデメリットは何か」について話し合うとよいでしょう。また、カミングアウトをする準備のために、本人をどのようにサポートする体制があるのか（信頼できる知人や家族、カウンセラー、ピアサポート団体など）を一緒に確認しておくこと

もできます。

>> 親との情報共有が必要な場合

　親に本人のセクシュアリティについて情報共有をするときには、その目的と必要性、共有する情報の内容を明確にし、子どもの了承を得ておくべきでしょう。医療の観点からいえば、相談ごとに対して医学的な介入を行うために親との情報共有が必要となる状況があります。特に性別違和に関しては、希望があれば二次性徴抑制療法（ホルモン療法）や性別適合手術などの身体的治療を検討することになりますが、未成年者においてはこれらの治療の実施に関して親（親権者）の同意が必要となります[2]。

　本人の許可を得たうえで性的指向や性別違和に関する相談ごとを親と共有するときには、その情報を親が本人の許可なく他者にアウティングしないように注意喚起することが大切です。情報共有を行った後も、継続して子どもや親の感情、状態を確認し、子どもと親の関係性をアセスメントします。必要に応じて医療面から性的指向・性別違和に関してサポートできることを親にも説明したり、専門家や支援団体への橋渡しをしましょう。

>> 本人の同意がない場合での情報共有

　子ども本人が親との情報共有に同意していない場合であっても、親と情報共有を行う例

外は私が知る限り非常に稀です。もし子ども
の許可なく情報共有を行う状況があるとすれ
ば、自殺念慮があるなど緊急性・重大性が高
い状態にありつつも、子どもが非常に混乱し
て話もできない、話のつじつまが合わないな
どの様子があり、本人に判断能力がないと考
える場合です。このとき、子どもに判断能力
がなく、かつセクシュアリティに関する情報
共有が必要であると考えた根拠の詳細につい
て診療録に記載しておくことが重要です。こ
のテーマに関しては第3章の事例（Case02参
照）でも論じます。

>> セクシュアリティ情報の法的取り扱い

　未成年者のセクシュアリティに関する情報
を本人の許可なく親に共有すべきか否かとい
う問題は、法的には次のように整理されます。
受診時に受診者が医師・看護師等の医療関係
者に性的指向・性別違和に関する相談をした
場合、当該情報は、「本人に対する不当な差別、
偏見その他の不利益が生じないようにその取
り扱いに特に配慮を要する」ものとして要配
慮個人情報に該当し得ます（個人情報保護法2
条3項、同施行令2条3号）。

　要配慮個人情報については、本人の事前の
承諾なく第三者に提供することはできません
（個人情報保護法17条1項）。未成年者の要配
慮個人情報についても同様です。ただし、「人
の生命、身体又は財産の保護のために必要が
ある場合であって、本人の同意を得ることが
困難であるとき」（個人情報保護法17条1項2
号）、例えば、セクシュアリティの問題が原
因で自傷行為に至るリスクが非常に高い場合
等に、例外的に本人の許可なく親に共有する
ということは想定されます。また、個人情報
の取り扱いについて判断能力がないと考えら
れる年齢の未成年者（個別具体的な事情による
が一般的に12歳から15歳以下）の場合、法定
代理人である親から情報開示を求められれ

ば、本人の同意がある場合と同様に開示を行
う必要が出てきてしまいます。

　もっとも、いずれの例外的な場合であって
も、セクシュアリティに関する情報が本人の
許可なく親に提供されることによって、かえっ
て本人の生命、身体等を害するおそれがある
場合、医師等は、親から開示を請求された場
合でも、患者本人の個人情報を開示しない選
択を行うことが可能と考えられます[3]。

>> カミングアウトがメンタルに及ぼす影響

　子どもが親にカミングアウトをすることで
本人のメンタルヘルスに関してよい影響があ
るかどうかは、ケースバイケースと考えられ
ます。トランスジェンダーの場合、家族にカ
ミングアウトをしたかどうかによって、トラ
ンスジェンダー当事者のK6（うつや不安の状態
を評価する尺度）に差はなかったという報告が
あります[4]。また、ゲイ・バイセクシュアル男
性の自殺未遂の関連要因を多変量解析で検討
した日高らの調査では、「親にカミングアウト
したかどうか」と「自殺未遂歴」の間に統計
的な有意差はありませんでした[5]。そのため、
メンタルヘルスの改善を目的として親へのカ
ミングアウトを勧めるというアプローチを安
直に行うことは避けたほうがよいでしょう。

▶ **引用・参考文献**

1) 日本小児科学会: 医療における子ども憲章.（https://
www.jpeds.or.jp/uploads/files/20220817_kensho_
p.pdf）[2023.10.16確認]

2) 日本精神神経学会: 性同一性障害に関する診断と
治療のガイドライン（第4版改）.（https://www.jspn.
or.jp/modules/advocacy/index.php?content_id=32）
[2023.10.17確認].

3) 厚生労働省個人情報保護委員会: 「医療・介護関
係事業者における個人情報の 適切な取扱いのた
めのガイダンス」に関するQ&A（事例集）Q4-3/
A4-3, 27, 2017.（https://www.mhlw.go.jp/
content/001235845.pdf）[2024.4.25確認]

4) Zhou Y. et al.: Relation Between Identity Dis-

closure to Family Members and Mental Health in Japanese Transgender People. Acta Med Okayama, 75(5), 611–23, 2021.
5) Hidaka Y. et al. : Attempted suicide, psychological health and exposure to harassment among Japanese homosexual, bisexual or other men questioning their sexual orientation recruited via the internet. J Epidemiol Community Health, 60(11), 962–7, 2006.

▷ 当事者の思いや願い

たとえ親であっても、本人の性的指向・性自認に関する個人的な情報は勝手に共有しないでほしいです（それはアウティングです）。もし自分が若かった頃に医療者からそのような対応を受けていたらとても傷ついたと思います。本人の意向を丁寧に確認し、まずは安心してもらえる関係をつくることが重要ではないでしょうか。［玉ねぎ］

伝える相手や伝える事項については、必ず本人に確認してほしいです。その際には医療者としてどういう理由・目的で伝えるべきだと考えているのかも教えてほしいです。そのうえで本人がいやだと言ったときには強制をすることなく、どのような対応ができるかを検討してほしいです。［フェネック］

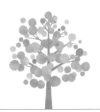

共通編

「意識障害のあるトランスジェンダーの
患者さんを診察する際の留意点は?」

▷私の考え・私の実践

池袋 真 (医師) *

意識障害があり緊急搬送時に同乗者がおらず、本人の携帯物に緊急連絡先カードなどがない場合には、本人の希望を確認できないまま、連絡先が判明した親族に治療方針の相談をすることになるかもしれません。身内や周囲の人にジェンダー・セクシュアリティについてどこまで話しているかは人によって異なります。「本人が思うキーパーソン」と「誰かが探したキーパーソン」は必ずしも一致しません。そして、自分の話をどこまでしているかは人によって違います。この点に注意して留意点を考えましょう。

>> 戸籍の性別がどうなっているか

戸籍上の性別を変更後で、性自認と戸籍の性別が同じ場合、自認する性で社会生活を送っている人が多いため、キーパーソン(家族・パートナー)への伝え方に悩むことは少ないかもしれません。しかし、カミングアウトのしかたもさまざまですから、すべてをキーパーソンに伝えていない可能性もあります。戸籍の性別変更後であっても、やみくもに質問するのではなく、患者状態の事実を伝えて医療上必要なことだけを質問する、という範囲に留めましょう。

性自認と戸籍上の性別が異なる場合、自認する性で社会生活を送っていないこともあります。逆に自認する性で生活をしていて、戸籍上の性別を職場に知らせていない場合もあ

ります。また、キーパーソンにカミングアウトをしていない人もいるかもしれません。カミングアウトや戸籍上の性別変更の状況は人によって異なることを覚えておく必要があります。

下記に、これから戸籍の性別を変更する予定である患者のケースについて記載します。キーパーソンがどこまで患者の性自認を知っているかわからない状況です。

>> 性自認について

まず、患者の意識がない場合、その人のジェンダー・セクシュアリティはわかりません。見た目だけで相手の性自認を決めつけないことが重要です。身分証明書の性別と外見に明らかな差異がある場合、「トランスジェンダーでは?」と思うかもしれませんが、本人に尋ねない限りその人の性自認を確定することはできません。

>> 緊急連絡先(家族・パートナー)への対応について

家族やパートナーが、どこまで患者自身のジェンダー・セクシュアリティについて知っているかわかりません。「命に関わる場合にもアウティングを気にしなければいけないのか!」と思われる医療者もいるでしょう。しかし、容体の緊急性に患者のジェンダー・セクシュアリティが密接に関わっている場合以

外は話す必要のないことです。必要である場合も、本人の意識が戻って確認と同意を得たうえでキーパーソンに伝えるべきです。これらを具体例で考えてみましょう。

〈Aさんのケース〉

　患者Aさんはトランス女性で、現在の保険証の性別は男性です。キーパーソンには自分のジェンダー・セクシュアリティについて伝えていません。家族や仕事での時間は男性として過ごしていますが、休日には好きな服装で出かけています。外出先で交通事故に遭い頭部外傷後意識がなく病院へ救急搬送となりました。救急車の同乗者はいませんでした。手術が必要かどうかこれから精査後に判断しなければならない状況です。こうした現状と経緯をキーパーソンである家族に伝える必要があります。Aさんの保険証の性別は「男」になっていますが、スカートを履き化粧をしていました。以下は病院で医療者からキーパーソンへ電話をする場面です。

よい対応：「Aさんが交通事故に遭い意識不明の状態で当院へ救急搬送されました。今から画像精査を行い手術が必要か判断します。すぐに病院に来てください。意識がないためご家族に質問します。Aさんには内服されている薬や既往歴・アレルギー歴はありますか?」

改善すべき対応：「Aさんが交通事故に遭い意識不明の状態で当院へ救急搬送されました。今から画像精査を行い手術が必要か判断します。すぐに病院に来てください。搬送時に確認した保険証は男性でしたが、化粧をしてスカートを履き女性のような服装をされていました。Aさんはトランスジェンダーでしょうか? その場合、エストロゲン製剤を投与されていますか? そのほかに内服薬や既往歴・アレルギー歴があれば教えてください」

まず「化粧をしている」「スカートを履いている」からといって性自認が女性とは限りません。もしエストロゲン製剤を使用していたら、血栓を引き起こす恐れがあるため、手術の場合ハイリスクとなります。しかし、救急搬送患者は誰しも詳しい背景はわからず、他の理由でも血栓のリスクがある場合もあります。したがって、「よい対応」例のように、キーパーソンには現状を伝えつつ、医療を行ううえで必要な情報のみを尋ねましょう。

〈Bさんのケース〉

　患者Bさんは一人暮らしのトランス男性で、現在の保険証の性別は女性です。家族には自分のジェンダーやセクシュアリテイについて伝えていません。先週、家族には話さず性別適合手術（子宮卵巣摘出術）を受けました。退院後まもなく発熱があったものの我慢していたところ、下腹部痛と全身状態悪化のため緊急搬送になりました。意識は朦朧としています。CT精査の結果、腹腔内膿瘍と腹膜炎の診断となりました。以下は、キーパーソンである家族への電話での会話です。

よい対応：「Bさんが下腹部痛のため当院へ救急搬送となりました。CTで調べた結果、腹膜炎や腹腔内膿瘍の疑いがあります。入院の可能性があるため、すぐに病院に来てください」

改善すべき対応：「Bさんが下腹部痛のため当院へ救急搬送となりました。CTで調べた結果、腹膜炎や腹腔内膿瘍の疑いがあります。Bさんの保険証の性別は女性ですが、見た目が男性で性別適合手術（子宮・卵巣摘出）を行っているようです。腹膜炎は性別適合手術後の術後感染症が原因と考えられ入院となる可能性があります。すぐに病院に来てください」

まず、ケースAと同様に事実を伝えましょう。

患者本人に尋ねない限り、見た目だけではトランス男性かはわかりません。「性別適合手術」と言い切ることは避けたほうがよいのではないかと思います。CTの精査結果で子宮卵巣がなかったとしても、何か病気により子宮卵巣摘出術を行った可能性もあります。性別適合手術ではない可能性もありますね。緊急搬送となり、CT精査の結果入院の必要がある疾患が見つかったことを伝え、来院を促しましょう。来院をされたら内服・注射歴・手術歴などについて質問しましょう。

〈入院部屋の割り振りについて〉
　意識がないほどの重症の場合、最初はICU（集中治療室）管理などになり、回復後は一般病棟へ移動することになると思います。意識レベルの回復後、入院中の服や部屋など本人の希望を直接聞いて対応しましょう。

▷ 当事者の思いや願い

当事者の治療状況はそれぞれであることを知ってもらいたいです。見た目では移行が進んでいても性別適合手術が完了していない可能性がある一方で、性別適合出術が完了して戸籍の性別・保険証の性別が変更されている場合でも、見た目や書類上から判断する性別と身体の臓器やつくりが一致しない可能性があります。そのため、緊急の際には適切に把握して処置をしてもらえるのだろうかという不安を持っています。［ちびすけ］

自分がもしそうなっても、意識があるときと同様の配慮がほしいです。意識がないからと配慮なく露出部が多くなったりするのはつらいです。加えて、病院で着る服の色を分けたりするなど、不必要に男女を区別する対応をしてほしくないです。［臼井晴信］

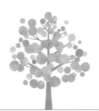

共通編

「患者や職員による差別的な言動があったとき、どのように対応したらよいでしょう?」

▷私の考え・私の実践

武田 裕子（医師）*

特定の属性を有する集団や個人に対する、事実に基づかない偏った見方や考え方を「偏見」といいます。人種や民族、性別、宗教、そして性的指向・性自認もその対象となり、誤った知識や知識の偏り、無知、思い込み、過去の経験の極端な一般化などで生じ、憎悪や嫌悪、軽蔑など否定的な感情を伴います。生育環境や教育のなかで、気づかないうちに刷り込まれることもあります。

「差別」は、そのような思い込み、「偏見」に基づいて、他者を不当に、否定的に扱う言動や行動を指します。「偏見」は内心のものですが、「差別」は行動や振る舞いです。患者や職員による差別的な言動が自分に向けられたと感じることもあれば、誰か他の人に向かって言われたことを見聞きすることもあるでしょう。

>> 差別的な言動に対する反応

差別的な言動に直面したとき、それが自分に向けられたと感じると、尊厳が傷つけられたと感じ、怒りや悲しみ、屈辱などの感情が沸き上がります。そして、自分を守るために、何らかの行動を取ります。反論したり、非難といった行動よりも、聴かなかったことにする、あるいは、自分はその対象ではないということを示そうと、笑ってやり過ごすなど表面上同調しているように見せることもあるかもしれません。自分の存在が否定され、尊厳

が脅かされるできごとのなかで、深いところで傷つき、その場で反論できなかった自分への怒りや口惜しさが付け加わることもあるでしょう。さらに、周囲にいた人がその発言を肯定しているように見えると、孤立しているように感じ、孤独な思いになります。

周囲にいる心ある人にとって、差別的な言動はたとえ自分に向けられたものでなくても不快に響き、悲しくなります。そもそも、そのような発言がなされたこと自体に驚き、どう反応してよいかわからず、固まってしまうかもしれません。そして、反論できなかったことで自分がその言動に加担してしまったかのように感じ、自己嫌悪に陥る可能性もあります。

>> どのように対応するか

もし自分がその当事者だとしたら、その場で「対応する」ことなどとてもできないように思います。偏見が特定の信条に根付いたものだとすると、限られた会話でその信条を覆すことは不可能です。自分を守ることを優先してほしいと思います。自分の中に生じた傷つきを、理解し共感してくれる人にぜひ気持ちを伝えてください。信頼できる職場の上司や教員であれば、その後の再発防止にもつながります。身近な人には相談できないと感じたら、職場や学校の相談窓口を利用する方法もあります。そこも安全だと感じられないときには、

＊ 順天堂大学大学院 医学研究科 医学教育学

表　行動する第三者となる5つのD

5つのD	Dの意味	具体的な言葉かけ・行動
Direct	その場で直接介入・注意する	「それって、令和にはNG発言だよ」 「その発言は自分にはこんな風に聞こえる」
Distract	気をそらす	別の話題に話を変える「そういえば最近……」 本人に別の話題で話しかける「〇〇さん、ところで……」
Delegate	他の人に助けを求める	介入可能な立場の人に知らせて間に入ってもらう 記録に基づいて報告をし、組織的な対応を求める
Document	記録を残す	組織的な対応を求めるために具体的に記録する いつどこで、どのようなことがあったかメモしておく
Delay	後からフォローする	当事者に：「大丈夫だった？あの時黙っててごめんね」 発言者に、他の人がいないところで自分の気持ちを伝える

自治体や当事者コミュニティが提供する匿名の相談事業を活用する選択肢もあります。メールやLINEなどで匿名の相談ができれば、ハードルが低く感じられるかと思います。

　自分がもし差別的発言が行われた場に居合わせたとしたら、「アクティブ・バイスタンダー」の5Dのアプローチが役立ちます（**表**）。アクティブ・バイスタンダーは、性暴力やハラスメントが起きたとき、あるいは起きそうな場面で、傍観者として見ているだけでなく「行動する第三者」となることを指します。そのときの発言者との関係性や職場などの環境・雰囲気によって、自分にできることが変わる可能性もあります。直接的介入は難しいと感じたり、気の利いたことが思い浮かばず焦って終わりになってしまうこともあるでしょう。しかし、もし差別的発言の矛先を向けられた当事者がそこにいることを知っていたら、後からでもぜひ声をかけていただきたいです。自分はその発言が問題であると思ったこと、そのときに声を上げられなくて申し訳なく思っていることなどを伝えてください。当事者が「誰からも守られなかった」「自分は一人だ」と感じてしまうのを防ぐことにも大きな意味があります。

　発言者に伝えるときも、当事者に声をかけるときにも、自分を主語にして話す「Iメッセージ」を試してみてください。「私はこう思う」「私はこう感じた」と、自分の考えや思いを伝える手法です。「あなたは……でした」「あなたの発言は……」と「あなた」を主語にすると、一般化して責めたり、決めつけているように聞こえます。「Iメッセージ」なら相手に配慮しながら、自分の主張もできる表現となります。特に発言したのが患者の場合、医療機関内において医療者は強者の立場にあることも念頭に置きつつ、非難や批判ではなく、注意喚起という形で伝えるとよいでしょう。しかし、職員を傷つける言動があったときには、断固とした対応が必要な場合もあります。そのようなときには、しかるべき立場の人にDelegateする（委ねる）ことも検討してみましょう。

>>悪意のない差別

　少し前に『差別はたいてい悪意のない人がする』（キム・ジヘ著/尹怡景訳）という書籍が注目されました[1]。日々のありふれた言動のなかで、意図的かどうかにかかわらず、マイノリティが貶められたと感じる否定的なメッセージを送ることを「マイクロアグレッション」といいます。無意識のささいな言動です。

例えば、同性愛者であることを知らずに「彼氏 / 彼女はいるの?」など異性愛を前提に尋ねたり、「男性 / 女性にもてるでしょう?」と褒めたつもりの発言でも、対象となった人は、自分のありようが否定されているように感じる可能性があります。しかし、訂正する気持ちにもなれず、相手に悪意がないと思うと、モヤモヤする思いだけが残ります。

　人との関係性において、どんなに気をつけていても意図せず差別発言をしてしまうことは、誰にでも起こり得ます。発言に特別に臆病になったり、気を遣いすぎて腫れ物に触るような対応をすることが求められているわけではありません。指摘されたら反省して謝り、自分のなかの枠組みを自覚的に点検してアップデートすることを心がけたいものです。

＊

　労働者が生きがいを持って働ける社会の実現を目的とした「労働政策総合推進法(正式名称：労働者の雇用の安定及び職業生活の充実等に関する法律)」は、2019年5月に改正され、大企業に対して職場におけるパワーハラスメント(以下、パワハラ)の防止が義務付けられました。さらに2022年4月1日からは中小企業もこの法律の対象となり、あらたに職場におけるパワハラが定義されました。そこにはSOGIハラも含まれます。ハラスメント防止のために社内のルールや相談体制の整備を義務付ける改正です。

　SOGIに関する差別的発言が起こらないような措置を取ることは、雇用主の義務です。そして、SOGIハラに対して声を上げることは、法律で保障されています。それでも当事者が発言するのは勇気がいります。ぜひ「アクティブな第三者」となり働きかけてください。それが個人にとっても企業にとっても大きな力になります。

▶ 引用・参考文献

1) キム・ジヘ：差別はたいてい悪意のない人がする：見えない排除に気づくための10章, 大月書店, 2021.

▷ 当事者の思いや願い

見聞きしたその場で発言が差別的であることを指摘したり、「そうは思わない」など不同意を示したり、謝罪するなどの対応をしてほしいです。組織の対応としては、患者・職員からの申し出を受け付ける窓口を普段から設置し周知してもらいたいです。意図しないカミングアウトにつながってしまう可能性をおそれ、直接話すことに抵抗を感じる人もいるため、「話を聞いてくれる人がいる」「匿名で書いて伝えられる」といった選択肢があるとありがたいです。発言の内容を確認できる場合は聞き取りなどを実施し、組織としての謝罪などの対応を検討してもらえればと思います。差別的な発言は許されない、という組織としての立場を改めて確認したうえで、教育・取り組みについて振り返り、周知や組織風土の醸成などに取り組んでほしいと思います。[さく]

悪意のある差別なら毅然とした態度で否定してほしい。悪意のない差別(無知による差別)なら、必要な知識を伝えるような対応してほしいです。そうすれば「この人は信頼できる」と思えそうです。[フェネック]

共通編

「都市部に比べて、地方でLGBTQ＋の人々を支援するうえで気をつけることは?」

▷ 私の考え・私の実践

坂井 雄貴（医師）*

>> 「地方は生きづらい」

　LGBTQ＋は全人口の３〜10％程度とされており、当然のことながら各地にLGBTQ＋の方が暮らしています。しかし、都市部と比較して地方ではLGBTQ＋の存在が見えにくく、「自分の周りにはいない」と思っている方も多いのではないでしょうか。そうした状況によってLGBTQ＋の人々が「地方は生きづらい」と感じている場合が多くあります。全国各地で等しく健康支援の拠点となっている医療機関が、地方においてさまざまな困難を抱えがちなLGBTQ＋を支える役割は非常に大きいといえます。まず、以下に地方の特徴として３つの傾向を挙げてみます。

1. 保守的・伝統的価値観を重んじる文化が根強い

　「結婚して子どもを持つことが一人前」「男は大黒柱として家を守る」「女性は家に入り家事をするもの」。こうした伝統的家族像やジェンダー像は、社会全体では変化しつつあるとはいえ、地方では依然強く見られる場合があります。LGBTQ＋は時代や場所に関係なく存在しているものですが、最近メディアでもよく取り上げられるようになったためか、ブームのように取り扱われたり、新しく生まれたものであるかのように受け取られたりして、否定的に感じる方も存在します。LGBTQ＋の当事者にとっては、こうした背景が地方での生活を息苦しくする原因になっています。

2. 閉じたコミュニティであることが多い

　地方では少人数のコミュニティで日常的に出会う人も限られており、幼稚園・保育園から小学校・中学校までずっと同じ人たちと過ごすことも少なくありません。お互いの住んでいる場所や家族構成を知っていたり、家族同士がつながっていることもあり、行動を見られたり、噂されることも多いでしょう。こうした環境でLGBTQ＋として生きることで、生活の基盤であるコミュニティから阻害され、社会生活が脅かされるリスクがあります。

3. 当事者団体などの支援に関わる社会的リソースが少ない

　LGBTQ＋の支援活動を行う市民団体やNPOなどが多く存在する都市部と異なり、地方ではそもそも当事者や支援者と出会える機会が圧倒的に少ないのが現状です。LGBTQ＋の人々が集まることができるゲイバー/レズビアンバーや、当事者向けのサークル・クラブ活動などのコミュニティも都市部には多くありますが、地方では非常に限られています。当事者がありのままのセクシュアリティで過ごせる場を得にくいことはメンタルヘルスにも影響を及ぼします。

　こうした背景を踏まえ、地方でLGBTQ＋の支援に関わるうえでのポイントについて考え

＊ ほっちのロッヂの診療所 / にじいろドクターズ

てみましょう。

>> アウティングのリスクへの配慮

　地方で暮らすLGBTQ＋当事者は、自身のセクシュアリティを隠して生活している場合が非常に多くみられます。その中で、守秘義務がある医療の現場は数少ない安心できる場所になる可能性があります。

　しかし一方で、そこで働く医療従事者もその地域の住民であり、医療職やそれ以外の職員も含めて患者と知り合いである場合も少なくないため、安心して自身のセクシュアリティを開示できないうえに、開示した情報がアウティングされるリスクも高くなります。したがって医療施設側には、守秘義務を守ることをさまざまな場で明示し、業務上知り得たことを決して外で話さないよう職員に周知する姿勢・対応が求められます。

　アウティングは命に関わる問題であり、セクシュアリティの情報が当事者の生活の安全性をいかに脅かすかということについて、残念ながら認識が不足している人がとても多く見られます。医療施設に勤務するすべての職員に、LGBTQ＋の基本的な知識およびアウティングについて学ぶ機会を設けることが望ましいと考えます。

>> アドボケイトの重要性

　LGBTQ＋についての情報を得にくく、また当事者や支援団体も多くない地方では、当事者が声を上げることが困難です。

　地域の医療機関は自治体や教育機関、福祉機関などとも連携する機会が多くあるため、医療機関から率先してLGBTQ＋の支援を表明することで、声を上げにくい当事者のアドボケイト（権利擁護や権利の代弁を行うこと）ができます。具体的には医療機関として性自認・性的指向によって差別をしないことを院内掲示やウェブサイトで明示する、レインボーフラッグを掲げる、関連する支援団体などの情報資材を置くといった方法があります。率先して地域の情報のハブとなることで、当事者が安心できることはもちろんのこと、地域住民にも安全な方法でLGBTQ＋について知ってもらう機会を設けることができます。

　男性・女性というジェンダー役割は地方では根強いため、ジェンダーの平等を含むSDGsなどの社会問題と絡めることで、より多くの人に自分ごととして感じてもらいやすくなるかもしれません。

>> パートナーシップ制度の活用

　現在日本中でパートナーシップ制度が広がっています。これは法的な婚姻関係を結んでいないカップル（多くの場合は同性カップルですが、異性間の事実婚も対象になっている自治体もあります）に対して自治体がパートナーであることを認める制度で、法的な保護や拘束力はないものの、公的な証明としてさまざまな形で活用されるようになってきています。

　渋谷区と認定NPO法人虹色ダイバーシティの調査では、2023年5月末時点で328自治体が導入し人口カバー率は70％を超えています。都道府県単位でも増加が見込まれており、もしみなさんの住む自治体や県がパートナーシップ制度を導入していれば、医療機関に関連するポスターを掲示し、パンフレットや配布物を置くこともできます。

　自治体が取り組む施策などは関心がなければ知らないことも多いものです。地方では医療機関が率先してこうした動きを伝えたり、LGBTQ＋のアドボケイトを行うことで、当事者の住民にもそうでない人にも広くLGBTQ＋について知ってもらう機会が生まれて、より理解を促す地域の風土づくりにも貢献することができます。地方で医療に関わる読者の方には、ぜひ職場で「アライ」としての医療機関を目指して活動をしてほしいと思います。

▷ 当事者の思いや願い

地方ではお互いに顔を知っている関係が多く、病院の数も少ないことから、通院や入院時に出会う可能性が高いと思います。そのためプライバシーの保護に細心の注意を払ってほしいです。例えば、ロビーや待合室では名前ではなく受付番号などで呼ぶ、セクシュアリティに関する話題は個室で行うなどの配慮を望みます。また、地方での生活ではロールモデルとなる存在が身近になく自分に近い境遇の人となかなか出会えず孤独を感じやすい、という背景に留意してほしいです。[そーだ]

LGBTQ＋の中でもトランスジェンダーの割合はさらに数が少なく、地方で暮らす当事者はより脆弱な立場に置かれて周囲から孤立し、医療へのアクセスが困難な状況に陥りやすいといえます。実際に近隣の人に身バレすることを恐れて、生活圏から少し離れた場所で医療を受けることも少なくありませんでした。もし、そこで嫌な対応やハラスメントを受けた場合には、もう二度と行きたくない気持ちになります。施設の選択肢が少なく、トランスジェンダーに理解があるかどうかの情報も少ない状況では、たとえ病気などで体調が悪い状態だったとしても、病院に行くことをためらってしまいます。[TOKI]

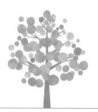

共通編

「災害時に医療機関として対応できることは
ありますか?」

▷ 私の考え・私の実践

金久保 祐介 (医師) *

>> **普段の問題がさらに深刻化する災害時**

医療者にとって災害時に重要となるのは、必要なケアや支援を適切に届けることです。しかし、そうした際にLGBTQ＋の人々はより問題を抱えたり疎外されてしまう可能性があることに注意が必要です。

人道対応の最低基準を定めた「人道憲章と人道支援における最低基準（スフィア基準）」[1]によると、セクシュアル・マイノリティの人々は「緊急時の避難所、食料配給など"典型的"な家族を想定した支援プログラムにおいて、たびたび差別にみまわれる」とあります。医療機関においても、LGBTQ＋の人々は平時でもさまざまな障壁に直面することは本書で紹介しているとおりですが、災害時には事態がより一層深刻化します。

過去の災害時に生じた当事者の困りごと[2]を参考にしながら、平時はもちろん非常時により配慮すべき事項を以下に挙げます。

・施設や避難場所での医療提供時に「性的指向や性自認に関連した差別を排除し、安心できる環境を提供する」旨を表明する。
・男女共用のユニバーサルトイレや更衣室の提供を含め、トランスジェンダーやノンバイナリー（自身の性自認・性表現に男性や女性という枠組みがあてはまらない、もしくはあてはめたくないセクシュアリティ）の人々のニーズを考慮する。

・生理用品やサニタリーボックス、防犯ブザーをトイレに設置する。
・必要書類の性別欄は任意か自由記述にする。
・本名でなく通称名など呼ばれたい名前がある人の希望にできるだけ沿う。
・「家族」単位の支援は、法的関係や血縁に限らず本人が「家族」と思う人たちに提供する。
・「家族」、友人、同性パートナーなど本人が希望する人は誰でもキーパーソンになれることを表明する。
・生理用品、下着、髭剃りなどの物資が支給される際、トランスジェンダーの人などは受け取りにくい場合がある。ボランティアや相談の専門家などを通じて個別に届けられるような仕組みを検討する。
・メンタルヘルスの支援に際してもLGBTQ＋へのケアを考慮に入れ、専門の相談員による支援の場を提供する。
・災害時の医薬品供給の一環としてホルモン療法用の薬の提供を考慮する。
・LGBTQ＋に配慮した対応方針を事業継続計画（Business Continuity Plan：BCP）に記載する。

▶ **引用・参考文献**

1) Sphere Association：スフィアハンドブック：人道憲章と人道支援に関する最低基準, 2018. (http://www.spherestandards.org/handbook/)[2023.10.20確認]
2) 岩手レインボー・ネットワーク：にじいろ防災ガイド, 2016. (https://kae764.wixsite.com/help)[2023.10.20確認]

＊ 東京慈恵会医科大学 総合医科学研究センター 臨床疫学研究部 / にじいろドクターズ

▷ 当事者の思いや願い

災害時に通院していた病院などに通えなくなった場合、続けてきたカウンセリングやホルモン療法が受けられなくなることが想定されます。その場合に、医療機関が連携して患者さんに代替場所や代替方法（ホルモン錠剤の服用など）をできるだけ素早く案内してもらえると安心すると思います。［るる］

同性のパートナーがいることや、生活上の判断をしてほしい相手であることを証明するものを、家から持ち出せずに避難してしまう場合もあると思います。普段から「同性のパートナーを持つ人もいる」という認識を周知し災害時にも対応してほしいです。［さく］

東日本大震災の際には、ホルモン注射の流通が停滞したため、必要とされる間隔で打つことができない事例があったと聞きました。さまざまなインフラ障害からどうにもできないことがあるとは思いますが、タイムリーな情報開示とともに対処法や代替案などを広く共有してもらえると、当事者の不安が軽減されます。［ちびすけ］

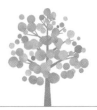

外来編

「受付での対応や問診票の内容などで 気をつけることは?」

▷私の考え・私の実践

麻生 佳織 (看護師) ＊1
金 弘子 (医師) ＊2

　医療機関の顔となる受付では、多様性に配慮した対応が非常に大切です。さまざまなSOGIの方がいること、多様な家族の形があることを前提として対応しましょう。そして、LGBTQ＋にかかわらず、その人にとっては周囲に聞かれたくない情報があるかもしれないことに配慮して対応することが重要です。

　ここでは、患者が最初に訪れる受付において、保険証の確認や問診票の記入などの手続き場面での、好ましい対応について述べます。

>> 本人確認・保険証確認のとき

　LGBTQ＋の人々が医療現場で直面する困難についての調査[1]によると、「見た目の性別と保険証 (戸籍上) が異なっていたり、保険証記載の名前と見た目の性別が一致していない場合に驚かれる」と報告されています。LGBTQ＋の人々の中には、ホルモン療法の影響や服装・メイクなどの性表現により、そうした相違が生じる場合があります。

　しかし、多様なSOGIの方と関わる受付においてはまず第一に、見た目で性別を決めつけないことが大切です。受付時に見た目の性別と保険証の性別が異なるように思えたとき、必要以上にその２つを見比べたり、周囲に聞こえる声で「ご本人ですか?」と確認するようなことは避けましょう。性別の確認に固執せず、生年月日を尋ねる、周囲に聞こえることがないよう筆談する、プライバシーが守ら

れる環境へ移動する、書類の氏名を指差して「お名前はこちらで間違いありませんか」と尋ねるなど、安心して本人確認が行える方法を考えます。

>> 患者を呼び出すとき

　「医療機関の受付で戸籍上の名前が呼ばれるため、受診しづらくなった」という報告があります[1]。患者を呼び出す際には、可能なら受付番号で声をかけるようにし、難しい場合には待合室などのオープンな場では名字 (姓) のみで呼び出し、診察室など他人に話を聞かれない場所へ移動したあとにフルネームを確認する方法もあります。その場合は、「患者間違い防止のために確認します」など、なぜ確認が必要なのかを述べます。

　トランスジェンダーの人の中には通称名を使用している方がいますので、病院内でも使用できるような対応をぜひご検討ください (Q03 / Q04 参照)。

>> 緊急連絡先を確認するとき

　カミングアウトにつながる懸念や、関係性をうまく説明しにくいことから、緊急連絡先の記載時に同性パートナーの名前を書けない場合があります。関係性にかかわらずその患者が最も頼りにしている人を記載することが望ましいため、多様な家族の形があることを理解して、続柄の記載を強要したり親族のみ

＊1 愛媛県立新居浜病院　＊2 鳥取大学医学部 社会医学講座 環境予防医学分野

に限定することは避けましょう。「頼りになさっている方をご記入ください」と伝えると安心感につながります。

>> 問診票の項目を見直す

　男性と女性のどちらで回答したらよいかを悩む場合や、Xジェンダーの人の中には性別欄が男女2択のみではどちらにも当てはまらず記載しづらい場合があります。まずはその問診票に性別欄が本当に必要かどうかを検討し、必要である場合には「男性・女性・（　）」や「性別（　）」と自由記載を設けます。

　また、性別を知る目的に応じて項目名を「出生時に割り当てられた性別」や「戸籍上の性別」、もしくは「性自認」などと変更します。項目名に合わせた選択肢として、前者なら「男性、女性」、後者なら「自由記載」を含めたものにします[2]。

　問診票の内容を医師以外に知られたくない人もいます。「答えづらい項目がある場合は、診察室で直接医師にお話しください」と明記しておくことも安心感につながるでしょう。

　問診票にホルモン療法や性別適合手術などの情報が記載されていたり、本人より申し出があった場合には、診療上それらの情報が事前に必要であれば、プライバシーが守られた環境で聞き取るなどの配慮が必要です。受付付近に個室などプライバシーが守られる場所がない場合には、診察室に移動後に尋ねたり筆談するなど、周囲の人に聞こえない配慮をしましょう。また、問診票には患者の大切な個人情報が記載されていますので、カバー付きのクリップボードを使用するなど他人の目に触れない工夫が必要です。

　これらのほか、患者がまず訪れる受付にレインボーフラッグを掲示する、スタッフの名札にレインボーバッジをつけるなど、あなたやその施設が性の多様性に配慮していることを示すことで、LGBTQ＋の患者や家族が相談しやすくなります。

▶ 引用・参考文献

1) LGBT法連合会:性的思考および性自認を理由とするわたしたちが社会で直面する困難のリスト(第3版), 2019.(https://lgbtetc.jp/wp/wp-content/uploads/2019/03/困難リスト第3版（20190304）.pdf) [2023.10.2確認]
2) 金久保祐介, 吉田絵里子：医療者のためのLGBTQ講座, 南山堂, 21-25, 2022.

▷ 当事者の思いや願い

　フルネーム（戸籍名）で呼ばず、例えば受付番号や通称名で対応してもらえると安心して受診できる当事者が多いと思います。また、家族情報を聞く場合、同性パートナーなど多様なかたちがあることに留意してほしいです。ちょっとしたレインボーマークや「多様性に配慮します」などの表記が目に入ると、理解がある病院なのかなと感じ相談しやすくなります。［玉ねぎ］

　戸籍の名前や、家族情報、緊急連絡先の情報などを確認する必要がある場合は、周りの患者にわからない方法（文字情報で確認するなど）だと周囲の目を気にせず回答ができます。問診票など記入する書類に不要な性別欄が削除されていたり、個別に相談したい事項がある場合は申し出るような配慮の記載があると安心して受診できる機関だと思えます。［トラくん］

受付で戸籍名をフルネームで呼ばれるようなことは避けてほしいです。受付の方が(見た目と保険証の性別が異なることから)本人かどうかについて話し合ってる場面に遭遇し、悲しい思いをしたこともあります。男性として扱われたり、性別欄をはじめ、男性として問診に回答しなければいけないことがとても苦痛です。また、自分の性別に関する情報を病院に伝えても安心かどうかを見極める目安がないため、病院にいくこと自体が不安です。[TOKI]

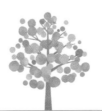

外来編

「待合室の外観や掲示物など、工夫ができることはありますか?」

▷私の考え・私の実践

金久保 祐介（医師）＊

医療機関の待合室で工夫できることはいくつもあります。LGBTQ＋フレンドリーであることを示すようなレインボーフラッグ（Q01参照）を掲げたり、LGBTQ＋に関わる患者向け資料や本・絵本などを置くとよいでしょう。絵本の例として、『王さまと王さま』（ポット出版）、『タンタンタンゴはパパふたり』（ポット出版）、『くまのトーマスはおんなのこ ジェンダーとゆうじょうについてのやさしいおはなし』（ポット出版プラス）、『レッド あかくてあおいクレヨンのはなし』（子どもの未来社）などがあります。

また、HIVや梅毒など性感染症に関連したパンフレットやポスターを掲示したりすることも検討します。

その他にも、だれでもトイレ / オールジェンダートイレ（Q01参照）を設置するのもよいでしょう。また、例えばトランス男性が月経困難症などで産婦人科を受診したい場合もあると思います。しかし移行先の性別に馴染んだトランス男性が、産婦人科を受診するのはハードルが高い可能性があります。その際、待合室が一面ピンク色だったり、他の患者がいる前でプライバシーへの配慮なく質問をされたりすると一層抵抗を感じるでしょう。対策としては、ジェンダーニュートラルな内装に変更すること検討しましょう。また、聴き取りが必要な場合は個室で行う（もしくは個室を待合として使ってもらう）などの工夫を考え

ます。

また、子宮頸部があるトランス男性は、定期的に子宮頸がん検診を受けることが勧められますが、トランス男性向けのパンフレットや資材がなく、既存のものがあまりに女性中心的であることで抵抗感を持つ場合もあります。例えば、パンフレットがピンク色であったり、女性のイラストや「女性に多いがんです」といった文字が強調されていたりする場合は、なかなか手に取りにくいかもしれません。女性ジェンダーを強調しないデザインや色づかいにしたり、「トランスジェンダーであっても子宮頸部のある方は検診を受けましょう」といった情報を直接記載したりするのもよいと思います。こうした細部にも配慮がされていれば、当事者にはありがたいと思います。

このほか、医療機関のポリシーステートメントとして「性的指向」や「性自認」「性表現」などに関連した差別を禁止する方針を明示することが重要です。

また、パートナー（同性パートナーも含む）や同棲相手、「家族」、友人など患者が希望する人は誰でもキーパーソンになれることを示しましょう。

そして、病室の面会に来ることができることを明示するなどの工夫も行いましょう[2]（ここで言う「家族」とは、法的関係や血縁に限らず本人が「家族」だと思う人たちのことを指します）。

＊ 東京慈恵会医科大学 総合医学研究センター 臨床疫学研究部／にじいろドクターズ

LGBTQ＋フレンドリーな医療機関を目指して、ぜひできるところから少しずつ工夫をしてみてください。

▶ **引用・参考文献**

1) Berner, A.M., et al. : Attitudes of transgender men and non-binary people to cervical screening: a cross-sectional mixed-methods study in the UK, Br J Gen Pract, 71(709), e614-e625, 2021.

2) 金久保祐介：LGBTQの診療評価指標, medicina, 59(11), p2012-2015, 2022.

▷ 当事者の思いや願い

産婦人科のパンフレットや書類で、父親と母親がいることを前提としたデザインを見ると、同性カップルの存在を想定されていないのでは? と思い、疎外感を感じます。多様な家族をテーマとした絵本や書籍などが置かれていたり、「パパ」「父」ではなく「パートナー」などニュートラルな表現で記載された書類であれば、配慮されていると感じます。[あき]

男性用は青、女性用はピンク、など性別による色分け（区別）をしないようにしてもらいたいです。性別の切り口は、自認する性別、戸籍上の性別、身体的性別などさまざまですが、患者自らが希望する性別で安心して待てる（異質な感じがしない）待合室であれば、安心してその医療機関に通えます。SOGIに関する相談窓口が設置されている場合は、それがわかるように受付や医療機関のウェブサイトなどで明示してほしいです。[フェネック]

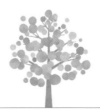

外来編

「健康診断の際にどのような配慮が できるでしょうか?」

▷ 私の考え・私の実践

坂井 雄貴 (医師) *

　自治体や職場が実施・提供する健康診断、人間ドックなどさまざまな種類がありますが、ここでは特に職場健診を中心に解説します。

　労働安全衛生法によって定められているとおり、労働者は事業者が行う健康診断を行わなければなりません。一方で、「令和元年度職場におけるダイバーシティ推進事業(労働者アンケート調査)」では、約2割のトランスジェンダーの方が健康診断を受けづらいと答えています。理由は、健診会場では性別を分けられる機会が多くあるからです。待合や結果用紙の記載などからのアウティングを恐れる方もいるでしょう。

　そこで、トランスジェンダーの方が安心して健診を受けられる環境を整える必要があります。トランスジェンダーの方は、性別移行の過程により個別の状況が大きく異なる点に注意が必要です。まずはご本人から状況や希望を十分に聞いたうえで、対応を相談することが必要です。

　健診現場で求められる配慮として以下に挙げます。

>> 受付

・希望者について通称名の利用ができるようにする、番号で呼ぶ
・対応について健診に関わるスタッフに周知する(診療録の備考やメモ欄、特記事項などで情報伝達を行う、業務開始前に注意事項として申し送るなど)
・本人確認の方法について事前に相談する(通称名で本人確認ができるなど)
・「健診をお受けになるうえで、ご心配なことや気になることはありますか?」などオープンクエスチョンで事前に配慮してほしいことについて確認する(LGBTQ+にかかわらず、すべての利用者にとってフレンドリーになります)

>> 着替え・トイレ利用

・聴き取りや医療面接は個室などプライバシーが保たれる場所で行う
・更衣室について男女に分かれている場合に本人の希望を確認する(ただし、前述したように性別移行の過程により状況が大きく異なることも考慮する必要があります)。
・多目的トイレなどの個室トイレの利用ができる
・検査着がある場合には、色などでの男女の区別をなくす、あるいは好きな色を選ぶことができる

>> 待合～健診の実施

・待合室での配慮を行う:時間的隔離(他の利用者がいない時間帯に健診を行う)、空間的隔離(着替えや待合について個室の利用ができるよう配慮する、動線が他の利用者と重ならないように配慮する)
・プライベートゾーンが露出する場面での声

＊ ほっちのロッヂの診療所／にじいろドクターズ

かけ・配慮(胸部X線、心電図、診察など)

・トランス男性について、女性特有の臓器の健診を受ける場合には特別に配慮する(時間的隔離・空間的隔離)

>> 性別適合治療の健診への影響

　トランスジェンダーの方は性別適合治療であるホルモン療法の有無や器官、手術の有無や程度により身体的な状態の個別性が高いです。健診に関わる医師や医療職は、こうした医学的な側面についても知っておく必要があります(Q13参照)。

>> トランス男性の場合

・テストステロン製剤の投与で脂質異常症(高LDL、低HDL)、多血症のリスクが上昇する

・テストステロン製剤の投与でHb/Htが上昇する

・テストステロン製剤の投与で体重増加しやすい(脂肪が減少、筋肉量が増加)

・子宮があるトランス男性の場合は子宮頸がん・子宮体がんのリスクがあるため、子宮頸がん・子宮体がん検診の検討が必要である

・乳房摘出を行っていない、あるいは術後であっても残存乳腺があるトランス男性の場合は乳がんのリスクがあるため、乳がん検診の検討が必要である

>> トランス女性の場合

・エストロゲン製剤投与で乳房発達がある場合は乳がんのリスクが高まるため、乳がん検診の検討が必要である

・エストロゲン製剤投与で体重増加しやすい(脂肪が増加、筋肉量が減少)

・エストロゲン製剤投与で血栓症、高トリグリセリド血症のリスクが上昇する

>> 健診結果の解釈 (Q12参照)

　トランスジェンダーの方の健診結果の解釈は、医師の適切な知識と判断が重要になります。一般に、ホルモン療法が安定している(目安としてテストステロンやエストロゲンが目標値に到達・安定しており数カ月にわたり投与量の変更がない状態)場合、適合した性別の検査基準を参照することが望ましいとされます。クレアチニン/腎機能やHb/Ht、脂質などは性別で評価が異なるため特に注意が必要です。身長・体重・腹囲などの情報も、二次性徴抑制療法の有無やホルモン療法の状況をみつつ、個別に評価することが求められます。基準値は参考値として、過小評価・あるいは過大評価してしまわないように判断することが必要です。

　健診を担当する医師が、出生時の性別=生物学的な性別と思い込み、健診時の性別を決めつけることは決してあってはならないことです。実際に出生時は男性であり、現在性別移行を終え戸籍も女性に変更した方が「生まれたときは男だったのだから、生物学的には男だ」と医療者に言われた、などの事例も耳にすることがあります。生物学的性という概念はホルモンの状態や染色体、二次性徴の状況、臓器の状況などさまざまな要因を含んでおり、単純なものではありません。

　こうした医療者の不勉強や無理解に基づく発言が、トランスジェンダーの方々を医療から遠ざけてしまうのは大変心苦しいことです。健診の結果の解釈や結果の用紙に記載される性別について、本人の尊厳を損なわないような配慮が必要です。また、がん検診の項目についても性別適合治療の状況により、推奨されるがん検診が異なります。単純に社会的な性別によって割り振るのではなく、現在の臓器の状況およびホルモン療法の状況に応じて相談でき、健診が実施できることが望ましいでしょう。

　トランスジェンダーの方の対応はできない、あるいは難しい、そう感じている健診機関は

少なくないようです。でも例えば目が見えない方、耳が聞こえない方、車椅子を使用している方など、からだの状態に合わせて個別の対応を行うことは日常的に行っているのではないでしょうか。その人が困っている、配慮してほしいことに合わせてできることを考えることは、何も特別なことではありません。多くの場合、トランスジェンダーの方に会ったことがなかったり、正確な知識を持たないことからくる抵抗感が影響しているのです。

>> 分け隔てのない医療の提供

　トランスジェンダーとはどのような性のあり方なのか、どのような配慮が求められるのかについて、スタッフが学ぶことで解決できる場合も多くあり、研修の場を設けることや、対応のガイドライン・チェックリストをつくることも有効です。すべての人が安心して健診を受けるために、何が必要かを考え実践していただけたらと思います。

▷ 当事者の思いや願い

　私自身、性別適合手術前の健康診断で、受付時にさまざまな配慮（着替え場所に空いている個室の提供、自分が望む性別の方と同じフロアの案内等）をしてくださり、とても心強かった経験があります。［るる］

　まず、事前に相談ができるかどうか（例えば更衣室を個別に対応してくれたり、検診項目について相談ができたり）がわかると安心です。相談すれば個別の対応を検討してくれるケースが少なくないと思いますが、そもそも相談できるのかどうか、相談していいのかどうかが当事者にはわからず、結果として病院へ行くことをためらう場合が多い気がします。望ましい配慮としては、「更衣室を個室に（難しければ仕切りなど）」「検査着を統一」「検査のしかたを統一（男性だから上半身が裸だったりしない）」「問診のしかたや問診票の項目に配慮」をお願いしたいです。［ちびすけ］

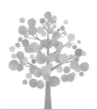

入院編

「トランスジェンダーの方が入院する際、病室はどう決めたらいいですか?」

質問者｜また、リストバンドの性別や名前はどのようにしたらいいでしょうか?

▷ 私の考え・私の実践　武田 裕子 (医師)*

ホルモン療法を行っていて、男性として生活しているトランスジェンダーの知人が、関東のある病院に緊急入院することになったときのことを話してくれました。自認する性別ではなく保険証記載の性別で多床室に割り当てられたとのこと。抗議をしたけれど聞き入れられず、その日のうちに自宅に帰ったそうです。

その後、外来での経過観察で病状は軽快したそうですが、機械的な対応が生命を左右することもあります。すでにホルモン療法を開始しているその方の状況を考えますと、病院側の対応は、本人だけでなく、同室の他の患者に対しても適切な判断といえなかったのではと想像します。

>> 入院病室の決定

一般的に、入院が必要となった場合、まず、主治医が患者に説明します。患者が同意すると、外来担当者 (看護主任や事務職員など) から、必要に応じて病棟の担当者と病床管理 (ベッドコントロール) 担当者に連絡がなされます。その後、患者やその家族が入院受付で申込書に記載して入院の手続きをするという流れになります。登録されている性別 (保険証に記載されている性別) と自認する性別が異なる

場合、主治医から外来担当者経由で病棟に連絡をする際に情報提供されることが多いと思われます。

どの医療機関でも、患者のプライバシーへの配慮は最大限になされていると思いますが、まずは患者本人の意向を丁寧に聴き取ります。そして了解を得たうえでその情報を共有し、入院に際してどのような配慮が可能かを検討してください。医療機関ごとに病室の構造も違えば、トイレやシャワー室などの利用についてもそれぞれ異なる取り決めがあるかと思います。性自認は個人の尊厳にかかわることですので、運用面でできる限り柔軟に検討しアイデアを出し合いましょう。そのうえで、どうしても対応できないことがあれば、その理由とともに説明して理解を得ましょう。患者の誰もが、なるべく周囲に負担をかけず、特別視されずに静かに入院生活を送りたいと望んでいることと思います。病室面での制約があったとしても、必要な医療がしっかりと受けられるようにサポートすることを伝えていただきたいです。

筆者は、順天堂医院 (順天堂大学医学部附属病院、1,051床) で「SOGI相談窓口」を担当しています。セカンド・オピニオン外来や難病外来などとともに、「メディカル・コンシェル

* 順天堂大学大学院 医学研究科 医学教育学

ジュ」という部門内に設置されています。本人の同意のもと、主任看護師や事務職員とともに当該診療科や病棟への連絡を行います。外来受診や入院に際して不安なく診療が受けられるように、病室やトイレ、シャワー室の利用において、どのような対応が可能かできるだけ事前に調整します。患者本人が直接相談に来られることもあれば、主治医の紹介で窓口を利用されることもあります。「SOGI相談窓口」の相談は無料で、匿名での予約も可能です。

>> 病室前の名札表記・リストバンド・病衣

名前は個人情報であり、病室の入り口に入院患者氏名を掲示する医療機関は減少傾向にあるのではないかと思います。順天堂医院にもそうした名札はありません。呼称は、患者さんのご希望に応じて通称名でお呼びするようにしています（Q03参照）。しかし、電子カルテの登録は保険証表面氏名と決まっています。したがってリストバンドや書類に記載された氏名も保険証表面氏名と同じ氏名になります。

性別の表記は、リストバンドや患者IDカード（診察券）から2023年1月に削除しました[1]。病衣については、以前はグリーンとベージュの2色でしたが、現在は1色になりました。特に男女を想起する色味ではなかったのですが、サイズなどから職員側の方で男女別の意識を持ち割り当てることがあったとのことでした。実は、3色にする案もあったのですが、病棟の保管スペースが限られることから、1色になりました。そのことで、何か特に支障をきたしたという報告はこれまでありません。

これらの取り組みは、順天堂医院のウェブサイト上に「SOGI」のページを設けてお知らせしています[1]。「LGBTQ＋フレンドリーな病院かどうかはウェブサイトを見ると何となくわかるけれど、入院したときの病衣の色までは書かれていなくて、病院を決められない」という当事者の声を聞いたからです。お話を伺って、病院の玄関のドアを開けたときから最後に病院を後にするまで、緊張と不安の連続であることを知りました。

＊

トランスジェンダーの方は、医療者側に診療経験がないことを理由に受診を断られることも少なくありません。特定の性自認が深刻な健康格差につながる状況は不公正で、努力して避ける必要があります。

通称名使用希望が切実なものであれば、呼び方だけでなく、患者の目に触れる書類等の表記も通称名にするのが望ましいと筆者は思います。診療報酬の請求など、保険証の表面の氏名（＝戸籍の氏名）が必要な公的書類がいくつもありますので容易ではないでしょうが、出力先によって使い分けられる機能を実装できないものか、電子カルテのシステムベンダーには検討していただきたいです。それこそが、真のITソリューションではと思うのです。そのことの必要性が認識されるためにも、医療者が代弁者として声を上げなくてはなりません。

不安なく受診できる環境が当たり前になって、ウェブサイトに特別な記載がなくても誰もが安心して医療を受けられる日が来るように、医療界に取り組みが広がることを切に願います。

▶ 引用・参考文献
1) 順天堂医院：順天堂医院のSOGIへの取り組み. (https://hosp.juntendo.ac.jp/about/society/sogi.html)［2024.4.26確認］

▷ 当事者の思いや願い

名前はプライバシーに配慮したところに表記してほしいです。部屋に貼り出されるのは避けてください。検査着やネームバンドの色が男女で異なっていると、たとえ「性自認に合わせて選んでいい」と言われても、そもそも男女の二分になっていること自体で「自分の存在は想定されていないんだ」と思ってしまいます。個室を選ぶ選択肢があっても、差額が大きかったり、もっと優先すべき患者さんがいるのではと思ったりすると躊躇してしまいます。例えば大部屋でパーテーションを使う、同室者と交流せずに済む部屋割にする、だれでもトイレの近くにある部屋にする、などの工夫についても相談できるとうれしいです。[そら]

病室については、原則として本人が自認している性別の病室を割り当ててほしいと感じます。また、入院中は性別に関する情報やプライバシーがどこまで守られるのかなど、常に不安がつきまといます。ネームプレートや病衣などの色分けなどに性別の区別がある場合、トランスジェンダーの人にとって、その病院は安心できない空間になってしまいます。

名前の表記については、通称名や名字のみにしたり、男女で色分けしないなどの配慮がほしいです。また、本人が希望する場合には可能な範囲で個室を準備してもらえると安心です。トランスジェンダーの人や、そうかもしれないと感じている人はもちろん、当事者以外の人も安心して入院ができるようなガイドラインがあると、入院前の不安な気持ちが少しでも軽くなると思います。[TOKI]

希望する病室や病衣が本人に選択できるようにしてほしいです。名前も通称名も含めて本人の希望する名前を表示してほしいです。ネームバンドは生年月日と患者IDでいい気がしますが、必要な場合は希望する名前と性別を記載してほしいです。[フェネック]

/ コラム /

差額ベッドのない病院と無料低額診療事業

武田 裕子（順天堂大学大学院 医学研究科 医学教育学）

　経済的な理由で受診をためらうことを受診抑制といいます。入院の際に個室を利用したいけれど差額室料の心配のために、医療機関を受診すること自体をあきらめる方がいるかもしれません。実は、医療機関のなかでも全日本民連の病院は、「無差別・平等の医療」を掲げ、差額ベッドを設けていません[1]。また、近年、LGBTQ＋の取り組みも先進的に進めています[2]。経済的に困窮している患者さんには、無料定低額診療事業として保険診療における自己負担を減免する方針を取っています。この無料低額診療事業は、社会福祉法に基づいて実施されています。経済的理由で必要な医療を受ける機会を制限されることのないよう、無料または低額な料金で診療を行う事業のことです。

　性的マイノリティを対象とした調査[3]では、シス・ヘテロのSOGIを有する人と比べて就業率が低く、非正規雇用率が高いことが報告されています。無料低額診療事業は全日本民医連に加盟している医療機関以外に、恩賜財団済生会をはじめ全国の社会福祉法人の医療機

関で行われています。経済的な心配がある方にはぜひ知っていただきたい制度です。

▶ 引用・参考文献

1) 全日本民医連：差額ベッドのない病院、今注目、「こんな病院があったのね！」差額とるより患者とともに医療改善の運動を, みんいれん半世紀, 20, 2004. (https://www.min-iren.gr.jp/?p=3223)［2024.3.31 確認］
2) 全日本民医連：SOGIから考える無差別・平等の医療と福祉－私たちに何ができるのか SOGI座談会, 民医連新聞, 2023年10月3日 (https://www.min-iren.gr.jp/?p=48646)［2024.3.31 確認］
3) 認定NPO法人虹色ダイバーシティ, 国際基督教大学ジェンダー研究センター：niji VOICE 2020 ～ LGBTも働きやすい職場づくり、生きやすい社会づくりのための「声」集め, 2020. (https://nijibridge.jp/wp-content/uploads/2020/12/nijiVOICE2020.pdf)［2024.3.31 確認］

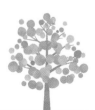

在宅医療・訪問診療編

「在宅医療の利用者から性別違和の相談を受けました。同居家族には話したくないようです」

▷ 私の考え・私の実践

中西 純（理学療法士）*

>> 本人の意思を尊重

在宅医療は0～100歳以上までの幅広い年齢層や、先天性疾患・難病・がん・脳卒中・精神疾患など多岐にわたる疾患を持つ対象者の生活を支えています。そのため、現場では多様な疾患と性的マイノリティを併せ持つ複合的マイノリティに対し、適切に配慮することが求められます。

対象者の病態・病期・ケア内容にもよりますが、対象者と性別違和について詳しく話をする時間を持てるならば、どうして家族に話したくないのか、今後どのように過ごしたいのかを一緒に考えていくのがよいでしょう。ただし、セクシュアリティに関する話は本人にとって非常に侵襲性が高い可能性があることを理解しておく必要があります。治療やケアに関わることであれば、対象者本人の意思を尊重して性別違和の話を傾聴し、受けたいと思っているケアについて話し合いを重ねることが重要です。

LGBTQ＋当事者は、支援者に話す前に何度も差別や偏見を経験していることがほとんどで、家族からも同じような目を向けられるのではないかと恐れている場合が少なくありません。対象者の言動や素振りからそうした危惧を察したときは、情報の取り扱いに留意しましょう。

特に、在宅医療では対象者本人だけでなく家族の意向も支援の内容や方向性に大きく関与してきます。もちろん、対象者本人の意向を主体としたケアや意思決定がなされることが理想ですが、現実的に難しい場面に遭遇する場合もあるでしょう。その際には、本人の性別違和に対する医療的ケアの実施度合と家族との関係性を確認するようにしましょう。例えば対象者の中には家族と長く同居しておらず、ホルモン療法を始めた後に病気になって同居を再開したという方や、もともと同居していてこれからホルモン療法を開始したいという方などさまざまです。

また、適切な相談先を紹介することも重要です。電話で相談できるところもあり、自宅から外に出ることが難しい対象者には有効な支援となります。

>> 多職種連携で支える

対象者の年齢や疾患にもよりますが、介入するサービス提供者は介護職や訪問看護師、訪問リハビリ、訪問診療の医師、訪問薬剤師、介護支援専門員（ケアマネジャー）、訪問入浴、通所介護など多職種にわたります。同じサービス提供者同士の情報共有だけでなく、多職種連携でも性別違和に関する情報の取り扱いには気をつける必要があります。

対象者が医療者に性別違和の相談をする理由はさまざまです。支援者はまず相談を受けた理由・目的についてアセスメントを行いましょう。

＊ウィル訪問看護ステーション江戸川／にじいろリハネット

主なものは以下の２つに分けられます。

① 信頼しているからこそ聞いてほしい
② 必要な医療的ケアを行ってほしい

①の場合は、安易に他サービスや他職種に情報共有をせず、話してくれたことに感謝の意を述べたうえで傾聴しましょう。話を聴く中で、サービス提供時の情報として必要であると判断したならば、自分以外と情報共有をする必要性と情報共有を行うサービス・職種を説明し、本人と話し合いのうえで実施することが望ましいでしょう。

②の場合は、多職種や家族への情報の共有が必要になってくるかもしれません。例えば継続的なホルモン療法を望む場合には、連携している訪問診療の医師や訪問薬剤師、介護支援専門員などへの情報共有が必要です。また、対象者本人がホルモン療法によって日々身体的な部分が変化していくことを踏まえ、家族に対するカミングアウトの相談にも乗る必要があります。どうしても本人がカミングアウトを拒んだ場合には、診療の過程で家族に知られてしまうリスクがあることを対象者に伝える必要があるでしょう。

家族にカミングアウトせずに看護師がホルモン注射を実施する場合は、陰部洗浄や清拭などで一次的に家族に別室へ移動してもらう際に合わせて行うことも可能です。ただし、注射針やアンプルなど医療用廃棄物の適正な処理が必要なため、本人と細部まで相談することが望ましいでしょう。

また、訪問入浴やヘルパーの介護、看護師による陰部洗浄や清拭、リハビリテーションによる身体への接触を特定の性別のスタッフに限定したいと望む場合には情報共有が必要となります。さらに、急性増悪やレスパイト目的での入院や施設入所などもあります。こうした場合に備え、対象者と病院や施設のスタッフに性別違和に関する情報を共有するか否かなどを事前に話し合っておく必要があります。

>> 在宅における終末期の支援

2022年現在、日本人の死因は悪性新生物（悪性腫瘍）つまりがんが最も多く約25％にのぼります[2]。性的マイノリティは性的マジョリティと比べて社会文化的背景によりがんに罹患しやすいだけでなく、病態が悪化し終末期になってからの受診となるケースもあると報告されています[3]。

本人の意思が尊重されることが大前提ではありますが、在宅ケアスタッフがLGBTQ＋に関する正しい知識と認識を持ち、対象者が在宅スタッフに対してカミングアウトしていると、対象者側の安心が大きいという研究結果もあります[4]。そのため、在宅スタッフは対象者がいつでもカミングアウトできるような姿勢で看護やケアなどに望む必要があります。

家族間の関係性に医療者は大きく踏み込むことはできませんが、必要に応じてケア内容に関する話し合いの場を設けることが求められます。特に難病やがんで心身機能が低下していくことが明らかな疾患や終末期においては、本人と家族が望む本人らしい最期を迎えられるよう支援していくことも必要です。

アドバンス・ケア・プランニング（ACP）の一環として、本人の性のあり方を尊重することは大切だと思います。家族に知らせない、カミングアウトしないという選択も本人らしい生き方の一つであり、何が正解と決めつけず本人らしく最期まで生きられるように支援することが重要です。セクシュアリティをネガティブな要素とするのではなく、本人らしさを形成する一要素として捉えなおしていくことが肝要でしょう。

▶ 引用・参考文献

1) 厚生労働省：令和４年人口動態統計月報年計(概数)の概況, 2022.
2) Kamen, C.S., et al.："Treat Us with Dignity": A Qualitative Study of the Experiences and Recommendations of Lesbian, Gay, Bisexual, Transgender, and Queer (lgbtq) Patients with Cancer,Support Care Cancer, 27(7), 2525-2532, 2019.
3) Raymond, S., et al.：Older lesbian, gay, bisexual, transgender, queer and intersex peoples' experiences and perceptions of receiving home care services in the community: A systematic review,StudInternational Journal of Nursing Studies, 118(103907), 1-11, 2021.

▷ 当事者の思いや願い

私が同居家族に話したのは、ジェンダークリニック受診後１年近く経過してからのことでした。人や環境によって家族への話のしやすさにはばらつきがあるため、家族に話すことの強制は避けてほしいです。私は周囲に相談できる人がほとんどいない中で勇気を出して病院に行ったため、病院の方には相談を受け止めてくれる場所として、丁寧に話を聞いて一緒に方向性を考えてもらえると心強いです。［るる］

当事者にとって、セクシュアリティに関することを知られたくない相手や内容は人それぞれです。またそのような「知らせたくない」「隠したい」という望みが、他者へのわがままや迷惑となることへの懸念から、お願いをしにくいという気持ちもあります。そんなときには、どのような対応がよいか相手の方から聞いてもらえるとありがたいです。［ちびすけ］

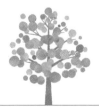

在宅医療・訪問診療編

「同性パートナーと思われる人と同居する患者さんには、関係性を確認すべきでしょうか?」

▷ 私の考え・私の実践

藤井 ひろみ（看護師・助産師）*

>> **情報収集を行う前に知っておきたいこと**

　一般診療や看護では、全人的医療を提供するために、病歴とともに患者の生活社会歴や心理社会的要因を確認することが推奨されており、家族に関しての確認もよく行われます。よりよい支援のためには、患者を支える親密な関係性について情報収集を行う際に、家族の多様化を理解しておく必要があります。

　現代の日本では、単身世帯が多数です。また、婚姻しているカップルのすべてが子どもを欲しているというわけではなく、願っても得られなかったという場合も少なくありません。「ふつう」や「標準家族」を、婚姻した夫婦とその子どもからなる家族と捉えることは現実に即していません。医療者がそうした前提に基づいて話を進めることで、患者やその家族に排除されているような思いを抱かせる可能性があり、注意が必要です。また、ジェンダーを限定する「彼」「彼女」という代名詞や、旧家族制度を暗喩した「奥様」「ご主人」などの用語は、性別二元論やジェンダー規範に基づく家族観の表れともいえ、個人の名前を用いたり、「お連れ合い」や「配偶者の方」「パートナー」などに言い換えたりすることが望まれます。

　さらに、患者が答えたくない質問をする場合、それを問う理由の説明もなく質問し続けることも適切とは言えません。患者の背景について尋ねるという行為は、患者中心の医療の中で必要とされていますが、医療者はそれを流れ作業的に行ってはいけません。

　医学的にあるいは健康支援のうえでなぜそれを問う必要があるのかをしっかり自分の頭で考え、患者にもわかるようやさしく説明できることが重要です。

　この質問のような問いを持たれた方は、なぜ自身が「同性パートナーと思われる人と同居している」と考えたのか振り返ってみましょう。患者とそのパートナーに直接会ったのか、患者との会話から得た情報なのか、何らかの情報をもとにそう考えたのであれば、よりよい支援のどの部分にその情報が関連するのかを整理し、あなたの考える支援内容を説明するようにしましょう。患者に事実確認するのではなく、医療者の支援と患者の背景を知ることがどのように重要なのかを説明することこそが、関わりの要点です。

>> **カミングアウトはプライドのある公言**

　残念ながら日本でも世界でも、「同性パートナーと思われる人と同居」していて、何らかの差別や偏見を全く経験していない人はおそらくいないでしょう。特に自身が健康を害しているとき、患者はこれまで経験してきた差別や偏見を再体験することをできるだけ避けながら健康（well-being）になりたいと願っています。

　医療機関には多くのスタッフがいて、患者

＊ 大手前大学 国際看護学部

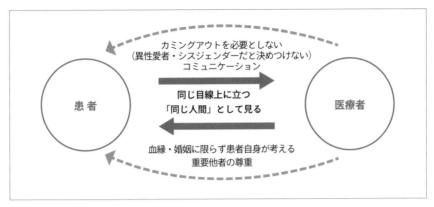

図　患者が安心できる医療者との関係

には誰がLGBTQ＋フレンドリー（アライ）である医療者かわかりません。このような状態で患者が安心でいられるのは、カミングアウト（二人の関係性について確認されて答える）よりも、カミングアウトする必要がないほどに自分やパートナー（かも知れない人）に対して患者が望んだとおりに医療者が対応してくれていると患者が感じる場合です。

カミングアウトは本来、自らの性的指向・性自認などについてプライドを持って他者に公言する行為です。しかし現実には、他者からの自身への見なしや仮定が誤っているためにそれを正したい、本当の自身の状態を伝えたい、あるいは伝えなければ自身の大きな不利益（医療機関の場合では健康障害）につながりかねないと考え不安になった場合に行われることがほとんどだと思います。

>> 患者と医療者が同じ目線に立つ（図）

筆者の実施した調査では、患者が安楽であった医療者との関わりにおいて重要だとされたことは以下の2点でした。

①同性パートナーを含め患者が指定する重要他者を尊重すること
②患者が（医療者の思い込みを訂正するための）

カミングアウトをしなくてすむようなコミュニケーションスキルを発揮すること

そして、そうした関わりの結果、「患者と医療者が同じ目線に立っていると感じられる」ようになっていました。

偏見や差別にさらされてきた少数者である患者に対して、多数者側に属する医療者自身が同じ人間としてみていないように感じられることが問題だと考えられがちですが、それはむしろ表層です。真の困難はその奥にある差別的取り扱いの歴史によって、性的マイノリティ自身が医療者のことを同じ人間としてみることができない、ということにあります。これが孤独と痛み（spiritual pain）の根源と言えます。

患者と医療者が同じ人間として対話するという人間的営みが医療の中にあることの重要性は、特に性的マイノリティの立場にある患者の看護や医療において強調すべき点でしょう。

▶引用・参考文献

1）藤井ひろみ：レズビアンヘルスと看護研究─レズビアン・バイセクシュアル女性が安心して受けられる医療・健康支援とは─,晃洋出版, 2020.

▷ 当事者の思いや願い

カミングアウトに慣れていない当事者もいるため、本人の意向に沿わない確認は避けることが望ましいです。確認することで支援が充実できる場合は「血縁の家族に限らず、一緒に暮らしている人も含めてトータルでサポートできることを考えたいのですが、現在はどのような状況でしょうか」と、カミングアウトが不要となる選択肢を残す聞き方だと安心できます。［玉ねぎ］

治療を受ける中で、患者側が話したいと思ったときに話せるような姿勢で対応してもらいたいです。関係性を伝えたいと思うかどうかは各自違いがありますし、負担になる場合もあります。私は受ける医療の範囲によって必要と思う場合には関係性を伝えますが、そうでなければ言及しません。伝えるかどうかは都度考えています。想像から決めつけて確認するのではなく、患者側から話があった場合には相談に乗ったり、対応についての希望などを聞いてもらえると嬉しいです。もし確認を求める場合は必要性を説明し「お伺いしてもいいですか？」と同意を得る聞き方だと判断がしやすいでしょう。また、「ほかに何か気になることや伝えておきたいことはありますか」などオープンな質問をしもらえると相談しやすいです。［さく］

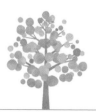

診療科編

「婦人科の診療で特に気をつけることは?」

▷ 私の考え・私の実践　　　　池袋 真（医師）*

>> **受診に抵抗を感じる理由**

　病院受診に抵抗を感じるトランスジェンダーの人は多いと言われています（**Q11参照**）。その理由として主に以下のようなことが挙げられます。

①医療者がトランスジェンダー患者に対応したことがない可能性があり、自らの説明に時間を要するため
②保険証に記載されている戸籍の性別を確認されることへの不安
③外来で名前を呼ばれたときに周囲の目が気になるため
④アウティングへの不安（**Q04参照**）
⑤入院となった場合の部屋やトイレに関する不安

　このほかにも理由は多々あります。ジェンダー・セクシュアリティに関する質問をする際は、**"なぜその質問をする必要があるのか"**を伝えると患者は安心します。そして必ず「医療従事者の誰にどこまで共有するか」を明確にし、「周囲にアウティングはしない」ことを伝えください。特に地方の病院では、自分のジェンダー・セクシュアリティを伝えたことでその地域全体にこの情報が広まるのではないかと不安を抱く人もいるため注意が必要です（**Q21参照**）。

>> **医療面接について**

　トランス男性が婦人科を受診する理由には、不正出血や外陰部のかゆみ・おりものの異常が多くみられるため、それを例として解説します。

1.不正出血
①テストステロン療法の有無を確認する

　テストステロン療法中の不正出血は、原因がわからない場合があります[1]。テストステロン療法不足に伴う不正出血の場合には、テストステロン量・間隔の調整を行う必要があります。持続する不正出血の場合には子宮頸がんや子宮体がんなどの精査を検討する必要もあり、婦人科診察（内診・超音波検査・がん検診）の実施を推奨しています。しかしながら、患者の中には婦人科のがん検診を受けることに強い抵抗がある人もいるため、子宮があるトランス男性の子宮頸がん検診率は非常に低いと言われています[2]。なお、テストステロン療法により腟萎縮がある場合、疼痛で十分な診察ができず、子宮頸がん検体採取が困難なケースがあります。その場合には自己採取でのHPV（ヒトパピローマウイルス）検査が勧められており、その結果から子宮頸がんリスクを判断します[3]。

②妊娠の可能性を確認する

　腹痛精査の項（**Case 01参照**）でも説明しておりますが、性的指向はさまざまなため、子宮・卵巣があるトランス男性には不正出血の際、妊娠の可能性を尋ねましょう。

＊ 女性医療クリニックLUNA トランスジェンダー外来 / パーソナルヘルスクリニック ジェンダー外来

③性別適合手術（子宮卵巣摘出術）について確認する

性別適合手術を行っていない場合は、診察で出血部位を確認します。一般婦人科診察と同様に、器質性子宮出血（子宮内膜ポリープ、子宮腺筋症、子宮筋腫、悪性腫瘍、内膜増殖症）もしくは非器質性子宮出血（凝固異常、排卵障害、子宮内膜機能異常、医原性など）を原因として考えます[4]。

なお、医療面接・身体診察を進める際、性別適合手術を行わない理由は人それぞれ異なることに留意する必要があります。必ずしも性別適合手術を希望するわけではありませんし、手術を希望していても行えない理由がある人もいます。また、「性別適合手術をしていない＝今後妊娠・出産の希望がある」わけではありません。海外ではトランス男性の妊娠・出産の報告も増えていますが、妊娠希望の有無や子どもを育てるかどうかの意思は一人ひとり異なります。

性別適合手術後の場合は、術後早期では腟断端部からの出血を考えて診察を行います。術後合併症として腟断端部の離開・感染・血腫などあり、性別適合手術を行った場合には術中・術後の経過を詳細に聞く必要があります。

④腟内性交渉の有無を確認する

婦人科で子宮・卵巣を診る際に経腟超音波検査を行いますが、今までに腟内性交渉がない人でこの検査を行うと大変な痛みを伴います。その場合は事前に本人に説明・同意を得たうえで経腹／経肛門超音波検査を選択し、子宮・卵巣の評価を行ってください。

不正出血は必ずしも腟だけでなく尿道や肛門からの出血も考えられるため、痔核や膀胱炎などの消化器・泌尿器科疾患の可能性も考慮した診察を行いましょう。「患者が恥ずかしいと思うから、診察時間は短くしよう」では

なく、診断・治療に必要である場合にはその旨を説明したうえで、視診・内診・超音波検査も省かずに行ってください。

2. 外陰部のかゆみ・おりものの異常
・性交渉（腟・肛門・口腔内）の有無を確認する

テストステロン療法に伴う、おりもの量の減少や腟萎縮、細菌性腟炎や性感染症（STI）が原因で外陰部のかゆみやおりものに異常がみられることがあります。問診票に「性交渉の経験なし」と記載していても「肛門性交渉や口を使った性交渉（オーラルセックス）はありますか？」と尋ねると「あります」と回答される場合があるため、その際はSTI検査を行いましょう。

本人に診察の同意を得て、シス女性のおりものの異常と同様の検査（腟培養検査、STI検査：淋菌・クラミジア検査など）を行い精査しましょう。内診への恐怖や疼痛があり、腟内検査が困難な場合には、トイレなどで患者自身に自己採取してもらう、もしくは尿（培養・淋菌・クラミジア）で検査をしましょう。

治療として腟錠を処方しても、腟内が狭く疼痛があり腟錠を使用できない患者が多いため、カンジダや細菌性腟炎治療の場合には、内服薬・塗り薬を処方するほうがよいと考えます。さらに外陰部のかゆみがありすべて検査が陰性の場合は、テストステロン療法に伴う乾燥がかゆみの原因の場合があります。その際には外陰部の保湿薬を処方するとよいと思います。

>> ジェンダー・セクシュアリティを決めつけない

「あなたはトランス男性ですか？」と尋ねるのではなく、ジェンダーやセクシュアリティについて質問する際には、「あなた自身の言葉で、あなたのジェンダー・セクシュアリティを教えてください」と、オープンクエスチョ

ンで尋ねてみてください。また、答えたくない質問もある可能性があります。「回答に困ったり、回答することでつらくなる質問には答えなくても問題ありません」と一言添えると、面接がスムーズに進む可能性があります。

相手のジェンダー・セクシュアリティを尊重し話を聴き、診療に必要な質問は尋ねる理由をきちんと話すこと、そして患者が答えたくない場合は回答を強制せずに聴き取りを進めていくとよいでしょう。必ずしもカミングアウトは必須ではないことをご理解ください。

筆者が面接の際に気をつけていることとしては、まずミスジェンダリング●1をしないこと、身体に触れる前に、触れていいかどうかを尋ねるなどです。

>> レズビアン・バイセクシュアルのシス女性における婦人科診察について

1. 問診票・医療面接

婦人科外来でレズビアン・バイセクシュアルのシス女性とお話すると、問診票や医師からの質問に対して、多くのことで悩まれているように感じます。医師との会話で言えば、例えば以下のようなことです。

医師：子どもの希望はありますか？
患者：「私の」妊娠予定はありません（私もパートナーも子どもの希望はあるけど、シス女性のパートナーが妊娠する予定なんだよな……）
医師：ご結婚していますか？ キーパーソンは？
患者：未婚です。キーパーソンは実父です（日本は同性婚ができないから結婚できない。女性のパートナーとパートナーシップは結んだが話していいものか……キーパーソンを女性のパートナーと言ったら、医師は驚くだろうか……）

婦人科外来の問診票の中には、結婚や挙児（子ども）希望有無について記載する箇所があります。「婦人科患者のパートナーがシス男性とは限らない」ことを考えて診療を行ってくれたら、もっと医師との会話がスムーズになるのに、と思う患者も多いのです。目の前にいる患者がすべてヘテロセクシュアル（異性愛者）であるとは限りません。それを踏まえたオープンクエスチョンでの医療面接がよいかと思います。

「性交渉の経験がありますか？」の問診にも、「パートナーとのオーラルセックスはあるけれど、腟内性交渉の経験がない場合は、"なし"になるのだろうか……」と戸惑われることがあります。性交渉有無の問診の意図は、経腟超音波検査を行ってもよいか、STIリスクはないかを尋ねることです。

子宮卵巣を確認する手段として、腟内性交渉ありの場合は経腟超音波検査を行います。一方で腟内性交渉なしの場合には、経腟超音波検査は痛みが伴うことがあるので、経腹/経肛門超音波検査を行います。STIは腟内/肛門/口を使った性交渉（オーラルセックス）のどの性交渉方法でも罹患します。

性交渉の有無について、問診で正確な答えを得るのは非常に難しいのです。回答欄が空欄だったり、悩まれていることがわかった場合には、この質問の意図を患者に伝えてください。質問の意図がわかれば、患者は回答しやすくなるかと思います。

2. 精子提供による妊娠について

海外では、精子提供による妊娠・出産が増えています。しかしながら日本において精子提供による妊活は、なかなか難しい現状があります。日本では同性婚が認められていないため、レズビアンカップルは婚姻関係を結べません。そのため妊活問題は非常に深刻です。海外の精子バンクを利用する人、家族・友人・

インターネットからの精子提供により、自宅にてシリンジ法で妊活を行う人もいます。

近年、精子提供に伴うトラブルが増加しています。精子提供を受ける前に、必ず精子提供者の直近の精液検査・STI検査結果を確認してください。無（乏）精子症の人から精子提供を受けていた人、精子提供者がSTIに罹患しており、自分も感染したという事例も過去にありました。

妊娠したとしても「レズビアンカップルの第三者からの精子提供については法的整備がされていない」ことを理由に分娩施設から断られた人もいました。しかし、令和5年12月に、厚生労働省およびこども家庭庁から、「分娩や妊婦健診の受入れについて」という通達が出されています[5]。この中で、「第三者からの精子提供を利用して妊娠した女性カップルや未婚女性が、医療機関において分娩や妊婦健診等を拒否される事案が生じているとの情報が寄せられている」という状況に懸念が表明され、「医師法第19条第1項において、『診療に従事する医師は、診察治療の求めがあった場合には、正当な事由がなければ、これを拒んではならない』と 定めていますが、妊娠の成立過程それ自体は、妊婦の診察治療の求めを拒む正当な事由とはならないものです」と、レズビアンカップルの分娩施設の拒否は医師法に違反すると警告を出しました。

患者から診察希望があった場合には、正当な理由がない限り、医師は診察を拒否することはできません。そして、ジェンダー・セクシュアリティは診療を拒否する正当な理由にはなり得ません。

問診は医療を行ううえで必要不可欠であり、患者背景を知らずにベストな医療は行えません。資料03（p.112）に、婦人科問診票における質問項目の文章で、工夫できることをお示しします。ご活用いただけると幸いです。

家族・パートナーのことなども含めて、腹を割って話せる医師がいること、それだけでリラックスができ、気持ちが楽になります。どんなジェンダー・セクシュアリティの人にとっても、開かれた婦人科外来であること、これは非常に重要な今後の課題と考えます。

▶ 引用・参考文献

1) Grimstad, F., Kremen, J., Charlton, B.M., et al. : Breakthrough Bleeding in Transgender and Gender Diverse Adolescents and Young Adults on Long-Term Testosterone. J Pediatr Adolesc Gynecol, 34(5), 706-716, 2021.

2) Semlyen, J., Kunasegaran, K. : Understanding barriers to cervical screening uptake in trans men: an exploratory qualitative analysis. Lancet, 388, S104, 2016.

3) Reisner, S., Deutsch, M.B., Peitzmeier, S.M., et al. : Test performance and acceptability of self- versus provider-collected swabs for high-risk HPV DNA testing in female-to-male trans masculine patients. PLoS One, 13(3), e0190172, 2018.

4) 日本産科婦人科学会, 日本産婦人科学会 編：器質性疾患のない慢性の異常子宮出血(過多月経を含む)に対する 薬物療法は? 他 (CQ306-308), 産婦人科診療ガイドライン―婦人科外来編, 108-113, 2020.

5) 子ども家庭庁生育局母子保健課, 厚生労働省医政局地域医療計画課, 厚生労働省医政局医事課：分娩や妊婦健診等の受入れについて, 令和5年12月18日.

▷ 当事者の思いや願い

非配偶者間の人工授精で女性カップルが授かった命であっても、分娩拒否をしないでほしいです。どの命も大切な命で優劣はないと思います。私自身が困った出来事としては、産婦人科でAMHの値を検査する際に「夫の氏名、住所、連絡先を記載しないと受診できない」と伝えられ、受診することに困難が生じました。その病院は地域の中核病院でしたが、女性カップルによる出産が想定されていない様子だったため、伝えると受診できないのではないかという恐れから、カミングアウトできず適切な診療にアクセスできませんでした。

　一方で嬉しかったことは、出産した病院で他の妊婦さんと合同で出産前講座に出席する際に、「この講座では旦那さまにも自己紹介してもらいますが、パートナーさんにも参加者の前で自己紹介してもらって問題ないですか?」と、個人的に確認してもらえました。パートナーはカミングアウトせず暮らしているので、そのような細やかな配慮がとてもありがたかったです。[あき]

性別移行が進んでいるトランス男性を受け入れる時間帯(女性の受診者と異なるタイミング)をつくってもらえると、医療機関にアクセスしやすくなります。また、何のために聞かれているかわからない質問が多く回答に困ったり、抵抗を感じて正しく回答できないケースが多くあります。例えば「性行為をしたことがあるか?」と言われても、相手は男性なのか女性なのか、腟を使ったものか、それ以外も含むのかがわからないなどです。[フェネック]

▷ ことば

● 1　ミスジェンダリング
　本人が自認する性と異なる表現を使って相手と接すること。例えば"女性 (she/her)"自認の人に対して"彼 (he/him)"と呼ぶことは、ミスジェンダリングであり、差別の一つである。

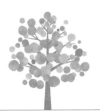

婦人科問診票：質問項目の文章で工夫できること　　　（資料03）

● **妊娠、授乳について尋ねたい場合**

> 女性の方に質問します。
> 妊娠の可能性がありますか？
> 授乳をしていますか？
> はい・いいえ

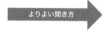

> 妊娠の可能性がありますか？
> 授乳していますか？
> 注）テストステロン療法をしていても、子宮・卵巣
> があるトランス男性は、妊娠の可能性があります。
> はい・いいえ

解説 トランス男性の中には子宮・卵巣がある方もいますが、「女性」への質問に答えることに躊躇する可能性があります。

● **経腟エコーを行うために性交渉歴について尋ねたい場合**

> 性交渉をしたことがありますか？
> はい・いいえ

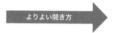

> 腟内にプローブを入れる検査（イラスト参照）を行うことに不安はありますか？
> はい・いいえ

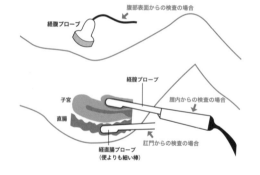

腹部表面からの検査の場合
経腹プローブ
経腟プローブ
子宮
直腸
腟内からの検査の場合
経直腸プローブ
（便よりも細い棒）
肛門からの検査の場合

「はい」と答えた方へ

腟内から検査を行うのが難しい場合には、肛門からプローブを入れる検査、または腹部エコー検査を行うことができます。肛門からもしくは腹部からの検査を希望されますか？

希望する・希望しない・相談したい

解説 「性交渉」の中に自身の性交渉が含まれるのかどうかわからず、どう答えたらいいのか困る方も少なくありません。

● **妊娠を鑑別に考える必要があるか知るために性交渉歴について尋ねたい場合**

> 性交渉をしたことがありますか？
> はい・いいえ

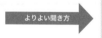

> 妊娠の可能性がある性交渉をしたことがありますか？
> 注）低用量経口避妊薬（ピル）内服、コンドームを使用している場合にも
> 妊娠の可能性があります。
> はい・いいえ

解説 「性交渉」の中に自身の性交渉が含まれるのかどうかわからず、どう答えたらいいのか困る方も少なくありません。また、低用量経口避妊薬（ピル）内服やコンドームを使用している場合、妊娠の可能性はないと考える人もいますが、ピルの内服方法、コンドームの使用方法によっては妊娠の可能性がゼロとはいえないので注意が必要です。

診療科編

「泌尿器科の診療で特に気をつけることは?」

▷私の考え・私の実践

土岐 紗理(医師)*

泌尿器科医が日常的に診察する疾患には、性感染症をはじめとして正確なリスク評価のためにSOGIの把握が不可欠なものがあります。すべての患者で詳細な病歴を聴取する必要はないかもしれませんが、泌尿器科医が診療を行う際に特に気をつけたいことを以下にまとめます。

>> MSM、WSWの患者の診察で気をつけること

Men who have sex with men (MSM)、Women who have sex with women (WSW) の患者を診察する際には、どのような性行為を行っているかを具体的に把握することが大切です。

例えば性感染症の医療面接では、性行為を行う相手の性別や人数、コンドームの使用状況に加え、腟やアナルへの挿入があるか、オーラルセックスを行うかなど具体的に質問することで、咽頭や直腸への感染の可能性についても把握できます。その際、確認項目から想定される疾患について具体的に伝えることで、患者にも正確に回答する必要性が伝わりやすくなります。

性行為の有無について聞く場合も、「妊娠の可能性のある性行為」など、質問の意図を明確にしましょう。LGBTQ当事者の中には、「パートナーや性行為を行う相手の性別を異性前提で話され、相談がしづらくなった」という方もいるため、日頃から「彼女・彼氏」ではなく「パートナー」など、性別を限定しない呼称を用いるように心がけるようにしましょう。

1. MSMの患者について知っておきたいこと

①性感染症

男性同士では避妊が不要なことから、コンドームの着用率が低く、結果としてMSMは性感染症に罹患するリスクが高くなります。CDCのガイドラインでは、淋菌、クラミジア、梅毒、HIVについては定期的な(性的に活発な人では3〜6カ月ごとの)スクリーニングが推奨されています。加えて淋菌・クラミジアの咽頭感染、直腸感染では無症候のことが多いため、オーラルセックス、アナルセックスを行っている場合には、症状がなくとも咽頭スワブもしくは、うがい液、直腸ぬぐい液(保険適応外)の提出が検討されます[1]。

②性機能障害

MSMは、異性愛者の男性に比べてED (erectile dysfunction:勃起障害) の罹患率が高いと言われており、これは喫煙率、抗うつ薬の内服率の高さや、アナルセックスと腟性交で求められる勃起硬度の違いなどが考えられます[2]。また、前立腺がんの治療が性機能に及ぼす影響について、勃起障害に加え、アナルセックスを行う場合には前立腺からの快楽刺激の喪失や肛門周囲痛を苦痛に感じるという報告があります[3]。

2. WSWの患者について知っておきたいこと

①性感染症

女性だけと性行為を行う女性でも、性感染症のリスクはあります。特にHPV、ヘルペス、

* 亀田総合病院 泌尿器科

トリコモナスは女性間で感染することが知られており、淋菌、クラミジア、梅毒、HIVについても感染する可能性が否定できないためスクリーニングが検討されます[1,4]。また、レズビアンを自認する女性の中には、さまざまな理由から男性と性的関係を持つ人や持った経験がある人がいることも覚えておいてください。

>> トランスジェンダーの患者の診察で気をつけること

LGBTQ＋当事者の方の中には、「泌尿器科でどのような診察をするのかわからず、受診をためらう」という人がいます。泌尿器科外来では、外性器の診察やエコー検査、膀胱鏡など、特にトランスジェンダーの患者に強い抵抗感を抱かせる検査があります。プライバシー保護には特段の配慮を行ったうえで、想定される検査項目を事前に伝えるなどして、できる限り診察のストレスを軽減する工夫が望まれます。また、患者の希望がある場合には、腟や肛門分泌物の採取を患者本人が行えるようにしてもいいでしょう[5]。

実はトランスジェンダーの患者の中にも、手術を受けていない人が多くいます。手術を受けていている人でも、術式や手術の項目により残存臓器が異なります。以下に診察のポイントと、ごく簡単ですが手術の紹介を記します。

1. トランス女性の患者について知っておきたいこと
①前立腺がん

性別適合手術後も前立腺は残ります。頻度は高くありませんが、ホルモン治療中や性別適合手術後に前立腺がんが診断された報告があり、シスジェンダー男性よりも進行してから発見される割合が高いです。これは、去勢抵抗性前立腺がんとして見つかることが多いこと、男性の生殖器官である前立腺疾患の検診を受けることへの心理的な障壁があるこ

と、患者本人が術後も前立腺が残存している事実を把握していないことなどが原因と考えられます。

トランス女性のPSAスクリーニング検査[●1]については、未だ世界的に必要性が検討されている段階で、カットオフ値（がんの疑いで精密検査が必要と判断される基準値）についてもコンセンサスは得られていません[6]。

②トランス女性の性別適合手術

陰茎切断術、精巣摘出術に加えて、外陰部の見た目を女性に近づける外陰部女性化術が基本手術です。患者が腟腔形成術（造腟術）も希望する場合には、直腸と前立腺の間に、陰嚢やS状結腸を用いて腟腔を形成します。

2. トランス男性の患者について知っておきたいこと

腟が残っている場合には子宮頸がんのリスクがありますが、婦人科受診の心理的障壁が非常に高く、スクリーニング未受診の人が多いです。また、男性と性行為を行うトランス男性については、ホルモン治療中の妊娠の報告もあります。

①トランス男性の性別適合手術

乳房切除術、子宮（卵巣）摘出術、陰核陰茎（ミニペニス）形成術、尿道延長術、陰茎形成術等が行われます。尿道延長術は陰茎形成術を前提として行われるものですが、実際には陰茎形成術まで希望するトランス男性は多くありません。

②陰核陰茎形成術

長期のテストステロン製剤投与により肥大化したクリトリスを使用して、男性様の外陰部形成を行うもので、立位排尿が可能となり、性感も保存されますが、陰茎長は短く挿入を伴う性交渉には適しません。

③陰茎形成術

　陰茎長や太さといった外観がよりシスジェンダー男性の陰茎に近く、挿入を伴う性交渉も可能となります。皮弁の知覚神経と陰核背神経を吻合することで、術後約半年で触覚のみならず、性的知覚を獲得できます。海外ではプロテーゼ挿入により、陰茎強度の補強を行うことがあります。

　泌尿器科的合併症としては、尿道瘻が34.1%、尿道狭窄が25.4%と比較的高頻度でみられます[7]。狭窄部位は吻合部が最多ですが、皮弁の栄養血管から遠い尿道口では皮弁壊死による狭窄のリスクがあります。対応としては、軟性膀胱鏡や尿路造影にて評価を行い、高度の狭窄がある場合には膀胱瘻造設も検討されます。内尿道切開術は再狭窄のリスクが高く、海外では口腔内の粘膜を用いた尿道再建術が行われています。特に海外で手術を受けた後にフォローアップが行われず、重篤な合併症を抱えるケースがあります。

＊

　目の前の患者が誰とどのような行為を行っているのかは、見た目からはわかりません。診察を重ね、信頼関係ができて初めて自らの背景を明らかにする方もいますから、あらゆる患者に対して性の多様性を念頭に診察に臨んでいただきたいと思います。

　今回はSOGIというフレームから考えましたが、そもそも診断治療にとって大切なのは、性的指向や性自認について明らかにすること自体ではなく、その患者の生活環境や行動に伴うリスクを正確に把握することです。LGBTQ＋についてのステレオタイプのイメージに囚われると、ゲイ男性＝アナルセックスというような短絡的な思考に陥ってしまいがちですが、LGBTQ＋に限らずそもそも性行為のあり方は人により千差万別です。医療者個人の経験や尺度で測ろうとせず、どっしりと構えて患者から学んでいきましょう。

▶ 引用・参考文献

1) CDC : Sexually Transmitted Infections Treatment Guidelines, 2021. Detection of STIs in Special Populations, 2021. (https://www.cdc.gov/std/treatment-guidelines/specialpops.htm)［2023.10.19確認］

2) Cheng, P.J. : Sexual Dysfunction in Men Who Have Sex With Men. Sexual Medicine Reviews, 10(1), 130-141, 2022.

3) McInnis, M.K., et al. : Sex After Prostate Cancer in Gay and Bisexual Men: A Review of the Literature. Sexual Medicine Reviews, 8(3), 466-472, 2020.

4) Muzny, C.A., et al. : Sexually transmitted infections and risk behaviors among African American women who have sex with women: does sex with men make a difference?. Sexually Transmitted Diseases, 38(12), 1118-1125, 2011.

5) American Urological Association : Transgender and Gender Diverse Patient Urologic Care, 2022. (https://www.auanet.org/meetings-and-education/for-medical-students/medical-students-curriculum/transgender-and-gender-diverse-patient-care)［2023.10.19確認］

6) Farnoosh, Nik-Ahd, et al. : Prostate-Specific Antigen Screening in Transgender Patients. European Urology, 83(1), 48-54, 2023.

7) Wang, A.M.Q., et al. : Outcomes Following Gender Affirming Phalloplasty: A Systematic Review and Meta-Analysis. Sexual Medicine Reviews, 10(4), 499-512, 2022.

▷ 当事者の思いや願い

🐵 泌尿器科で性感染症の相談をした際に、医者から「どこかのオネエチャンから病気もらっちゃったか？」と言われ、相手が同性愛である可能性をこれっぽっちも考慮されていないことが不安で、実際のリスク行動などを相談できなかったことがありました。人の性のあり方を決めつけるような言葉を使われると、本当の健康リスクが共有されず、患者にも医療者にも不利益が生じると感じました。[玉ねぎ]

🐱 泌尿器という、普段人に見せることのない部位を晒す羞恥心や精神的負担があることを想定して対応に当たってほしいです。性感染症のリスクを伝えるときや病気が見つかった際に、性交渉をした相手の性別を勝手に決めつけて話をしないでほしいです。[トラくん]

🐼 どのような検査が行われるのかわからず、不安で受診しにくいことがあります。あらかじめ検査内容を教えてもらったり、あまり（身体面での）性別を意識しないですむような検査方法を提案してもらえたり、どのように対応すればいいかを一緒に考えるなどの姿勢で対応してもらえると嬉しいです。[ちびすけ]

▷ ことば

●1　PSAスクリーニング検査
　前立腺に特異的なタンパク質の一種「PSA」の値を血液から測定する検査。PSAの値が高いほど前立腺がんに罹患している確率が上がる。前立腺肥大症や前立腺炎でも高値を示す場合があるため、さらに専門医による詳細な検査が必要である。

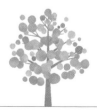

診療科編

「精神科の診療で特に気をつけることは?」

▷ 私の考え・私の実践

林 直樹 (医師) *

精神科の臨床でLGBTQ＋の患者さんに出会うことは、決して特別なことではありません。最近では自分から当事者ですと告げてくる人もいるし、それ以前に知らず知らずに会っていることも多いでしょう。自分から当事者ですと言ってくる人も、その自身のセクシュアリティ自体を相談したい人もいれば、そうではないけれど自分のセクシュアリティを知っておいてほしい、相談の中で配慮してほしいと思っている人もいるはずです。どちらにしても今後診療の中でセクシュアリティの話は重要なことだと思っています。

一方で、初めからそれを話題にしない人も、もちろん重要でないと思っているわけではなく、相手の治療者がセクシュアリティのことをどう受け止める人なのか、偏見など持っていないか、もっと見定めてからと思っている人も多い。あるいは今はまだそこに触れてほしくないと思っている人もいるでしょうし、そもそもその話題をここでしていいのかわからずにいる人もいます。このように患者によって、その治療に対する期待やニードまたは時期によって、ずいぶん個人差があります。

以下、精神科の診療で特に気をつけることについて、私なりの考えを述べます。精神科の診療という大きな括りの中で捉えてみますと、大切にしたい姿勢は3つあるように思います。

1つ目は、患者さんと会うときにはセクシュアリティ、中でもLGBTQ＋についての視点や話題を取り入れられるように、いつでも準備をしておこうということです。その人の見立てをするときに、いつもセクシュアリティのことも頭に入れておきます。今は話には上ってこないかもしれないけれど、必要があれば使えるようにしておくのです。そもそもセクシュアリティは人の大事な要素なのに、これまで普段の臨床ではあまり顧みられませんでした。顧みられたとしても表面的か型どおりにしか理解されませんでした。そこをもっと柔軟にしておきたいと考えます。

ただ、精神科の臨床には急を要することもしばしばあって、中には命に関わるようなことも稀ならずあります。そんなときには、まずはその切迫した事態をどうにか切り抜けることが優先されます。多くは入院の場面でしょうが、その場合もどんな医療スタッフが関わるのか、部屋のタイプや入浴時の配慮などどんな環境を用意するか、家族やパートナー、関係者とはどこまでどう関わっていくかなど、その人のセクシュアリティを考慮に入れるべきことはたくさんあります。そしてより重要なのは、回復の過程でその人がその人らしい生活に戻っていくことであり、ここでも常識に捉われないセクシュアリティへの柔軟な視点が必要とされるのです。

そして出会うLGBTQ＋の人たちは、主訴として挙げる問題がどんなことであろうと、必ず適応の問題を抱えています。それは周りと違う性的指向を自覚して、今後家族や友人とどう関わっていこうかと悩み始めた10代もそうですし、長年さまざまな努力や苦労を

してようやく性別変更し、新しい性別として生活を始めたトランスジェンダーの人もそうです。自分らしく生きようと思うと、どうしても周囲とどう折り合っていくかが問題となり、それに多くの気力や時間を取られることになります。中には周りとの軋轢がトラウマ体験のようになる場合や、実際にいじめや暴力の被害に遭う場合もあるでしょう。そこまででなくとも、世の中にあふれる、LGBTQ＋への否定的・攻撃的な言動は日々心を萎えさせていきます。LGBTQ＋を生きるということは、それ自体トラウマを生き延びてきたことだと感じるほどです。

したがって、特に気をつけることの2つ目は、主訴が何であれ臨床の場では、ここまで多くの課題や困難に向き合ってきたであろう目の前の患者さんをリスペクトし、これまでの歩みを労おうということです。

ただし言うまでもないことですが、精神科の問題は、適応の側面だけからすべて理解できるものではありません。統合失調症や双極性障害などのいわゆる「内因性」の病態や脳の器質的な障害、あるいは発達障害やパーソナリティ障害（この2つはより適応の側面も大きいですが）などもきちんと切り分けつつ、しかしセクシュアリティに関わる適応の問題も意識して、優先度を考えながら複眼的に関わることが大切です。

そうして現れたLGBTQ＋の人の抱える問題はさまざまです。家族とのかかわり、職場や学校での人間関係、ひきこもって仕事に就けないなど普段の臨床でも聞かれる悩みが当たり前のようにあります。それらにどの程度セクシュアリティの話を結びつけて話をするか、相手にどこまでその準備ができているかなど考えながら話をしていきます。それぞれが全く個別の関わりとなるでしょう。

自身のセクシュアリティについても、それが多様なものであるということは特に若い人たちには受け入れられてきているようですが、でもそうなると「自分はどれにもあてはまらない」「何なのかわからない」という人も前より増えてきています。

しかし、セクシュアリティや性別についての社会制度や法的な枠組みがこの日本でも少しずつ見直されつつある現在、やはり治療者や支援者に必要な態度は、その個別性や本人の自己決定を尊重するというところでしょう。それに至るために、さまざまな場合を想定したやりとりや励まし、情報提供などすべきことはたくさんありますが、でも最終的には本人が決めること、決められないことも含めて本人に任せることが大切でしょう。これが3つ目に気をつけることです。

治療者や支援者の価値観で、ものごとを決めない、進めない、否定しない。話がわからないなと思ったらそのわからなさを問いかける。それはこういうことかと言葉を換えて確かめる。そうして本人の抱く自身のセクシュアリティ像やそれを踏まえた生き方の見通しが、より本人にしっくりしたものになるように支援していく。それに合わせた介入を提案していく。これは息の長い、忍耐のいるかかわりになることもしばしばで、その間に相手は落ち込んだり気持ちが不安定になることもあるでしょう。でもそこをどうにか治療者も踏ん張るのです。そうして本人も治療者も生き延びていきます。ともに生き延びることが重要です。

以上の3つを常に意識しながら、多様で個別なセクシュアリティを踏まえた、多様で個別なその人の人生を支援していくこと、それが広く精神科の臨床を通して一番大事なことでしょう。そしてこれは当たり前ですが、精神科だけでなく、あるいはLGBTQ＋の人々に限らず、どんな場面でも基本になるスタンスだと考えます。

▶ 参考図書
・井戸田一朗 編著:性的マイノリティのための診療空　間の作り方, 金芳堂, 2023.

▷ 当事者の思いや願い

 精神面が不調な状況では、個人的なことだけでなくLGBTQ＋が置かれている状況などを自分で説明しなくてはならない心理的負担に配慮してほしいです。スティグマによるダメージに加え、精神科の医師からもスティグマを受けてしまうおそれの重大さを理解してほしいのです。そのためには、あらかじめLGBTQ＋に関する基本的な知識を知っておくべきです。また、性的なマイノリティであることについての精神面への影響は人それぞれですから、医療者側が決めつけたりせずに、患者自身の語りをしっかり聞いてください。[さく]

見た目の評価を押し付けないでほしいです。受診者が自分のありようすら受け入れられていないときは、先に見通しがあることを教えてほしい。[フェネック]

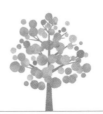

診療科編

「小児科の診療で特に気をつけることは?」

▷ 私の考え・私の実践

康 純 (医師) *

>> 初対面で気をつけること

診療に際してまず気をつけていただきたいことは、「服装や髪型などでその子の性別を決めつけないこと」です。子どもたちは自分の意志で服装や髪型を決めているわけではありません。自分の着ている服や髪型に対してはっきりと嫌だと感じている子どももいますし、嫌だとまでは感じていなくても、なんとなくしっくりしない、あるいは服装や髪型には興味がないので、親に言われるまま従っている子どももいます。しかし、短髪でズボンをはいている子を男の子、髪が長くてスカートをはいている子を女の子と決めつけて、男の子扱いや女の子扱いすることで、その子どもを傷つけることがあります。

医療を受ける場面では大人でも緊張して、自分の気持ちを十分に表現することができないことがあります。まして、子どもの場合は言語化することが難しい場面に直面すると、その後は他のことに対しても話をすることが難しくなる場合があります。特殊な場合を除いて、男女の区別をしなくても基本的な診療はできると思いますので、診療の場面で不必要な区別は避けるよう心がけるべきです。

また、受診した子どもをどのように呼んだらいいのか、子ども本人に聞くようにしましょう。男の子は「くん」づけ、女の子は「ちゃん」づけと、一方的に決めつけることは避けるべきでしょう。また、親の呼び方に合わせることについても慎重になってほしいと思います。その子が親とどのような関係であ

るのかはケースによってさまざまであり、性に関して多様な感じ方をしている子どもが、心のなかでは違和感を覚えていてもそれを伝えることに困難を感じており、親からの呼び方を受け入れざるを得ない場合もあります。そのため医療者が親と同じ呼び方をしてしまうと、その子が感じている多様な性の感覚を医療従事者に伝えるのを難しく思うことにつながります。多様な性の感覚を持っている子どもたちは、自分を一方的に男の子や女の子と決めつけられることに違和感を持つ場合がありますし、自分の名前に対しても違和感を持っていることもあります。

したがって、初対面の場合では基本的に名字を「さん」付け(○○さん)と呼ぶことが一番よいように思います。その後、関係性が出来上がってくる中で本人が希望する呼び方を決めていけばよいのではないでしょうか。

>> 性への葛藤からくる精神・身体症状

多様な性の感覚を持っている子どもたちは、日々の生活の中でいつも自分の性のありようと葛藤していることが多いと考えられます。最近は多様な性のありようがある程度世の中で受け入れられるようになってきたと感じますが、一方で男女の性別役割に対し保守的な考え方も根強く残っています。

子どもたちの中でも男の子はこんな風にしなければいけない、女の子はこうあるべきである、男の子は女の子のことが好きになる、女の子は男の子のことが好きになるという、

＊ 関西大学 保健管理センター

いわゆる世間の常識のようなものが広く共有されています。多様な性の感覚を持っている子どもたちは、常に自分の感じ方は受け入れられないのではないかと思いながら生活していることが多いですし、さらには自分自身で自分の感じ方はおかしいと考えている子どももいます。それはトランスフォビア（トランスジェンダーに対する嫌悪や恐怖）やホモフォビア（同性愛や同性愛者に対する嫌悪や恐怖）が内在化された状態といえるもので、身体面と精神面にとても大きな影響を及ぼします。

小児科の診療場面で、多様な性のありようが中心の話題として受診されることはあまり多くないと思いますが、このようにさまざまな身体症状に影響を与える可能性には注意が必要です。筆者らのジェンダークリニックを受診した子どもの中でも、心因性の腹痛や起立性調節障害の症状を認める子どもはたくさんいます。いわゆる心因を考慮しなければいけない症状を主訴として小児科を受診する子どもの中には、多様な性のありようを感じている子どもがいるかも知れないことに気をつけていただければと思います。

>> 親との関係・医療者との距離

その子どもの表現する多様な性のありようを親が受け入れられなかったり、さらに親が強い偏見を持っている場合もあります。このような家族関係の中ではさまざまな身体症状や精神症状を示す可能性もあります。しかし、このような身体症状や精神症状に性の問題が深く関わっていたとしても、診察の場面で性の問題が簡単に表現されるわけではないと思います。性の問題を無意識に押さえ込んでしまっている場合もあれば、親の前で話すことはできないと考えている場合もあります。

また、性の問題を診療場面で話しても受け入れてもらえないのではないかと考えている場合もあると思います。その子どもの仕草や話し方、不安感や恐怖感などに対して敏感に受け止め、この場所は性のことを表現しても大丈夫であることを示し、必要であれば看護師や臨床心理士・公認心理師、精神保健福祉士などの他の医療従事者と連携して、子どもが話しても大丈夫だと思える空間をつくる工夫をすることが大事だと思います。

親に対しては、成長するにつれて出生時に割り当てられた性別を受け入れる子どももいることが知られていることを伝えます。しかし、ジェンダー表現の変化は予想することができず[1)]、安定して持続する子どもがいることもわかっています[2)]。子どものジェンダー表現をその時点で否定すると、その子どもの健やかな発達を阻害することを説明し、その時々のジェンダー表現を受け入れることが自己肯定感を育むために重要であることについて根気よく話し合いましょう。

＊

最後に、性別違和は自閉スペクトラム症との合併が多いことが報告されています[3,4)]。自閉スペクトラム症を持つ子どもの場合は、多様な性のありようをそのまま表現してくれることが多いため、本人から聞き出すことはそれほど難しくないかもしれませんが、社会的コミュニケーションや対人的な相互関係を結ぶことが難しい傾向にあるため、支援にはその子どもに応じた多角的な視点が必要になってきます。

▶ 引用・参考文献

1) Steensma, T. D., et al. : Gender identity development in adolescence. Hormones and Behavior, 64, 288–297. 2013.

2) Olson, K. R., et al. Gender identity 5 years after social transition. Pediatrics. Advance Online Publication, 2022.

3) de Vries, A. L. C., et al. : Autism spectrum disorders in gender dysphoric children and adolescents, Journal of Autism and Developmental Disorders,

40(8), 930-936, 2010.
4) Hisle-Gorman, E., et al. : Gender dysphoria in children with autism spectrum disorder, LGBT Health, 6(3), 95-100, 2019.

▷ 当事者の思いや願い

「くん」「ちゃん」というように言葉を使い分けたり、「男の子だから我慢できるよね」といった"ジェンダーの呪い"をかけるような言葉は避けてほしいと思います。また、年齢にもよりますが、子どもだからきっとこうだという思い込みや、決めつけの対応＝子ども扱いも避けたほうがよいのではないでしょうか。[玉ねぎ]

小児科に限りませんが、戸籍上の性別や見た目の性別で相手のことを理解しようとしないでほしいです。相手が子どもの場合、例えば「〜くん」「〜ちゃん」と呼ぶことで安心感を促すことは大事ですが、それに違和感を感じる子どももいるのです。表情や声色、姿勢などを駆使して相手に安心してもらえるよう努めてください。[そーだ]

性別違和を抱くお子さんだけでなく、ご両親も戸惑いや悩みを抱えて混乱することが多いかもしれません。状況を受け止めきれず、「一時的なものだろう」「いつか治る」と考えてしまい、その思いがお子さんにまで伝わっているケースを目にしたこともあります。僕の場合でいえば、そもそも自身の性自認が親の望む性（娘）ではなかったことに申し訳なさを抱いているうえで、さらに親が僕の性自認を「一時的なもの」であり「治る」ことを望んでいる状況がとてもつらく感じます。そうした当事者のありようを踏まえて、医療従事者の方には「性別違和を抱いている事実」と、「自認する性がその子のあるべき性として周りが受け止めること」、そして「それが決して間違いだったり悪いことではないということ」を、ご両親が理解し受け止められるようサポートしてほしいです。[ちびすけ]

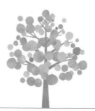

職種編

「産業医としてできることは?」

▷ 私の考え・私の実践

垣本 啓介（産業医）＊

>> **産業保健で必要とされる労働者への配慮**

産業医の役割は、労働者が健康で快適な職場環境で仕事ができるように医学的見地から事業者に助言をすることです。日本では労働安全衛生法に基づき、常時50人以上の労働者を使用する事業場において選任が義務付けられていますが、ひと口に産業医といっても、担当する事業場の規模や業種、専属／嘱託、契約日数などの要素によって現場で求められる活動は千差万別なのが現状です。

したがって、担当事業場で産業医がどのようにLGBTQ＋の労働者を支援できるかということについても、相当の差異があることを念頭に置く必要があるでしょう。もちろん、活動の範囲に差異はあれど、産業医のすべて活動においてSOGIの多様性を念頭に置くことは重要です。例として、産業保健の現場で想定されるSOGIの多様性に関連した課題を**表**に示しています。このような多様な活動の機会があることを知ったうえで、まずはできるところから活動を進めていくとよいでしょう。

個別支援の場面では臨床現場と同様に多様なSOGIのあり方に配慮した対応が求められます。支援職としての基本的な留意点については、臨床現場に準じたものとして本書籍の別項を参考にしてください。しかし、産業保健実務は臨床現場とは異なる特徴を有していることも事実です。

第一に、産業保健では臨床現場よりもさらに慎重な対応が求められるということです。臨床現場では、一般的にどの主治医を選択す

るかについては個々の患者に選択権があり、当事者が十分なケアが受けられないと判断した場合には主治医や通院先の変更も可能なことが多いでしょう。しかし、産業保健では事業場で担当する産業医を労働者が選択することは難しく、また十分な支援が受けられない際には、一日の大半を過ごす職場での安全な就労が脅かされ、労働者の生活を大きく左右してしまう可能性があることにも留意しましょう。過度に身構える必要はありませんが、一人ひとりの困りごとへの丁寧な対応が求められます。

第二に、産業保健では臨床現場よりもさらに多くのステークホルダー（所属長・人事担当者・主治医など）と緊密な連携が求められることも特徴です。これらの特徴を前提に、本稿ではSOGIの多様性をすべての活動の中に活かす具体的な例を、特に「個別支援」と「組織支援」という2つの視点から概説します。

>> **個別支援**

LGBTQ＋当事者が産業医にカミングアウトをして相談をする際には多くの場合、職場でSOGIに由来する何かしらの困りごとを抱えていると考えられます。健康問題については産業医が評価・助言することになりますが、職場環境の調整や共用施設の使用、福利厚生制度の適応などのためには所属長や人事などの関係者と連携して対応することが求められます。

こういった場合にはアウティング（本人が意

＊ 日本アイ・ビー・エム株式会社 人事コーポレートヘルス＆セーフティ

表　職場で想定される LGBTQ 労働者のニーズと産業医としての対応方法の例

医学的な課題	組織として取り組むべき課題	産業医としてできる行動例
メンタルヘルス不調	・ハラスメント ・アウティング ・差別的言動 ・異性愛者 / シスジェンダー的価値観の押し付け ・カバーリング（自分らしさを隠す必要があること） といった根本的原因の除去	・メンタルヘルス研修や衛生委員会での衛生講話での啓発活動 ・アライであることの表明 ・多様な SOGI や家族像に配慮した面接指導の実施 ・アウティングに留意したうえで、人事などの関連部署との適切な連携 ・所属長や人事に対する啓発や支援
乳がん・子宮頸がん	・がん検診の実施と多様な SOGI に配慮した受診機会の確保	・「女性のがん検診」など男女二元論に基づく名称の再検討 ・配慮が必要な労働者に対してプライバシーが守られた環境で受診が出来る仕組みづくり（時間的分離・空間的分離）
STI（HIV など）	・私傷病休職制度や合理的配慮の提供など社内制度へのアクセスを保障 ・スティグマの防止 ・個人情報保護のための仕組みづくり	・社内での医療情報の取扱いにおける個人情報保護の遵守 ・スティグマ防止のための啓発活動
喫煙・飲酒	・禁煙プログラムなどの施策で LGBTQ 当事者を排除しない仕組みづくり	・多様な SOGI や家族像に配慮したプログラムの策定 ・アライであることの表明
性別移行のためのホルモン療法・手術	・私傷病休職制度や合理的配慮の提供など社内制度へのアクセスを保障、性別移行後の安全な職場環境の確保	・多様な SOGI に配慮した面接指導の実施 ・アウティングに留意したうえで、人事などの関連部署との適切な連携 ・所属長や人事に対する啓発や支援 ・主治医との連携

図しない形でのSOGIの暴露）とならないように十分注意し、情報共有の範囲・内容を本人や情報を開示する相手と丁寧にすりあわせて対応していく必要があります。近年では社内規則の中にSOGIを含めた差別禁止条項を定める企業も増えており、こういったルールが存在することを伝えておくのも有用です。しかし、残念ながら、情報を共有する相手である人事担当者や所属長がLGBTQ＋に関する知識を十分持ち合わせていないという状況に出くわすこともあるでしょう。このような場面では、相手の理解度を確かめながら、LGBTQ＋に関する情報を産業医から提供（資料04参照）することも大切です。

人事担当者や所属長の中には、こうしたセンシティブな事柄を相談する相手がおらず葛藤を抱えるケースもあり、必要に応じて人事担当者や所属長も支援対象者として関わって

いくことが望ましいと思われます。また性別移行や心身の不調に関しては、主治医と連携しながら医学的に必要な情報を収集し、今後の見通しや職場で必要な就業上の配慮について意見を述べることが期待されます。

>> 組織支援

さまざまな事例や当事者からのニーズが積み重なってくると、組織的な課題が明らかになることもあります。例えば定期健康診断での配慮に関する要望に制度設計としてどう答えるかといった問題です。またSOGIを理由としたハラスメントを多く見聞きする場合には、ハラスメント研修などで取り上げる必要性も検討します。企業規模や組織体制ごとに、どの部門でSOGIに関連した施策の企画・実行を担うかには相当の差異があるため、この問題を管掌している部署・担当者がどこなのかを、日頃から把握しておくことをおすすめします。

産業医には独立・中立な支援職として当事者からの切実な声が集まることも多く、同じような問題が複数の労働者から挙がる際には、個人の特定ができない形で所管部門に伝

えることも産業医の重要な役割です。また、施策の実行において医学的見地から助言を提供したり、実際に関与したりできることが望ましいでしょう。

>> 豊かな多様性と真摯に向き合う

筆者がこれまでの活動の中で多くの産業医から「LGBTQ＋の人たちを支援したい気持ちはあるが、まだまだ知識も十分ではない自分なんかが支援していいのだろうか」という葛藤を耳にしてきました。支援職には、LGBTQ＋に限らず常に自分とは異なる境遇の人たちに心を寄せることが求められます。確かにLGBTQ＋の労働者特有のニーズもあるのですが、そこには豊かな多様性があることを忘れず、画一的な対応ではなく一人ひとりと真摯に向き合い理解しようとする姿勢を持つことができれば、当事者から信頼され続ける産業医でいられるのではないかと思います。

*

なお、本稿は筆者の個人的見解に基づいており、いかなる組織の見解を代表するものではありません。

▷ 当事者の思いや願い

家族構成を聞くときに、異性愛を前提としたヒアリングとならないようにしてほしい。また、会社にカミングアウトせず働いている場合は、産業医に話した内容が会社内で知られたり、産業医内で共有されたりするのではないかと思い不安になります。情報の開示範囲についても本人に確認したうえで、たとえ組織内部に限っていても本人の了承なしに共有することはないことを明示してほしいです。そのような確認がとれると安心して自分の置かれている状況について正確に相談ができます。[あき]

守秘義務があるので安易に共有されることはないと思いますが、アウティングには改めて十分に注意してほしいです。その恐れがないことを明確にされていれば安心して相談ができます。また、「決めつけ」「押しつけ」のアドバイスをされることに不安を抱く当事者も多いと思います。わかってもらえないのではないかと感じて、本当のことを伝えられない当事者も少なくありません。相手の言い分や気持ち、状況や事実を思い込みや偏った見方をせず把握し、こちらの気持ちと対立するのではなく、寄り添ってもらえると安心して相談ができます。[ちびすけ]

125

「看護師としてできることは?」

▷ 私の考え・私の実践

藤井 ひろみ（看護師・助産師）＊

>> 性的指向の尊重は看護職の基本倫理

看護職の倫理綱領[1]では、第一条「看護職は人間としての尊厳及び権利を尊重する」として、「すべての人々はその国籍、人種、民族、宗教、信条、年齢、性別、性的指向、性自認、社会的地位、経済的状態、ライフスタイル、健康問題の性質によって制約を受けることなく、到達可能な最高水準の健康を享受するという権利を有している。看護職は、あらゆる場において、人々の健康と生活を支援する専門職であり、人間の生命と尊厳、常に高い倫理観を持って、人間としての尊厳及び権利を尊重し行動する。看護師は、いかなる場でも人間の生命、人間の生命及び尊厳を尊重し、常に温かな人、人間的配慮を持ってその人らしい健康な生活の実現に貢献するよう努める」と定めています。

この倫理綱領のなかで、特に性的指向によらない平等な看護の提供に触れたのは2003年で、世界の中でも日本の看護職が先駆でした。日本の看護職の倫理綱領は改定を重ね、2021年3月に現在の第一条として位置づけられました。筆者もこうした優れた倫理綱領を持つ日本の看護職の一員であることは誇らしいと言えます。そして言い換えれば、日本の看護師はこの倫理綱領を遵守する必要があるのです。

また、看護師は医療職として患者の個人情報を適切に扱う義務を負います。厚生労働省は「医療介護関係事業者における個人情報の適切な取扱いのためのガイダンス」[2]を公表し

ていますので、参照するとよいでしょう。

プライバシー保護をめぐる配慮としては以下のような例があります。

〈窓口での配慮〉
・受付番号などで対応する
・フルネームで呼ばない
・書面を指差しで確認
・呼び方は通称名の使用を含めて希望を確認

〈パンフレットや問診票の工夫〉
「ご心配なことがあれば診察室でお話しください」「お名前の呼び方などご希望があれば……」「空欄でも大丈夫です」などの一言を添えたり、「配偶者・パートナーについて」などセクシュアリティを限定しない用語を使う。

〈プライバシーに立ち入る質問の際〉
事前に質問の意図や必要性を説明します。例えば「性交渉の経験はありますか?」と尋ねる際には、妊娠や感染症の可能性を確認するための質問だとお伝えしましょう。ただし、当事者は答え方（自分のケースが答えるべきなのかどうか）がわからない場合が多いこと、特に入院に際しては自身の事情を正直に伝えにくい可能性がありますので、この点に看護師は留意しておきましょう（聞き方の詳細はQ09を参照）。

＊ 大手前大学 国際看護学部

>> さまざまなキーパーソンとの関係性や、性別表記への配慮

トランスジェンダーの人々にとっては、身体・戸籍などの性別で扱われること、特に男女別の病室での入院生活において苦痛や不便を感じる場面が多いことがわかっています。他にもパートナーや家族、重要他者との関係は、血縁・婚姻の有無に限定しない多様な家族を形成していることもあるため、そうした関係を尊重することも重要です。

検査や手術、告知や病状説明、入院生活の支援などさまざまな場面で患者が安心して検査や治療に専念できるよう、必要な環境を整えるとともに、医療機関内で多様な職種とのパイプ役になることも看護師に期待されています。

なお、被保険者の性別表記については2021年に厚生労働省から以下の通知が出されました[3]。

・保険者の判断で、性別の表記方法を工夫できる(例:表面の性別欄に「裏面参照」「備考欄参照」等と記載し裏面に戸籍性別を記載する)。
・確認ができれば、原則、診断書は必要としない。

また、氏名表記について2017年には次の通知が出されています。

・保険者の判断で、被保険者証に通称名を記載できる。
・ただし、戸籍名を裏面記載または表に併記する。
・性別違和の診断書ならびに通称名の使用実績が必要である。
・診療報酬の請求は表面記載の氏名で行うこと(医療保険、介護保険などにも適用)

>> 在宅看護における看護職の役割[4]

地域看護では、病院・診療所以上に多様な職種や複数の事業所が関わることがあり、プライバシーが地域社会の中で漏れることに不安を持つ当事者がいることを、在宅看護に関わる看護師は念頭に置いておく必要があります。またプライバシーに関する不安から、在宅看護サービスの利用や相談すら躊躇する人が少なくありません。こうした理由で資源やサービスへのアクセスが困難になると、情報不足、孤立、不十分な治療、周囲の介護負担増につながり、性的マイノリティの健康レベルの低下を助長します。

このほか、LGBTQ＋にとっては必ずしも血縁や法的家族との関係が良好ではない場合があります。看護師にとってサービスの利用者が独居を志向する理由を理解しかねることもありますが、例えば本人の重要他者が同性パートナーや友人である場合などでは、同性パートナーら自身が地域でカムアウトできないがゆえに、本人の介護や支援を限定的にしか担えない場合もあります。

本来、医療機関だけでなく、障害や疾病とともに地域で生活していくためには、日本中どの地域でも、必要な資源とスムーズにつながれるよう、看護師がそれらのパイプ役となるべきです。残念なことに、当事者やパートナーらがカミングアウトをしても、地域の事業者が差別的であったり、前例がないとして支援に後ろ向きな場合もあります。そうした環境を改善していくことも、看護職の役割と言えます。

▶ 引用・参考文献
1) 公益社団法人日本看護協会:看護職の倫理綱領, 2021. (https://www.nurse.or.jp/nursing/rinri/rinri_yoko/index.html) [2023.10.30確認]
2) 厚生労働省:医療・介護関係事業者における個人情報の適切な取扱いのためのガイダンス, 2023. (https://www.mhlw.go.jp/content/001120905.pdf) [2023.10.30確認]
3) 厚生労働省:被保険者証の氏名表記について, 平成29年10月18日発出(老介発1018第1号)(https://www.mhlw.go.jp/) [2023.10.30確認]

4) 性と生を考える会：看護職のためのセクシュアルマ
イノリティサポートブック, 2022. (https://seitosei. wixsite.com/website) [2023.10.30確認]

▷ 当事者の思いや願い

医師よりも患者に関わる機会か多い職種であるという自覚を持って、患者が安心して治療や療養ができるように対応してほしいです。また業務中に知り得た情報の共有については、患者本人の了解なしに他者（医療関係者・患者の親族など）へ共有はしないでほしいです。必要なときには必ず患者本人に「誰に」「何を」伝えていいか確認してください。[トラくん]

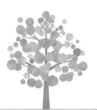

職種編

「助産師としてできることは?」

▷ 私の考え・私の実践

藤井 ひろみ（看護師・助産師）*

>> 助産師に求められる多様な性への積極的な理解

日本の助産師の倫理綱領[1]の中には、「助産師は、女性と子どもおよび家族に対して、国籍、人種、宗教、社会的地位、ライフスタイル、性的指向などによる何らの差別を設けずに、平等にケアを提供する」とあり、性的指向などによる差別を設けない平等なケアの提供が明記されています。また助産師国家試験出題基準には、性の多様性（性的指向、性自認）が含まれています。つまり助産師には、性と生殖に関するケアの専門家として、性的マイノリティに対して積極的に理解し関わる能力が求められています。

例えば、助産師は思春期にある対象へ性に関わる健康教育を行うこともありますが、その際には、児童・生徒のなかに多様な性的特徴や性自認、性的指向を持つ子ども・若者たちがいることを念頭に置き、性教育の中で性の多様性に触れ、性的マイノリティの子ども・若者を支持する姿勢を明確に示しましょう。

多様な性を持つ子ども・若者たちの間で希死念慮が高いことはさまざまな調査によって指摘されています。そうした子ども・若者たちにとって、助産師の性教育が自尊感情を傷つけるようなものであってはならず、専門家として科学的根拠に基づき性的多様性の普遍性や、性の権利、基本的人権について伝えてください。

性に関する用語は正しく用いて、子ども・若者自身が自らの状況を語りやすくするための、いわば共通言語の提供に努めます。そこではLGBTQ＋など「誰が」に注目すよりも、SOGIといった用語を使い、誰にでも当てはまる「どのような状況が」課題かに注目することで、どの子ども・若者たちにとっても性の多様性を他人事にしない姿勢を打ち出すようにしましょう。

>> 助産師自身における性の多様性の現状

助産を業とすることから、助産師のケアの対象は妊娠や出産をする人が中心となりますが、妊婦や産婦、子育て期の人々の中にも、性的マイノリティが含まれていることが明らかになっています。そのため助産師が気をつけなければならない重要なこととして、家族の標準型を父・母とその子どもからなるものとみなさず、多様な家族を前提として対象者に向かうことが挙げられます。家族の多様性を受け入れることは、性的マイノリティだけでなく、単親やステップファミリー、自身で子を育てられない人などさまざまな対象者が、安心して助産師のケアを享受するためにも重要です。

同性婚が法的に可能となっている諸外国では、同性同士が親になること、親が同性愛者であることなどは、少なくとも法制度上「普通」のことです。しかし日本はG7（主要7か国）中唯一、同性婚ができません。医療機関において生殖補助医療の対象は、原則として婚姻する夫婦に限られています。子どもを持ちたい日本の性的マイノリティは、海外であ

れば可能な生殖補助医療を、日本国内では受けられないのが、現状です[2]。

また日本の助産師は、保健師助産師看護師法により、女性のみに認められた国家資格です。現在、性別が資格取得の要件となっているものは、助産師の他にありません。2000年ごろに男性助産師導入議論が起こりましたが、時期尚早として見送られました[3]。このときの議論には、助産師と産婦をシスジェンダー女性で異性愛者とみなし、性暴力への不安から男性助産師（異性愛のシスジェンダー男性）を助産師とすることで性暴力が増えるのではないか、というような意見が見られました。

その後、2003年には「性同一性障害者の性別の取扱いの特例に関する法律（以下、特例法）」が成立し、出生時の性別を変更することができるようになりました。助産師の中には、この法によって性別変更を認められ、その後に助産師になれた人もいます。

2023年10月には、この特例法の性別変更のための要件のうち、性腺の除去を求めるものに関しては、憲法違反であるとする判断が日本の最高裁判所によって示されました。国際機関からも、性別変更のために性腺を除去することを法で定めていることへの問題は指摘されていました。最高裁で違憲の判断が示されたということは、国は今後、この法律の要件を見直すことになるでしょう。子宮や卵巣などの生殖器機能を維持したまま、戸籍の性別を変更することも可能となります。

こうした事例はすでに諸外国で報告があり

ますが、数が少ないこともあり、大きな社会的混乱は起こってはいません。また本来、「性別」は私的な個人情報です。今後、戸籍上の「男性」が妊娠、出産することも起こりえるでしょう。すでに男性の性自認を持つ「妊婦」「産婦」はおられます。日本もようやく社会が変化することで、助産師らが用いる用語も今後は、性別を限定しない「妊娠期の人」「分娩中の人」などの語に変更することなども、議論されていくと考えられます。

＊

社会の変化に応じながら、助産師は性と生殖の健康と権利のために働き、望まない妊娠を防ぎ、妊娠・出産を希望する人たちの健康を守り、心身が安全な出産と、新生児の健康と自立した子育てができるように支援することが、その役割であることに変りはありません。この原点に立って性的マイノリティのリプロダクティブヘルス・ライツを支援することが重要です。

▶ 引用・参考文献

1) 日本助産師会：助産師の声明・綱領, 2007.（https://www.midwife.or.jp/midwife/statement.html）[2023.10.30確認]

2) Fujii, H., Fuse, K., Kamano, S. : Couples "not accounted" for in the guideline for reproductive medicine, attempting to have children using ART in Japan, JIGN, 7, 1-7, 2023.

3) 大林道子：出産と助産婦の展望―男性助産婦問題への提言, メディカ出版, 2001.

▷当事者の思いや願い

私自身が困った経験として、妊娠中に同性カップルであると知っている医療者から「父親役としてサポートしてくれる人は誰かいるのか」と声をかけられたときに、母親2人では不完全な家庭と言われているような気がして悲しくなりました。LGBTのみならず、性別によって役割を決めつけるような接し方は避けてほしいです。反対に嬉しかったことは、出産時の病院内で私たちの同意のうえで同性カップルであることを情報共有してもらいました。その結果、受付・看護師・医師・助産師などすべてのスタッフの方からも「パートナーさん」と統一して呼んでもらえたことです。病院全体で受け入れてもらえたと感じました。［あき］

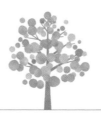

職種編

「薬剤師としてできることは?」

▷ 私の考え・私の実践　　吉田 絵理子（医師）*

>> 支援の姿勢を表明する

ここではドラックストアではなく調剤薬局について述べます。薬局においても、病院や診療所と同様に、①多様なSOGIに対し支援することを示す、②トランスジェンダーの人が受診しやすいよう配慮する、③プライバシーが守られる空間を用意する、④ジェンダーに配慮した言葉遣いをするなどの配慮ができます。

薬局の内外にポスターを掲載したり、パンフレットを置いている場合には、そこにLGBTQ+関連のものを加えたり、レインボーフラッグを掲げたりすることで、多様なSOGIに関心があり支援したいという姿勢を表明することができます。また、問診票の性別欄に工夫をしたり、氏名の記載欄にあらかじめ通称名を書ける欄を設けておくことができます。

薬局内にオープンスペースしかなく、個室が設けられていない場合には、名前や相談内容、確認事項が周囲に聞こえないようパーテーションを置くなどの物理的な対応も望まれます。また、性別に関係なく使えるトイレはあるでしょうか。薬局に直接行かずに利用できるオンライン服薬指導を行えると、患者の選択肢が増え、よりよいでしょう。

>> さまざまな場面での言葉への配慮

次に、言葉遣いについて考えてみましょう。薬の引換券を持ってきた人が、名前から推測される性別の人とは異なると感じた場合に、どのように本人確認をしているでしょう

か。「代理人の方ですか?」または「ご家族ですか?」と突然聞いていないでしょうか。その方は、トランスジェンダーで本人である可能性もあります。そこで、「皆様に確認させていただいているのですが、お薬の処方された方のお名前を教えてください。本日いらしていただいたのはご本人ですか?」と、全員に同じ対応をすると、トランスジェンダーの方がより答えやすくなるでしょう。

また、処方内容によって月経歴、妊娠、授乳の状況確認が必要な場合にも、言葉遣いに気をつけることができます。例えば「女性の方には妊娠の有無を確認させていただいています」と尋ねるのではなく、「この薬はもし妊娠中に内服すると胎児に影響してしまうため、妊娠の可能性について皆様に確認させていただいています」といったように、質問をする意図を最初に伝えたうえで、「女性」という言葉を使わずに尋ねることができます。なお、トランスジェンダーの方の腎機能の評価については、Q12を参照してください。こういった情報についてはSOGIにかかわらず周囲に聞かれたくない人もいるため、プライバシーが守られる環境で尋ねる、口頭ではなく紙面で尋ねる、対面で声を出さずにやり取りできるようあらかじめ質問と回答の選択肢を記載したシートを用意しておき、指差しでコミュニケーションをとるといった工夫ができます。

>> 地域の薬局としてできること

さらに、地域のかかりつけ薬局・かかりつ

＊ 川崎協同病院 総合診療科／にじいろドクターズ

け薬剤師として、LGBTQ＋の人々の健康をより積極的にサポートすることもできます。例えば、ホルモン療法の副作用を心配するトランスジェンダーの方は少なくありません。ホルモン療法の副作用について相談できる薬局の存在は大きな安心につながります。さらに、近隣にホルモン剤を処方できるクリニックがないといったようなさまざまな事情からホルモン剤を個人で輸入して使用している人もおり、血液検査でのフォローを受けていない場合には受診しやすい医療機関を紹介することもできます。

>> **HIVの曝露前予防内服について**

かかりつけ薬局がより積極的にサポートできるもう一つの例として、HIVの曝露前予防内服 (Pre-Exposure Prophylaxis:PrEP) について紹介します。国際的に、HIVの感染リスクが高い場合にはPrEPが推奨されていますが、日本では保険適用となっておらず、国内で自費購入すると金銭的な負担が非常に大きくなってしまいます。そのため、個人で輸入したり、代行輸入をしているクリニックにて自費診療で処方してもらうケースが増えています。本項の「当事者の思いや願い」で玉ねぎさんが書かれているように、患者さんはそのことを話した場合に受け止めてもらえるだろうかと不安を感じていることがあります。

最初にお伝えしたように、ポスターや掲示物、フラッグなどを用いて多様なSOGIの人々をサポートしたいということを示しつつ、患者さんから自身で購入している薬について話をされたときには、批判的な態度ではなく支持的な態度で、患者さんにとって必要なアド

バイスをすることが重要です。

男性と性交渉する男性 (Men who have sex with men:MSM) を対象とした調査では、PrEPの薬が日本で入手可能になったら使いたいと答えた人が70％であり、PrEPの入手場所として最も好ましいのはドラッグストアだと25％の人が回答しています[1]。PrEPに関するパンフレットを薬局に置いたり、PrEPを内服するうえでの注意点や、副作用、定期的に受けるべき検査などについて、薬剤師が説明できるとよりよいでしょう。「日本におけるHIV感染予防のための曝露前予防 (PrEP) 利用の手引き・利用者ガイド」に情報がまとめられているので、一読をお勧めします[2,3]。さらに、MSMに推奨されているA型肝炎やB型肝炎、ヒトパピローマウィルス (HPV) のワクチン接種についても、ポスターやパンフレットで啓発を行うことができます。

▶ **引用・参考文献**

1) HIV感染症の曝露前及び曝露後の予防投薬の提供体制に関する研究班:平成30年度厚生労働科学研究費補助金エイズ対策政策研究事業「PrEPに関するアンケート調査」報告書, 2019. (https://prep.ptokyo.org/wp/wp-content/uploads/2019/09/prepinjapan_report_H30.pdf) [2023.10.20確認]

2) 谷口俊文, 他:日本におけるHIV感染予防のための曝露前予防 (PrEP) 利用の手引き 第1版, 2022. (https://jaids.jp/wpsystem/wp-content/uploads/2022/11/tebiki-1Pver.pdf) [2023.10.20確認]

3) 谷口俊文, 他:日本におけるHIV感染予防のための曝露前予防 (PrEP) -利用者ガイド- 第1版, 2022. (https://jaids.jp/wpsystem/wp-content/uploads/2022/11/uder-guide-matome-1Pver.pdf) [2023.10.20確認]

▷ 当事者の思いや願い

私はHIV予防としてPrEPを実践しています。抗HIVウイルス薬を一定量継続的に内服することで、ほぼ100%に近い確率でHIVが予防できる方法です。国内では診療報酬に収載されておらず非常に高額になることから、私を含め多くのゲイ男性らがジェネリックの個人輸入をしています。こういった情報は薬剤師にとっても重要だと思うのですが、個人輸入だと怒られるのでは？なぜ服用しているのか周囲に人のいる状況で確認されたら？ という不安から、問診票などに書くか迷うことがあります。こういった話も安心して開示できる環境をつくってほしいです。[玉ねぎ]

治療歴、服用薬についての質問などで、ホルモン治療、性別適合手術について答えるべきか、どう答えるべきか悩みます。対応してくれる方がLGBTQ＋に理解がない場合、記載することで混乱を与えてしまったり、その場で解の出ないやり取りが生じたりすること（例えば手術の詳細、ホルモン薬を伝えてもその影響がわからず、薬局内で確認をし、そこでもわからずさらに病院に確認して……など）を懸念して、いつも何も答えていません。そのため、処方される薬に影響があるかもしれないな、といつも不安に思っています。こうした事情を踏まえ、LGBTQ＋やセクシュアリティに関する基礎的な知識、関連する薬の知識、そして、不明事項が生じたときのLGBTQ＋に関する専門の問い合わせ窓口などを把握しておいてもらえると安心できます。[ちびすけ]

患者本人が退院時に薬剤師から薬の説明を受ける際、その場に同性パートナーが一緒にいることもあると思います。そのときには「ご家族の方も一緒に聞いてください」と言ってもらえると嬉しいです。例えば親友や会社の同僚だった場合には「家族ではない」という返答がありますし、付き添っている人が自ら席を外すこともあると思うので、あまり神経質にならずに「あ、そうなんですね」というような軽い回答をしてもらえると、こちらも気を遣わずに話を聞けます。[へびさん]

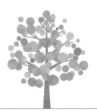

職種編

「介護職としてできることは? 同性介護についてはどう考えたらいいですか?」

質問者A｜同性愛者であることを公表する人には、男性と女性のどちらのスタッフが介護すればよいでしょうか。

質問者B｜本人が望まない性別のスタッフが介護すると、セクシュアル・ハラスメントになるのでしょうか。

▷ 私の考え・私の実践　　佐々木宰（介護福祉士・社会福祉士）*

>> 重要なのは「本人と話し合う」こと

　同性介護（介助）は男性には男性の、女性には女性の介護者が介護を行うという原則で、看護や介護（以下、ケア）の現場でこの考え方は浸透してきたものの、職員の男女比や人手不足の関係で必ずしも実践できない場合も多いと思います。しかし今後、ケアの現場でLGBTQ＋の利用者の可視化が進むと、それまで当たり前のように考えてきた「同性介護」の原則に少々混乱をもたらす可能性がある一方で、これをさまざまな側面から捉え直すことで「個別ケア」を充実させるきっかけになる可能性もあると考えます。

　今後、ケアの現場では、LGBTQ＋の社会的認知が進み、さまざまな形で性的マイノリティの患者・利用者（以下「本人」）と出会う機会が増えると思います。その中には、自らセクシュアリティを公表して具体的な要望を伝える人もいるでしょうし、公表しないもののケアする側が「そうかもしれない」と思って戸惑う場面も生じるでしょう。おそらくは後者の場合が多いと思います。そんなときに議論になるのが、居室を男女どちらにすればよいか、そして男女どちらのスタッフが介護にあたるのか、といった点です。

　まず言えることは「本人とよく話し合う」です。しかしこれは不躾に本人のセクシュアリティを尋ねて確定させることや、「男性スタッフがいいですか? それとも女性スタッフがいいですか?」と、こちらが用意した選択肢を示して返答を求めることではありません。

　話し合うべきは「その時々に望むケア」についてです。看護・介護は、他者の身体や私的空間というプライベートな領域に介入することが不可欠な仕事ですから、セクシュアリティに限らず、他者のプライバシー全般に踏み込むうえでの配慮が当然求められます。「LGBTQ＋」という要素だけを取り出して「同性がいいか、異性がいいか」を議論しても、本人の生活像も本人が望むケアも見えてきません。マジョリティ側のスタッフからすれば、これまで出会ったことのない属性の人を前にして戸惑い、ケアを受ける本人も「病気」や「要介護状態」という、これまで経験したことのない事態に戸惑っているわけですから、互いの「戸惑い」を分かち合いながら、共同作業として「望ましいケア」を話し合うほかはありません。

＊ 特定非営利活動法人 パープル・ハンズ

ある訪問介護事業所に、ゲイであることをオープンにする男性から利用希望がありました。いろいろな意見が交わされた結果、「身体が男性なんだから男性スタッフを派遣しよう」ということになりました。

担当になった若い男性スタッフは偏った先入観に基づいて「何かされたらどうしよう」と不安に思いながら訪問しました。しかし、最低限の礼儀をもって当たり前の業務をこなすうちに冗談を言い合える関係になり、次第に「昔からのやり方はこうだから、このようにしてほしい」と要望を話してくれるようになりました。

この経験から、事業所の管理者も担当スタッフも、「慌てて答えを出すより、こちらの職員体制も伝えながら当たり前の関係を築いて、本人の意思を汲み取って一緒に決めていけばよかったんだ」と話しています。互いに信頼関係を築けた現在は、その時々の状況や要望によって、男女関係なく適切なスタッフを派遣しているとのことです。

>> 不当な行為に同性愛・異性愛は関係ない

「本人が望まない介護をするとセクシュアル・ハラスメントになるのか」という疑問に対しても、この事例のように本人を中心とした話し合いを積み重ねていれば回避できると思いますが、これと同時にLGBTQ＋にかかわらず、利用者からのハラスメントも考慮する必要があります。先の男性スタッフの「何かされたらどうしよう」という不安は偏った先入観に基づくものではありますが、その気持ちも理解はできます。

不当な行為は毅然と拒否して組織として対処すべきであり、利用者が同性愛者か異性愛者かは関係ありません。毅然とした対応をするためにも、だからこそマイノリティを含むあらゆる利用者に対する理解を深め、介護方

法やこれに伴うリスクに関する事業所として「譲ってもよい部分」や「譲ってはいけない部分」などといった姿勢を、改めて検討する必要があるのではないでしょうか。

いずれにしても求められるのは、「LGBTQ＋当事者に特別な対応をすること」ではなく、それ以前に「私たちは何のためにケアを提供しているのか」という足元を改めて見直すことなのかもしれません。

>> 人間としての当たり前の権利に立ち返る

同性介護（介助）は、もともと1970年代に障害者の権利運動によって確立された原則です。心身に障害があるというだけで男女関係なく集団的な介助が行われていた当時、同性介助を求めることは、人間としての尊厳を保持するうえで当然の要求でした。

しかし、この考えがある程度浸透し、性のグラデーションを考えるようになった現在、性別の男女二元論的な考えを温存したまま「同性か、異性か」いう外形的な考え方で議論するのではなく、そこから脱して「個別ケア」を考える必要があるでしょう。「人間対人間」、「ケアの受け手と送り手」として個々の患者・利用者と向き合って考えることが大切なのではないでしょうか。

例えば、排泄や入浴の介護を行うにあたって本人の羞恥心に配慮することは当然ですが、それ以前に、他者から身体に触られることには相当な心理的負担が伴います。長年の生活でからだに染みついた身体部位の微妙な動かし方、自然なリズムに沿った看護・介護を行うには、基本的な技術だけでなく、日頃の関わりによって培ってきた相性の理解や信頼関係が不可欠です。同性でも異性でも、自分が無意識に行おうとする動作を自然に介護してくれる人ならば、性別に関係なく信頼されるのではないでしょうか。

体調や気分はその時々で変わり、力強い介

護を求めるときもあれば、ゆったりと丁寧な介護を求めるときもあります。同性介護の要求は「自分に合ったケアをしてほしい」という人間として当たり前に求める権利であり、たまたま1970年代当時の男女観がそこに乗っただけと考えるのが自然ではないでしょうか。同性愛者、性自認と身体の性に違和のある人、あるいは身体上の性別を移行中の人が求める介護も含め、「個人対個人」として考えれば、まず本人がリラックスできる関係を築き、その時々で必要な介護方法を検討することが大切だと思います。この「検討」とはもちろん介護者だけで考えることではなく、「本人と向き合い、本人を中心に話し合う」という意味です。

現在、どこの看護・介護現場も人手が不足しています。さらに職員の男女比が不均衡な事業所では、同性介護が困難なところもあると思います。そんな場合でも、体制的な事情を丁寧に説明したうえで、本人が望む介護を最大限実現するための方法を、本人中心で話し合う必要があります。このような考え方が、同性介護が「できるか、できないか」「同性か、異性か」と議論して硬直しがちなチームケアをより柔軟で自由なものにし、「個別ケア」を充実させていくきっかけになると思います。

性的マイノリティの可視化が進み、看護や介護の現場で当事者と出会うたびに、私たちは自分たちを縛っていたバイアスから解放され、「人としてのケア」を追求していけるようになるのかもしれません。

*

セクシュアリティは、性愛や恋愛の問題であると同時に、アイデンティティやライフヒストリー、ライフスタイルの問題でもあります。これらは誰もが意識せずに積み上げてきたものであり、私たち自身も明確に意識しているわけではありません。ケアはこのような私的な領域に関わっていく職業であり、技術や方法論、あるいは組織の論理に容易に当てはめることができません。だからこそ「同性介護」という原則には重みがあります。今後はこれをより「個別ニーズに応じた個別ケア」へと深め、さらに発展させていく必要があると思います。

▷当事者の思いや願い

「同性介護」に具体的に何を求めているのかを丁寧に聞いてほしいです。見られることへの恥ずかしさや怖さを感じる場合、安全な移乗などの介護方法を求めている場合など、介助を受ける気持ちや求めるものも人それぞれ違うと思います。身体介助などでデリケートな部位への介助がある際には「怖い」という気持ちがあることを踏まえ、人手不足から「同性介助でなくても大丈夫です」などと決めつけたり、丁寧なやり取りなしに介助をしてほしくはないです。当事者が受けた過去の傷つき体験などに配慮しながら、どういうやり取りが怖く感じるかなどを聞き取り、それを解消できるような関係づくりや対応をお願いしたいです。

また、施設の設備状況や職場の人員などから要望への対応が難しいときには、率直にそれを伝え地域で連携するなど開かれた対応をしてほしいです。私は介護職との関わりを「性別」という側面だけで判断したいとは思っていないので、どうすれば気持ちに沿う対応ができるかを一緒に考えてほしいです。[さく]

職種編

「リハビリテーション専門職としてできることは?」

▷ 私の考え・私の実践

松本 武士（作業療法士・公認心理師）[*1]
園田 敦子（作業療法士）[*2]
中西 純（理学療法士）[*3]

>> **全人間的復権とLGBTQ＋**

リハビリテーション職に共通の目標として「全人間的復権」[1)]があります。これは、障害（生活機能低下）のために人間らしく生きることが困難になった人の「人間らしく生きる権利の回復」を意味しています[1)]。多様な性のあり方そのものは障害ではありませんが、LGBTQ＋の人々は社会に存在する異性愛規範・シスジェンダー規範・男女二元論などのなかで抑圧され、自分らしく生きることが困難になりやすい傾向にあります。したがってLGBTQ＋の対象者（患者や利用者）と向き合う際に「その人らしく生きる」[2)]権利の回復という意味で、全人間的復権の考え方を援用することができます。

>> **平等性を尊重する職種**

リハビリテーション職は平等性という価値基準を持っています。例えば作業療法士の場合、「対象者の思想、信条、出生により決定される社会的身分や後天的な社会的地位のほか、国籍、人種、民族、性別、年齢、性的指向、宗教、疾病、障害、経済状態、ライフスタイルにより、差別的な言動や行動、不平等・不利益な対応、サービス提供の拒否を行ってはならない」という倫理指針が日本作業療法士協会によって示されています[3)]。

>> **リハビリテーション職が支援する生活とSOGIの関係**

人のアイデンティティの感覚はその人が日々行う作業に影響し、作業はまた人のアイデンティティに影響します[4)]。したがって、人間であることの中核的な側面の一つであるセクシュアリティ[5)]が日常生活を構成する活動に影響を及ぼす可能性を認識しておく必要があります。特にLGBTQ＋であることで社会生活におけるさまざまな機会を失ったり、人間関係から孤立しやすい事例がある[6)]ことを認識しておく必要があります。

権利擁護（アドボカシー）もリハビリテーション職の大切な仕事の一つです。作業療法の領域では「作業的公正」[7)]という枠組みを用いることもできます。

>> **リハビリテーションの現場でできる工夫**
1. アセスメントにSOGIを含める

リハビリテーション職は国際生活機能分類（International Classification of Functioning, Disability and Health：ICF）[8)]をよく用います。ICFでは人を「生活機能」すなわち「心身機能・身体構造」「活動」「参加」という生物レベル・生活レベル・人生レベルを含む包括的なモデルで捉えています。SOGIに関連するICF項目を図に示します。これらの項目は阻害因子・促進因子のいずれにもなる可能性があり、個人差も大きいため、先入観を持たず対象者か

＊1平成医療福祉グループ ダイバーシティ＆インクルージョン推進室／大内病院 リハビリテーション部／にじいろリハネット
＊2にじいろリハネット／＊3ウィル訪問看護ステーション江戸川／にじいろリハネット

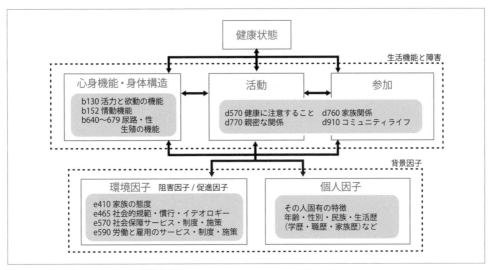

図　ICF の概念図と SOGI に関連する項目（代表的なもののみ記載）

ら丁寧に聞き取ることが望ましいでしょう。

2. メンタルヘルスに目を向ける

　LGBTQ＋はマイノリティストレス[9]に曝されやすく、メンタルヘルス悪化のハイリスク層だと指摘されています[10,11]。社会的な抑圧がトラウマ的な傷つき体験や不安などにつながっていることを理解しましょう。聞き取りをする場合、話すことがつらいと感じるときは無理に話さなくてもよいことを伝える、個人的な経験を話しやすい静かな場所を準備するなど、トラウマインフォームドケア[12]（Q14参照）に基づく環境調整を行います。リハ介入により自己効力感や自尊心の回復をサポートできます。

3. バイアスを内省する

　アセスメント・目標設定・雑談の際に「この年代の女性だからこの家事は行うだろう」「男の子だからこの遊びが好きなのでは」などリハビリテーション職自身のジェンダーバイアス、異性愛規範、シス規範などが影響していないかという意識も必要です。リハビリテーション職自身も、対象者に対する環境の一つ

であり、その影響を考慮していきましょう。

4. 多様な家族のあり方を意識する

　リハビリテーション職は対象者の家族にも中長期的な支援を行う場合があります。家族支援の実際としては、身体的なリハビリテーションの補助やケアの方法の伝達、精神面での家族サポート、住宅環境の調整などがあります。対象者の同性パートナーの方と連携する場合や、対象者の家族（親や子）がLGBTQ＋の場合もあります。関係性を尊重するとともに、SOGIを含む個人情報の共有範囲について必ず本人の意見を聴取するようにしましょう。

5. 身体性に配慮する

　手技としての身体接触や観察に強いストレスを感じる人もいます。特にトランスジェンダーは身体に対する違和感から、身体接触や観察に対して不快感や嫌悪感を抱きやすい可能性があります。そのためこれらの説明を丁寧に行いつつ、着衣でできる方法の検討や、模型を使用するなどの代替方法の相談、実施する場所の検討など、プライバシーへの配慮が必要です。学生の中にも当然LGBTQ＋の人

はいるため、養成校の授業でも同様の配慮が必要です。理学療法士の臨床実習の手引きでは、セクシュアル・ハラスメントについても言及され、「性的マイノリティ（性的少数者）に対する無理解も問題になり得ますので注意が必要です」[13]との記載があります。

>> 多様性に開かれたリハビリテーションを目指して

リハビリテーション職がLGBTQ＋の人々の支援としてできることはたくさんあります。臨床の場では、他の多くの職種と協力しチームとして取り組んでいくことも必要です。職能団体や有志団体（にじいろリハネット[2]）の活動も広がりをみせています。また、海外の作業療法実践の中でも、LGBTQ＋の人々と作業療法士などのネットワーク構築や、医療アクセス・ADL・心理的安全性などへの取り組みが広がっており、参考になる部分もあるでしょう[13]。

職域全体として多様性に開かれたリハビリテーションを目指して、各現場で取り組みを進めていきましょう。

▶ 引用・参考文献

1) 上田敏：総合リハビリテーションの理念と課題, リハビリテーション研究, 7-11, 1987.
2) 松本武士, 他：にじいろリハネットの取り組み, 医学教育, 54(1), 41-44, 2023.
3) 日本作業療法士協会：作業療法士の職業倫理指針, 日本作業療法士協会, 3-4, 2005.
4) Rudman, D.L.：Linking Occupation and Identity: Lessons Learned Through Qualitative Exploration, J Occup Sci, 9, 12-19, 2002.
5) World Health Organisation：Defining sexual health, Report of a Meeting, January 2002, World Health Organisation, 2006.
6) 性的指向および性自認等により困難を抱えている当事者等に対する法整備のための全国連合会：性的指向および性自認を理由とするわたしたちが社会で直面する困難のリスト 第3版, 2019.
7) Townsend, E.A., Wilcock, A.A.：Occupational justice and client-centered practice: A dialogue in progress, Can J Occup Ther, 71(2), 75-87, 2004.
8) 世界保健機構：国際生活機能分類－国際障害分類改訂版 日本語版, 2002. (https://www.mhlw.go.jp/houdou/2002/08/h0805-1.html)[2023.10.19確認]
9) Meyer, I.H.：Prejudice, Social Stress, and Mental Health in Lesbian, Gay, and Bisexual Populations: Conceptual Issues and Research Evidence, Psychol Bull, 129(5), 674-697, 2003.
10) 松本洋輔：セクシュアルマイノリティとメンタルヘルス, 心身医学, 61(7), 599-607, 2021.
11) 日高庸晴：ゲイ・バイセクシュアル男性のメンタルヘルスと自傷行為, 精神科治療学, 31(8), 1015-1020, 2016.
12) 笠井清登, 他：こころの支援と社会モデル, 金剛出版, 113, 2023.
13) American Occupational Therapy Association：Diversity, equity, inclusion, justice, access & belonging in OT, 2024. (https://www.aota.org/practice/practice-essentials/dei)[2024.3.25確認]

▷ 当事者の思いや願い

入院してリハを受けた際、担当のセラピストさんが気さくで話しやすい人でした。性別による先入観なく接してくれたことが好印象で、この人になら話してもよいと思いパートナーのことを打ち明けました。婚姻関係はなかったのですが家族同様に扱ってくれて、退院後の自主リハや生活で工夫するとよい点などの指導をパートナーと一緒に受けることができました。「何でも遠慮なく相談してください」と言ってもらえたことが心強かったです。それまで自分たちは日陰者だという意識が強かったのですが、他の人と同じように尊重されてもよいのだと教えてもらったような気持ちになりました。[玉ねぎ]

職種編

「ソーシャルワーカーとしてできることは?」

▷私の考え・私の実践

岡本 学（医療ソーシャルワーカー）＊

>> ソーシャルワーカーだからこそ知る知識

2020年に改定されたソーシャルワーカーの倫理綱領[1]には、「ソーシャルワーカーは、すべての人々を、出自、人種、民族、国籍、性別、性自認、性的指向、年齢、身体的精神的状況、宗教的文化的背景、社会的地位、経済状況などの違いにかかわらず、かけがえのない存在として尊重する」と、性の多様性を前提にしていることが明記されています。

ソーシャルワーク援助をする際には、面接の場面で「セクシュアリティについての相談」なのか、そもそもソーシャルワーカーに相談したい「お困りごと」が、その方のセクシュアリティに関わるのかということを意識しながら、「どちらのことも」という場合があることを前提に援助を進めていきましょう。

トランスジェンダーを含む同性パートナーが患者の病状説明を聞くことなどは、法律上の親族であるかどうかにかかわらず認められていること、法律婚が認められていない中で、将来、認知症や脳卒中の後遺症などで意思決定が困難になった際に、成年後見の申立人になるためには、任意後見契約を行っておく必要があることなど、当事者自身が知らずにいる医療・介護や社会の仕組みがあります。ソーシャルワーカー自身がさまざまな仕組みに詳しくない場合には、NGOや弁護士会の性の多様性についての相談窓口に情報提供を求めることができます。

>> アウティングへの不安を理解する

同性パートナーにキーパーソン機能を任せたい場合には、「この人が大切な人」「この人をキーパーソンにしたい」と意思表示をする必要がありますが、「パートナーだ」と伝えるかどうか躊躇される場合もあるでしょう。家族や他者に自らのセクシュアリティやパートナーとの関係を明らかにしているとは限らないため、誰にどこまでを伝えているのか、知られたくない人は誰なのかということを本人から教えてもらうことが必要です。

開示の範囲は本人が決めることではありますが、「ちゃんと受け止めてもらえないかも」「ネガティブに見られてしまうかも」という不安から開示をためらっているのかもしれないことを考慮し、どうであれば他機関に安心して相談できるのかを尋ねてみることも大切です。筆者が経験した例では、「父には知られたくないから……」など知られたくない誰かにアウティングされてしまうことへの不安が、セクシュアリティに関する個人情報の他相談機関への開示をためらう理由であったこともありました。患者の困りごとを解決するために、自分が所属する機関や外部の他の医療・介護サービス、他相談機関の利用が必要になる場合には、セクシュアリティについてどこまでを共有するのか、ご本人としっかりと話し合うようにしましょう。

＊ 国立病院機構 大阪医療センター

>> 周囲との関係性を踏まえたサポート

　また、セクシュアリティの問題は「個人」の事柄だけではなく、ご本人と取り巻く周囲の人々との関係性に強く影響することを認識しておきましょう。それが原因で家族との関係が悪くなり、頼りたくても頼れない場合があります。「ご家族に来てもらってください」「同意書に家族のサインが必要です」と言われたらどうしようと思い、医療や介護サービスの利用をあきらめてしまう方もいます。ほかにも人との関係でしんどい思い、つらい体験をされた方は、新しい人間関係構築を怖がったり避けたりすることもあり、支援者との関係構築にも不安を感じていることでしょう。

　その方のセクシュアリティがどうであれ、必要な医療・介護など制度・サービス利用ができるように援助ができるのが、私たちソーシャルワーカーの強みです。「お困りごと」についてソーシャルワーク援助をする際には、「その方」が経験してきたセクシュアリティについて、そのことが「その方」の人間関係や、ソーシャルサポートにどのような影響をしているのか・いないのかを教えてもらいながら、「その方」が安心して必要な制度・サービスが利用できるように、新たな人間関係が構築できるように、まずは私たちが倫理綱領に則り、「人間の尊厳」としてセクシュアリティを含めたその人に向き合い、寄り添いながら援助をしていきましょう。

>>「あ、そういうの言ってもよかったの？」

　以下は筆者が対応した相談の一例ですが、複数のケースを混合し個人が特定できないように加工しています。

　60代の男性2人（Aさん・Bさん）が、ある日がん相談支援センターに相談に来られました。Aさんはがんを患い、何度かの入院手術のうえ放射線治療や化学療法を受け頑張ってきましたが、「疼痛も出てきて化学療法を継続するために入退院を繰り返すくらいなら、看取りを含めて自宅で過ごしたい」と話されました。一緒に来られたBさんとの関係を尋ねると、「従弟です」と答えましたが、面接中にも互いを気遣う様子から、「あの、ちょっとだけいいですか？〈男の人が好き〉〈女の人が好き〉〈どっちも〉とか、いろんな人が暮らしています。もしパートナーなのであれば、お二人の関係を大切にしたいと思うのですが」とこちらから声をかけてみたところ、「あ、そういうの言ってもよかったの？」と、AさんとBさんが長年同居されているシスジェンダー男性のゲイカップルだということを教えてもらいました。

　こうして関係性を教えてもらえたことで、「二人の暮らし」をどう支えるのかを一緒に考えていくことができ、必要な制度やサービスを導入できるようになりました。自宅でさまざまなサービスが提供されるたびに「いとこ同士の二人」を装うのではなく、普段どおりの二人の自宅での生活を支えるためにサービスを利用することが可能になりました。また、同性婚という仕組みがない今の社会の中で、死後のことをどうするのか、経済的な事柄をどうするのか、ということを一緒に検討することも可能になりました。

▶ 引用・参考文献

1) 日本ソーシャルワーカー連盟：ソーシャルワーカーの倫理綱領, 2020.（https://jfsw.org/code-of-ethics/）[2024.4.7確認]

▷ 当事者の思いや願い

LGBTQ＋だけでなく、貧困家庭や家族構成、家族の障害、人種や国籍といった多様な人が常に存在していることを前提に関わってほしいと思います。個人や家族というものにある一般像が前提になっていると、話したくても話せないことが出てきてしまいます。［玉ねぎ］

LGBTQ＋に限らない話ですが、自身の知識に偏りがないか常に意識することが大事だと思います。例えばLGBTQ＋に関する知識が乏しいのであればインターネットや書籍などで勉強するなどです。すでにある程度知識を得ているのであれば、実際に話す当事者の講演を聞いてみることも必要です。また、実際に相談を受けた場合を想定してLGBTQ＋に関する相談機関とつながりをつくっておくことも大切だと思います。［そーだ］

ソーシャルワーカーが、医療職には言いにくい相談ごとを打ち明けやすい立場であることを踏まえて、患者や家族が安心して相談できるように、偏った知識や価値観からくるバイアスに影響されない態度をとってもらいたいです。［トラくん］

ソーシャルワーカーの方が、患者にとって最初の外部とのタッチポイントになるケースが少なくありません。私の場合、最初に"心"の悩みを打ち明けたのが大学の相談室だったのですが、決して茶化したりせず真剣に話を聞いてくれる方だったため、少し心が安定した記憶があります。相談する中で、病院に行きたいという意向になったとき、その情報を一緒に調査してくれたこともとても感謝しています。一方で、精神的にとても不安定な状態だった私に寄り添ってくださるカウンセラーの方も大変だったと思います。ソーシャルワーカーの方がより受け止めやすくなるよう、アウティングには十分配慮したうえで、ソーシャルワーカー同士で性別違和に関する相談の受け方などを情報共有する場があるとよいのではないでしょうか。［るる］

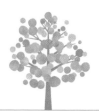

働く場・教育編

「職場では、多様なSOGIに関してどのような配慮や対応ができるでしょうか?」

質問者｜同じ職場で働く仲間としてできることや、福利厚生についてどのような対応が必要かなどが知りたいです。

▷ 私の考え・私の実践　松本 武士（作業療法士・公認心理師）*

>> 職員対応の重要性とは

　医療機関でSOGIの多様性を考えるときには、職員にも目を向ける必要があります。LGBTQ＋に該当する医療従事者の割合は、例えば看護師の1.1%[1]、作業療法士の6.7%[2]、作業療法学生の10.5%[2]などの調査結果があります。私たちは医療業界の中で、すでに多様な職員とともに働いています。ただし、彼らは必ずしも目に見える存在ではありません。職場環境に「うまく溶け込んで」過ごしている当事者が少なくないことを念頭におく必要があります。職員研修で患者のSOGIの多様性を学ぶことは重要ですが、このような研修が同時に職員の多様性と働きやすさを考える場になると望ましいでしょう。

　LGBTQ＋を含むあらゆる職員のアイデンティティが尊重され、安心して働ける環境を整えることは、最終的に患者の治療・ケアの質に関わってくるでしょう。ここでは国内の医療機関における取り組み[3,4]や職場環境に関するガイドライン・指標[5,6]などを参考に、職員対応のヒントをいくつか示します。

>> ポリシー・宣言を出す

　LGBTQ＋や多様なSOGIに関するポリシー・宣言を公表している医療機関がすでに存在します。肯定的なメッセージによってLGBTQ＋の職員は安心感を持つことができ、職業満足度の向上や離職率の低下が期待できると考えられています[7]。

> ＜ポリシー・宣言の例＞
> 「多様なSOGIの尊重宣言」
> 平成医療福祉グループは、患者さん・利用者さんおよび職員のSOGIの多様性を尊重します。
> 　　　　　　（平成医療福祉グループ　2023年4月1日）

>> 重要な視点をおさえる

1. 合理的配慮

　合理的配慮[●1]は障害による差別の解消により共生社会の実現を目指すもので、障害者差別解消法により定義されています。LGBTQ＋であることそのものは障害ではありませんが、社会との接点において困難を経験しやすいことから、この考え方を援用することができます。合理的配慮を行うためには職員の声を丁寧に聞き取る必要があり、安心して相談できる窓口の設置が望まれます。

　なお、合理的配慮に対して「特別扱いではないか」という意見が聞かれることがあります

＊1平成医療福祉グループ ダイバーシティ＆インクルージョン推進室 / 大内病院 リハビリテーション部 / にじいろリハネット

が、特別扱いと合理的配慮は異なるものです[8]。

2. インクルーシブ化●2

職員のサポートとして、既存の制度をLGBTQ＋インクルーシブに運用する方法があります。性的指向の多様性に関するインクルーシブな例として、各種制度の対象者の範囲を「配偶者」から「配偶者およびパートナー」に拡大する方法があります。各種お祝い・手当、慶弔休暇、介護・育児に関する制度などが該当します。また、福利厚生サービスや緊急連絡先に同性パートナーを含めるよう検討できます。法的な婚姻関係で利用できる制度や得られる利益を、社内において最大限同等に提供できるよう意識するとよいでしょう。

なお、所得税の配偶者控除などの公的な制度は2023年10月現在、同性パートナーを対象にできません。

性自認の多様性に関するインクルーシブな例として、男女別になっている設備などの見直しができます。オールジェンダー・トイレを増やす、誰でも利用可能な個室の更衣室を用意するなどの対応が考えられます。また、男女別の制服をユニセックス・オールジェンダーに変更することも可能です。傷病休暇をホルモン療法や性別適合手術といった性別違和のケアに利用できるようにすることもインクルーシブなサポートと考えられます。

その他、EAP（employee assistance program）やホットラインが性的指向・性自認に関する内容に対応していることを職員に周知することも可能でしょう。これらの例は既存制度の運用で職員の多様性に対応できる部分があることを示しています。

3. ニーズに応じた対応・仕組みづくり

2.に示したような既存の枠組みの範囲拡大（インクルーシブ化）ではサポートが十分でない部分は、個別のニーズに応じた仕組みをつく

ことで対応しましょう。例えば社内のパートナーシップ制度を利用したくても、職場の管理者に自己開示をする必要がある場合には利用のハードルが上がることがあるため、周囲の職員に知られない形で制度が利用できる方法があると利便性が高まります。

性自認の多様性への対応は、通称名の使用、制服の選択（男女別になっている場合）、本人の性自認に基づく更衣室・トイレの使用などが挙げられます。これらのニーズは個人によって異なるため、それぞれへの対応が必要です。社内の窓口を明確にし、安心して相談できる環境を確保して具体的な対応策を話し合えるようにしましょう。

4. ハラスメントとアウティングへの対策

SOGIに関するハラスメント / アウティングに対する態度の明確化は重要です。職員が安心して働けるよう、これらの禁止を組織として示しましょう。

公には、通称パワハラ防止法（正式名称：労働施策の総合的な推進並びに労働者の雇用の安定及び職業生活の充実等に関する法律）や、男女雇用機会均等法がパワハラ / セクハラの防止を明文化しています。SOGIに関するハラスメントもこれらの範囲に含まれると解釈できますが、就業規則などに「性的指向・性自認に関するハラスメント」と改めて記すことで職員の意識向上や当事者の安心につながる場合があります。また、アウティングに関する内容は、個人情報の保護規定などに含めて考えることができます。「要配慮個人情報には性的指向・性自認を含む」と明記することも一案でしょう。

ただし、こうしたルールが設定されただけで効果が見込めるとは限りません。差別・偏見の解消には、差別・偏見そのものに焦点を当てた学習が重要[9]とされています。全職員を対象にした研修の実施も検討しましょう。

>> 多様性に開かれた医療文化を目指して

　ここまでの内容を参考に、自身が所属する施設でどのような取り組みが必要か検討してみてください。可能であれば多様性を扱う委員会や推進室を設け、組織的かつ継続的な活動にまで発展させられるとよいでしょう。必要に応じて、ガイドライン[7]や企業の取り組みを評価する指標[8]を参照し、活動を自己評価することをお勧めします。取り組みを進めるにあたり、LGBTQ＋の職員にカミングアウトを強制したり、不安を煽ることがないよう留意することも必要です。カミングアウトする人も、しない人も、同じように安心して働ける環境を整えることが重要です。

　多様性の理解と包摂が医療において当たり前の文化になる日を目指し、各現場で取り組みを進めていきましょう。

▶ 引用・参考文献

1) 神田希子, 他：看護師のセクシュアル・マイノリティに関する認識の実態, 日看研会誌, 45(1), 93-104, 2022.
2) 日本作業療法士協会LGBT＋ガイドライン班：LGBT＋ガイドライン作成のための調査 結果報告, 日本作業療法士協会誌, No.135, 5-10, 2023.
3) 武田裕子, 他：順天堂大学医学部附属順天堂医院の取り組み：多様性は力, 医学教育, 54(1), 60-64, 2023.
4) 平成医療福祉グループ：ダイバーシティ＆インクルージョン宣言, 2023.（https://prtimes.jp/main/html/rd/p/000000031.000043416.html）[2023.10.11確認]
5) 一般社団法人社会的包摂サポートセンター：性自認および性的指向の困難解決に向けた支援マニュアルガイドライン（第2版）, 一般社団法人社会的包摂サポートセンター（編集・発行）, 2019.
6) PRIDE指標事務局：PRIDE指標2023, 2023.（https://workwithpride.jp/wp/wp-content/uploads/2023/05/prideindex2023_2.pdf）[2023.10.11確認]
7) Badgett, L.M.V., et al.：The Business Impact of LGBT-Supportive Workplace Policies, the Williams INSTITUTE, 2013.
8) 松﨑丈：聴覚障害のある学生や研究者への合理的配慮と事前的改善措置, 学術の動向, 27(10), 28-33, 2022.
9) Morris, M., et al.：Training to reduce LGBTQ-related bias among medical, nursing, and dental students and providers: a systematic review. BMC Medical Education, 10, 325, 2019.

▷ 当事者の思いや願い

LGBTQ＋に配慮した規程や制度に変更されたとしても、すぐに申請があるとは限りませんが、そういった配慮が行われている組織であるなら、少なくとも自分たちは「いないもの」とされていない、つまり自分たちの存在を想定してくれているのだと感じられて、安心して働くことができます。[ちびすけ]

▷ ことば

●1　合理的配慮
障害者の人権が健常者と同様に保障され、教育や就業などの社会生活を平等に送れるよう、当事者の個別性に応じて行われる配慮のこと。2016年4月に施行された「障害を理由とする差別の解消の推進に関する法律」（いわゆる障害者差別解消法）により、行政・学校・企業などの事業者が可能な限り提供するよう求められている。

●2　インクルーシブ化
インクルーシブは「包み込み」「包括」という意味を持ち、ここでは人間の多様性の尊重等の強化、障害者が精神的及び身体的な能力等を可能な最大限度まで発達させ、自由な社会に効果的に参加することを可能とする働きかけを指す。

働く場・教育編

「管理者としてできることは?」

▷ 私の考え・私の実践

宮田 瑠珂（LGBTQ＋施策推進コンサルタント）

>> 必要な知識と意識

管理者に求められることは、LGBTQ＋当事者、非当事者問わず組織に属するメンバーみんなが心地よく安心して活躍できる職場環境づくりです。そのためにはまず、自身がLGBTQ＋、SOGIに関する最低限の正しい知識を習得し、所属する組織における制度・設備などについてもあらかじめ把握していることが望まれます。

ただし、それだけでは十分ではありません。「自分には知識も理解も十分にあり、偏見などない」と思いこんでしまうことは危険です。誰しもが無意識のうちに思い込み、決めつけてしまうアンコンシャス・バイアス●1の存在を自覚しましょう。ただ、そうしたバイアスを完全に排除しようと意識しすぎる必要はなく、「自分にもあるのだ」と知っておくことが、自身の言動を見直すきっかけとなります。

>> 理解の啓発

人は知らないことへのストレスを強く感じ、時として排除しようとしてしまう傾向を持っています。そのため、管理者として正しい知識に触れる機会を創出するとともに、日頃から多様性を受け入れる風土の醸成を心がけましょう。研修のような場だけでなく、日頃からLGBTQ＋やSOGIについて「こういった映画を観た」「このようなことを知った」「それらを通じてこう感じた」という会話を日常のコミュニケーションの中に織り交ぜることには、周囲の人々が構えることなく自分ごと化しやすくなる方法であり、また管理者が自ら多様性を受け入れていることを知らせる機会にもなり、有用です。

「当事者がカミングアウトをしてくれたら配慮ができるけれど、していない人に対して何をすればいいかがわからない」という声をよく聞きますが、「当事者がいるから対策を行う」という考え方ではなく、多くの人にとって心地よい環境づくりを目指すことを前提とし、常に想像力を働かせ、誰か一部の人を排除したりしていないかを意識する重要性を認識し、そうした姿勢をむしろ意識しなくなるほど組織内に浸透させることが重要です。

>> 当事者への寄り添い

LGBTQ＋当事者だけではなく、あらゆる課題・困難を抱える当事者に寄り添い、それらを乗り越えるためのサポートは当事者のためだけではなく、すべてのメンバーが活躍できる職場環境の実現には欠かせません。

そのうえで、同じ目線を持ち、当事者の痛みを知ろうとすることはもちろん必要ですが、わからないことはわからないと素直に認め、管理者自身も周囲に助けを求めることが重要です。他者に対して問題への対応を押し付けてしまうことは責任放棄ですが、自身にとって初めての経験や、当事者ごとに異なる事情により、望ましい対応方法がわからないことも当然起こり得ます。そんなときは、誠意を持って当事者に説明をするとともに、アウティングには十分に注意しながら、一人で

抱え込まず相談窓口などを利用することも有用です。そのために、あらかじめ相談できる場がどこにあるのか把握しておきましょう。

なお、対応が必要となるケースの中で、組織にまだ整備されていない制度・設備に関する事柄もあるかもしれません。その場合、しかるべき部署や役職者に改善を促す働きかけを行いながら、現場レベルですぐにできることを検討し、実行することが求められます。

また、当事者が直面する課題は多岐にわたる可能性もあることから、すべてをあらかじめ網羅して対策を練るのではなく、課題に直面した場合に当事者がためらうことなくすぐ相談できる環境や信頼関係づくりが重要です。

>> ハラスメント対応

性的指向・性自認に関連した差別的な言動、嘲笑、いじめ、暴力などの精神的・肉体的な嫌がらせを「SOGIハラ」といいます。望まない性別での学校生活・職場での強制異動、採用拒否や解雇など、差別を受け社会生活上の不利益を与えることもSOGIハラです。

パワハラ防止法●2施行に伴い、経営者・管理者はLGBTQ＋に関する事柄について「知らなかった」では済まされず、適切な知識の習得と対応が必須となっており、もし適切な対応が行われない場合には訴訟などのリスクがあることを、十分に理解しておく必要があります。

目指すべきはハラスメントが起きない組織であり、日頃からハラスメント因子を生まない健全な職場環境をつくっていく必要があります。ただ、ハラスメントに遭遇したときに管理者として適切な対応を取ることも必要です。同調するなどはもちろん許されませんが、「見てみぬふり」をすることも加害者となりうる行為です。

ハラスメント遭遇時にできる4つの役割を以下に挙げます。

①ストッパー：毅然とした態度で制止する
②スイッチャー：話題や場の空気を変える
③シェルター：（その場で対応ができなかったとしても）味方であることを伝える
④レポーター：適切な管理者・部署などへ報告をする

>> カミングアウトを受けたときに管理者として知っておきたいポイント（Q06参照）

セクシュアリティに関する事実が開示される際には、本人にとって何らかの（隠された）希望や主張がある可能性があります。例えば以下のような例などがあります。

・同性パートナーの介護をする必要があり、今までどおりの就業が困難となる可能性があり、自身の状況を上長に知らせる必要があるとともに、介護休暇などの制度の利用可否を知りたい。
・トランスジェンダーであるため、予定されている宿泊研修で戸籍の性別と同性の同僚との相部屋は避けたい。大浴場の利用は困難であるため、個別に対応してもらうことが可能か知りたい。

また、ハラスメントなどの相談がしたい可能性もありますので「気のせいだ」と決めつけたり「周囲の人も悪気があるわけじゃないから気にする必要はない」と軽く受け止めたりせずに、当事者の声にじっくり耳を傾けてほしいと思います。なお、相談を受ける際にはプライバシーの確保がしっかりとできる場所を選び、相談内容のメモなどの扱いにも十分気をつけましょう。

>> インシデント発生時

デリケートな個人情報の取り扱いには注意を払い、インシデントが発生しない体制づくりが必要です。そう心がけていたとしても、

もしインシデントが発生した際には、重大な漏洩事故であることを認識し、適切な部署へ早急に報告するなど、組織が定めるインシデントポリシーに沿って対応をする必要があります。

＊

　一人として同じ人間はいません。すべての人に対し常に100点満点の心地よい環境をつくりあげることは不可能に近いかもしれません。それでも、「これでよいのか」と常に立ち止まって誰かの心地よさを阻害していないかを考えながら、みんなの声を上げやすくし、その声が自分や経営者に届きやすい環境をつくることが管理者の大きな役割です。多様性に寛容で風通しのよい柔軟な組織づくりを目指していきましょう。

▷ 当事者の思いや願い

　自分のカミングアウトを振り返ると、「何があっても私はあなたの味方」と言ってくれた上司の存在は本当に心強かったです。そして、その人が社内でのカミングアウト・トランジションをサポートしてくれたことにより、トランジション過程の中で、彼・彼女の第三人称問題やトイレ問題で悩むことや傷つくことはありましたが、それは周囲の人が本当の僕を受け入れるためのプロセスの中でのことで、僕自身周りの人を信頼できていたので、前向きなものとして受け止めることができました。

　一方、僕がカミングアウトをする前に、飲み会の席で上司がLGBTQ＋の人を揶揄するような発言をしているのを聞いて、とても悲しい気持ちになったことがありました。上司はそこに当事者がいるとは思っていなかったのだと思いますが、それまでとても仕事ができるスマートな人だなと尊敬していたのに、それ以降は「もう、この人のことは信用できない」と思うようになりました。

　他者とコミュニケーションをしていく中で、ときには互いに傷つき、傷つけてしまうことは避けられないと思います。ただ、それが悪意を伴うものではなく、お互いの関係をよりよくしていくものであり、信頼関係を築いていきたいという思いのこもったコミュニケーションである限りは、LGBTQ＋当事者を含む多くの人にとって心地のよい、安心して働ける職場環境となり、個人として、組織としてのパフォーマンスも向上するのではないかなと思います。[ちびすけ]

▷ ことば

●1　アンコンシャス・バイアス
　無意識のうちに生じる偏見や思い込みのこと。過去の経験や周囲の意見、日々接する情報から形成され、「この人は〇〇だからこうだろう」「ふつう〇〇だからこうだろう」といった根拠のない偏ったものの見方や歪んだ認知によってものごとを決めつけてしまうこと。このような偏見や思い込みは「無意識」であることから、完全に排除することは難しい。

●2　パワハラ防止法（改正労働施策総合推進法）
　2019年5月、企業などに職場でのパワーハラスメント防止を義務付ける改正労働施策総合推進法が成立。パワーハラスメントにはSOGIハラやアウティングも含まれており、2022年4月から中小企業を含むすべての企業に対し、社内規定の整備、相談窓口の設置、窓口の適切な対応などが義務付けられた。

「職員研修は、どのように実施すれば よいのでしょうか?」

▷私の考え・私の実践

武田 裕子 (医師) *

SOGIへの適切な対応を進めるうえで、職員研修は必須です。しかし、時間に追われる業務のなかで、職員がまとまった時間を確保するのはなかなか困難なことでもあります。選択肢としてどのような研修があるのか、筆者の経験の中からお伝えします。

>> 既存の研修の転用

医療機関や大学などの教育組織には、すでに何らかの職員研修の枠組みがあることが多いのではないでしょうか。例えば、病院では医療安全のための講習が職員に義務付けられていたり、看護職では日本看護協会の定める「看護職の倫理綱領」(2021)に基づく継続的な学びが求められたりしています。また、大学では教職員向けに、ファカルティ・ディベロップメント (Faculty Development:FD) やスタッフ・ディベロップメント (Staff Development) が実施されます。FDは、2006年の大学設置基準の改正によって制度化され、「授業の内容及び方法の改善を図るための組織的な研修および研究を実施する」ことを大学に求めています (第25条の2)。

これらの枠組みの中でそのテーマをSOGIに設定すれば、多くの職員は必要な学びと受け止めて研修に参加するでしょう。

>> 研修の実施形式とその工夫

1.講義

講師が参加者に向かって講義をする形式は一般的で、一度に多くの参加者に情報を伝えることができます。録画してe-learningにすれば、オンデマンド形式で職員の都合のよい時間帯に受講でき、負担感も軽減されます。一方、図1に示すとおり受け身の聴講では記憶に残りにくく、受講履歴を残すためだけの研修になる可能性もあります。知識の定着を図るには、研修前後に多肢選択の簡単なクイズを課すなどすると効果的です。

また、臨床教育では、症例基盤型の教育法も有用といわれています。講義の冒頭に事例を上げ、その患者は何を必要としているか、当該医療機関でできることは何かなど、参加

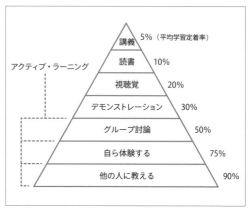

図1　学習ピラミッド (National Training Laboratories)

＊ 順天堂大学大学院 医学研究科 医学教育学

者が考えながら聴講し、最後に行動に移すヒントが得られるような構成とすると、同じ内容の講義でもその後の実践に差が生まれます。さらに、途中に動画を挟むなど視聴覚教材を活用すると定着率が上がります。

2. グループ討論を伴うセミナー

SOGIは、人の存在そのものにかかわる属性であり、これまで誤解や偏見を持たれやすかった歴史もあるため、一方的な知識の伝達だけでは、それを実践に落とし込むことは容易ではありません。筆者らは、10名前後の職員を対象に120分のセミナーを定期的に開催しています[1]。このとき、LGBTQ＋当事者を必ず複数招いています。事前学習から、当日の参加、事後レポートの提出まで一連の学びを経た参加者には、オリジナルのレインボーバッジが渡されます(図2)。

一度に研修を受けられる人数に限りがあるため、毎回、待機者リストができますが、その後の勤務に活かせる学びが得られています。参加が強制ではなく、意欲のある職員が自発的に参加しているため、成果につながりやすいのかもしれません。

3. シネメデュケーション

映画や動画を視聴して、その内容に基づいて教育する手法をシネメデュケーション(cinemeducation)といいます。誰もが興味を

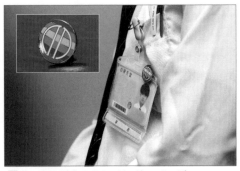

図2　オリジナルのレインボーバッジ

持つ映画の上映を、研修と結び付けてイベントとして行う方法もあります。

4. 職員の企画による講演会開催

職員が研修の参加者ではなく、主催者側になるという研修方式です。図1のピラミッドでいうと、下段の取り組みになります。何を伝えたいのか、企画から始めます。

研修の開催曜日や時間帯も、参加しやすさに影響します。職種によってそれらが異なる可能性もあります。それぞれの医療機関で検討してみてください。

>> 当事者参加型の研修の意義

"Nothing about us without us."（私たちのことを、私たち抜きに決めないで）ということばがあります。障害者の自立生活運動の過程で生まれたスローガンです。SOGIをめぐる取り組みを検討する際も、これまで当事者がどのようなことで悩んできたのか、医療者に求めることは何かについて、当事者から学ぶ必要があります。

もっとも、SOGIが多様であるように、医療に求めることも一様ではありません。前述の「グループ討論を伴うセミナー」で触れた研修では、"どのようなSOGIであるかにかかわらず、一人ひとりと向き合い、声に耳を傾けることが大事だと気づいた"という感想が聞かれます。また"それは、あらゆる患者さんに言えることで、結局のところLGBTQ＋であるからといって特別視するのではなく、医療者として最善を尽くしたい"という思いも述べられます。今まで出会ったことはないと思っていたLGBTQ＋の方が自分の目の前に座っていて、自分や他の人と何ら変わりないと認識することができるのも、そうした気づきにつながると感じています。

これまで医学・医療者教育の中でSOGIについてはほとんど教えられてこなかったため

に、この領域の専門家が多数いるわけではありません。しかし、現在、全国各地でLGBTQ＋コミュニティが当事者団体をつくって啓発活動を行っています。講師派遣や研修を行うとウェブサイト上に記載している団体も少なくありません。まずは、そのようなところに相談してみるのはいかがでしょうか。

>> 心理的安全性の確保

研修や教育を行う際、何よりも留意いただきたいのは、「心理的安全性」の確保です。学習者のなかに当事者がいると知らずに、心無い発言が参加者から出ることがあります。また、偏見をそれとは気づかずに有していて、学習の場に参加する人もいるかもしれません。当事者ゲストがいるにもかかわらず、明らかなヘイト発言が出る可能性もゼロではありません。研修や教育を始めるときには、学習の場が安全になるように、二重三重に配慮する必要があります。開始前にグラウンドルールを設定し、参加者の同意を得ることもその一つです。例えば、「参加者の皆様が安心してこの研修を実施できるように、次の点についてご留意願います、①多様なセクシュアリティやジェンダーを尊重する姿勢でご参加ください、②この場で知りえた個人情報について、他者に伝えたり、SNS上に投稿しないでください、③録音・録画・スクリーンショット（オンラインの場合）などは固く禁じます」といった案内を研修の冒頭に伝えます。

それでも、差別発言が出ることがあります。悪意のない差別（マイクロアグレッション）も珍しくありません（Q20参照）。しかし、それを見逃してはいけません。一方的に非難するのではなく、シンプルに知識がないことから生じる誤解に基づく発言なのか、偏見に基づいたものであるのかなど、発言の由来にまで思いをめぐらして対応する必要があります。自身が過去に傷ついた体験が、差別発言につながっていることもあります。

全体の進行のなかで、発言者が皆の前で責められたという否定的な感情を生じないように、そして聴いている他の参加者が緊張しないように場を仕切るにはかなりのスキルが求められますが、差別発言に同意しない姿勢を見せることは大事です。例えば、「そう思うんですね。私はそうは思わないのですが、どうしてでしょうね」、「それについては、しっかり議論した方がよいので別に時間を取ります」と発言するなど、その場が緊張しないように進めましょう。一人ではなく複数で司会進行したり、そうした場面の対応に慣れた方と一緒に担当するのがよいかもしれません。運営する側の心理的安全性への配慮も重要です。

さらに、当事者を講師に招いての研修の場合、本人の意向に沿って匿名性を保ったり、研修で知り得た内容を勝手に他者へ知らせるアウティングをしないという注意喚起を参加者に行います。研修の通知文書の記載表現についても講師本人に確認しましょう。もし、録画してオンデマンドで配信するときは、あらかじめ公開範囲と期間を設定します。

＊

医療機関や医育機関には常に新入職員が入職し異動もあるため、研修を継続して行う必要があります。医療者自身がどう対応したらよいのか不安であったり、過去の対応があれでよかったのかと思い出されることもあります。どの医療機関にも研修参加を希望する職員は必ずいます。講演会形式でよいので、まずは、最初の一歩を踏み出してみてください。その際、組織のトップから、この研修は重要で職員は必ず参加してほしいというメッセージが出されると、研修の意義がいっそう認識されることでしょう。

▶引用・参考文献
1) 武田裕子, 岡田綾, 川﨑志保理：順天堂大学医学

部付属順天堂医院の取り組み; 多様性は力, 医学教育
54(1), 60-64, 2023.

▷当事者の思いや願い

> 医療者の研修の場に、当事者ゲストとして招かれると、参加者のみなさんに自分たちのこと
> を知ってもらえるとともに、多くの人がアライ（自分たちのことを知ろうとしてくれていたり、
> 何かできることをしたいと考えてくれていたりする）であることがわかって、「一人じゃないんだ」と思
> え、いつも温かい気持ちになれます。また当事者同士でも、本当に人によってそれぞれ状況や考え
> が異なり、他の方の考えや思いがわからないことも当然あるので、他のゲストのお話を聞けること
> が自分にとってとても貴重な経験となっています。[ちびすけ]

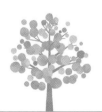

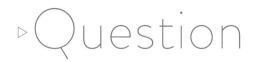
働く場・教育編

「多様なSOGIのために取り組みたいのですが、何から始めたらいいでしょうか?」

質問者 | 上司に対策を申し入れたところ「そんなことに取り組む必要はない」と言われてしまいました。どうすればいいでしょう。

▷ 私の考え・私の実践

吉田 絵理子（医師）*1
武田 裕子（医師）*2

　医療機関の中に、多様なSOGIに関して取り組みたいと感じているスタッフが一人でもいることはとても重要です。組織によって課題や施策を進めていくうえでのバリアは異なります。ここではある大学病院と医療生活協同組合での取り組みがどう発展してきたかを例に挙げます。どんなことから始められるかについて考えてみましょう。

>> 順天堂医院での取り組み

　順天堂医院は、1,051床の大学病院です。一人ひとりの在り方を尊重するという考え方に基づき「SOGIをめぐる患者・家族・職員への配慮と対応ワーキンググループ」を2021年5月に立ち上げ、活動しています。その取り組みは医学部に広がり、さらに他学部や他の附属病院でも研修が始まるなど、全学的な活動となって、他大学や病院から問い合わせや見学に来られるまでになりました。2022年、23年にはPRIDE指標●1に応募して、最高位となるGOLD認定を2年連続で受けました。こんなに早く、また、これほど大きな取り組みになるとは私（武田）自身、全く想像していませんでした。

　私が順天堂大学でSOGIに関する取り組みを始めたのは、2015年のことです。英国・米国留学から帰国して、ゲイ当事者の方の講演を聴く機会がありました。社会に受け入れられていないことから生じるさまざまな困難、大切なパートナーが危篤状態になっても病室に入れてもらえなかったと伺って、医療者が変わらなければと思いました。そこで、自分の担当するゼミの活動として、医学生6名とともに、毎年、当事者を招いて講演会や映画上映会を開催し、ポスターを貼り病院職員や学内の教職員に参加を呼びかけました。看護部長や教務課職員が毎回参加してくれ、イベント後のアンケートに「初めて自分と同じ人に出会った」と感想を記す学生がいるなど、少しずつ手ごたえを感じていました。

　2020年、パートナーシップ制度が広がるなか、ある病院職員から医療安全部門の室長に「患者さんが証明書を持参したらどう対応したらよいか」という問い合わせがありました。室長が学長に大学としてのスタンスを尋ねたところ「大事な問題なので院長と相談して進めるように」との指示が出されました。そして順天堂医院院長の指示で、院内にワーキンググループが立ち上がりました。私が教育活動を行っていることは学内で認識されて

いましたので、そのワーキンググループの委員長に任命されました。さらに同じ時期に、法人からも順天堂医院の課題としてLGBTQ＋の方々への医療に取り組むようにという方針が出されました。

ワーキンググループのメンバーを募集したところ、院内の各部門から自発的に30名を超える職員が集まりました。患者対応で迷ったことがあったり、友人からカミングアウトされたときの自身の対応を後悔しているなど、さまざまな理由での参加でした。このテーマに詳しいという者は誰もおらず、まず講演会形式で学修の機会を持ちました。院内の課題を持ち寄り、意見交換しながら少しずつできること、必要なことに取り組んでいます。

並行して、少人数制のSOGIセミナーを開催しています。毎回必ず、特定のSOGIにより困難を抱えるゲストを複数招いて経験を語っていただき、対話を通して学ぶ形式です。修了者には、大学のロゴ入りレインボーバッジが渡され、「アライ(応援者・理解者)」としての活動が期待されます。これまでの2年半で約40回のセミナーを開催し、350名を超えるアライが誕生しています。さらに2022年には、過去に順天堂医院で診療を受けたことのある当事者の方が、アドバイザーとしてワーキンググループに参加してくださいました。それは本当に心強く、Pride指標の申請につながりました。

振り返りますと、自分にできる範囲の取り組みから始め、仲間を募り、コミュニティを形成し、組織の理解を得るというプロセスであったように思います。その際、当事者の方々の声が大きな原動力になりました。そして、学是に「仁」を掲げ、「不断前進」の理念のもと、「出身校、国籍、性による差別なし」という三無主義の学風を有する組織文化が、有形無形に作用していると感じます。

>> 川崎医療生活協同組合での取り組み

川崎医療生活協同組合には、1つの病院と7つの診療所などがあります。2018年に病院の医師である筆者(吉田)がバイセクシュアル・Xジェンダーであることをカミングアウトしたことをきっかけに、LGBTQ＋に関心のある職員がつながり、2019年に自主的にダイバーシティ推進有志の会として活動を始めました。コアメンバーは当初4名、途中から6名に増えました。

職員を対象に学習会や対話の場などを提供し、さらに理事長や専務との対談の場を設けてもらい、正式な委員会の立ち上げや職員の制度研修に多様なSOGIに関する学習を組み込むことを要望として伝え、文書を提出しました。

活動開始から約4年越しで正式にダイバーシティ進委員会が設置され、現在、月1回の委員会には当事者医師だけでなく事務管理や医療生協の組合員、診療所の看護師長なども参加しています。これまで、全職員向けのLGBTQ＋に関する学習会、制度研修へのLGBTQ＋に関する学習の追加、職業規定で同性パートナーを配偶者と同様に扱うよう変更する、などを実現しています。

課題として、各診療所・病院での取り組みにばらつきがあり、問診票やだれでもトイレの表示などをトランスジェンダーの人に配慮したものに変更した診療所もあれば、まだ何も施策を開始できていない診療所もあります。病院でも全職員向けの学習会は開催しましたが、非常勤も含め職員数が多いため周知が徹底できておらず、今後の対策が望まれます。

委員会が立ち上がるまでの期間は、なかなか組織全体での動きを起こすことができず、有志の会のメンバーで歯がゆい思いを共有して、落ち込んだときには励ましあっていました。筆者の活動が外に広がるにつれ、LGBTQ＋当事者の方が相談のため外来に受診されることも増え、スタッフ間で多様なSOGIに関

する学びの重要性の認識が増していったことも、委員会立ち上げの後押しになりました。

>> **まとめ**

紹介した2つの医療施設にみられる共通点には、①現場で働くスタッフと管理者とが協力している、②LGBTQ＋当事者に関わったことのあるスタッフや当事者がメンバーとして加わり活発に活動している、③LGBTQ＋当事者がサポートしている、④ワーキンググループや委員会といった正式な組織化がなされている、⑤困ったときにサポートを受けられる場がある、といった点が挙げられます。

筆者らは、実際にLGBTQ＋の方が医療機関を利用しているという実感を持つことで、医療関係者の当事者意識がぐっと高まる場面を度々目にしてきました。職場の上司が多様なSOGIに関する対応の必要性を感じていない場合には、LGBTQ＋の人がどのくらいの割合なのかという客観的なデータを紹介したり（総論01参照）、LGBTQ＋の方がスピーカーとして登壇される学習会に一緒に参加したり、職場でLGBTQ＋の方を招いた学習会を開催するといったことから始めてみるとよいかもしれません。また、一緒に活動したり、話し合ったりできる仲間を組織の内外につくっておくことが息切れしないために役立つでしょう。

▷ 当事者の思いや願い

組織やその長が、一緒に働くメンバーの悩みや働きにくさを知りつつ「対処の必要はない」と考えているのであれば、つらさを覚えるのが全体からみればわずかな人数（マイノリティ）であったとしても、とても寂しいことです。LGBTQ＋に関する取り組みの効果は、その当事者だけが恩恵を受けるものではないはずです。組織で働く人の多くは何かしら悩みや課題を抱えていることが少なくありません。理由に関係なくメンバーに寄り添おうとする組織であれば、今すぐに解決はできなくても、いつか改善されるだろうという希望を持てるし、そんな組織にいる自身のパフォーマンスを最大限に発揮して貢献したいと、メンバーは考えるでしょう。そう思うのはきっとLGBTQ＋当事者である僕だけではないはずです。[ちびすけ]

▷ ことば

● 1　**PRIDE指標**

一般社団法人 work with Pride が策定した、職場におけるLGBTQ＋などへの取組みに関する評価指標。企業・団体等の枠組みを超えてLGBTQ＋が働きやすい職場づくりを日本で実現することを目的としている。名称は「Policy（行動宣言）」「Representation（当事者コミュニティ）」「Inspiration（啓発活動）」「Development（人事制度・プログラム）」「Engagement/Empowerment（社会貢献・渉外活動）」という5つの評価指標の頭文字からなる。

/ コラム /

組織を変えていくためのステップ

宮田 瑠珂（LGBTQ＋施策推進コンサルタント）

　制度・設備といったハード面と知識・理解といったソフト面の両輪での推進を、一時的な取り組みで終わらせることなく、継続することが重要です。

●企業全体で取り組む意識を持つ

　組織全体で取り組むべき課題、施策であるという意識を根づかせるためにはトップダウンで進めることが有効であり、そのためにはまず経営者・管理者層の意識変革が欠かせません。管理者層に必要性を認識してもらうためにすべきことを3つに整理します。

1.取り組むメリット・取り組まないリスクの説明

　取り組む労力をかける意義（メリット）があることを認識してもらうことで、経営者の意識変革につながりやすくなります。"LGBTQ＋"はさまざまな多様性の一つの切り口であり、組織に属する誰もが何かしらの困難や課題、悩みを抱えており、マイノリティ性を有しています。そのため、マイノリティを排除せず受け入れ尊重し、公平に活躍できる組織づくりを進めることは、組織全体に非常にポジティブな効果を生じます。

＜取り組むメリットの例＞	＜取り組まないリスクの例＞
・離職率の軽減	・訴訟リスク
・優秀な人材確保	・機会損失
・労働生産性の向上	
・顧客満足度の向上	

2.経営者・管理者層に向けた研修・講演会の開催

　意識変革に大きな影響を与える要素として「自分ごと化」が挙げられます。SOGIへの取り組みは「自分たちには関係ない」と思われがちなため、実際に自分たちの組織に関係のある課題であることを理解してもらうと同時に、課題の重大さに気づいてもらいましょう。特に、実際に当事者の声に触れると、多くの人が積極的に取り組みたいと思ったり、取り組むべき課題として認識してくれます。今はさまざまな団体が講演会を開催しているので、それらのイベントも活用してみてください。

3.ロードマップの提示

　「LGBTQ＋対応」と聞くと、トイレなどの設備整備を思い浮かべ「費用がかかり大変だ」というイメージを持たれがちです。そうではなく、できることからやり始めればよいことを示しましょう。経営者・管理者が研修・講習会に参加するということも大きな取り組みの一つです。

● 社員の理解啓発

　そして、継続した取り組みとするためには、現場の理解も欠かせません。

　LGBTQ＋当事者は、あくまで同じ職場で働く同僚にLGBTQ＋という側面があるというだけのことです。したがって、この取り組みは仲間たちが困っていること、苦しんでいることを解決していくことが目的であり、対立構造を望むものではなく、セクシュアル・マジョリティであるシスジェンダー、異性愛者の権利を奪ったり損ねたりするものではないことを理解してもらいます。

　社員の理解啓発促進の３つのポイントを以下に挙げます。

　1. 全社員に向けた基礎知識と当事者の声に触れる研修の実施

　テレビなどの情報から間違った理解・印象が先行してしまい、正しい知識を持たず、悪いイメージを抱いてしまっている場合も少なくありません。必ずしも細かい言葉の定義を網羅的に知らなければいけないとは思いませんが、基礎的なことに関する正しい知識の習得は欠かせません。当事者が自分と同じ生活を送っている身近な存在であること、そして、自分にとってはあたり前の生活の中で苦しみや困難を抱えている状況に気づくことが、「ただ知ること」にとどまらず、LGTQ＋の人を受け入れて力になりたいと思う大きなきっかけになります。

　2. ケーススタディ研修の実施

　あらかじめケーススタディなど具体的な事例に基づく研修や勉強会を行っておくと、職場で起きるかもしれない状況や、立場ごとに求められる適切な対応がわかり、実際にそのような場面に直面したときの準備となります。

　　＜ケーススタディの例＞
　　・部下からカミングアウトを受けたときの対応
　　・ハラスメント発言をしている同僚をみかけたときの対応
　　・気づかないうちにしてしまう悪意のないアウティングの例

　3. 相談窓口の設置

　誰にも打ち明けられず苦しむ当事者に向けて、また、当事者に限らず支援したいけれど方法がわからないという周囲の人に向けた相談窓口の設置は、心理的安全性と働きやすい環境の確保につながります。なお、相談窓口はしっかりとした情報管理体制、また、匿名で相談できるようにする等の配慮が欠かせません。組織内に相談窓口を設けるのが難しい場合は、自治体・団体が相談窓口を設置していることも多いので、それらの窓口を紹介することもできます。

＊

　こうした社員への理解啓発の過程で、ネガティブな反応がみられることもあるでしょう。多様な人々の存在や人格、人権を否定することは許されませんが、正しい知識を得たうえ

で自身の価値観と異なると思うこと自体は悪いわけではありません。しかし、きちんと知ろうとせずに自らの思い込みだけで他者を否定し非難することは差別であり、差別はいかなる状況でも許されざる行為であるため、組織として適切に対処する必要があります。

● 制度・規程の整備

福利厚生などの制度や規程の現状を把握したうえで、性別・国籍・年齢などにより平等に権利を享受できないような項目があれば見直します。主に焦点となるのは、配偶者や子どもといった家族の定義に関する解釈の拡大です。また、傷病休暇などの取得事由として性別適合治療を含めることなども検討します。併せて制度・規程を変更する過程で申請の方法や情報管理のあり方などに注意を払い、アウティングの防止体制の整備を行うことも重要です。

こうした規程の変更には理事会などでの決議が必要になるでしょう。ここで経営者層の理解を得られていると、施策を推進するスピードが格段に違ってきます。

● 設備の整備・運用

性別関係なく使えるだれでもトイレの設置、トイレに性別の区別をもたせないトイレのオールジェンダー化、個室設計された更衣室の設置などが挙げられます。ハード面の充実は当事者にとって快適な生活、働きやすい環境につながりますが、これらの設備導入にかかるお金や時間は小さくありません。また、テナントビルなど工事を伴う導入は困難なケースもあります。そのような場合でも、実はできることはあります。

例えば、丁寧な説明をしたうえで(一部の)男女別のトイレから男女マークを取り払い、性別関係なく使えるトイレに変更したり、更衣室を簡易的なパーテーションなどで区切ることは、大掛かりな工事をする必要なく簡単にできることです。ただし、周囲の理解や安全、快適に運用されるための協力は欠かせません。

なお、制度・規程の改定、設備の整備に対し悪用のリスクを懸念する声が上がる場合がありますが、これはLGBTQ＋に関することだから起こる問題ではなく、絶対にゼロにできるものでもありません。もちろん大きなリスクへの対応は重要ですが、そこにだけ目を向けるよりも「幸せの総量が増える最適解はなんだろう」という視点が重要ではないでしょうか。今起きていないことをいたずらに懸念するのではなく、実際に運用し問題が生じたときに原因をきちんと捉えて策を考えて対応する、という体制をつくることのほうが、よりよい組織づくりにつながります

また、制度・規程、設備が整備されたにもかかわらず実際には利用されないという場合もあります。しかし、だからといって取り組んだ改定に意味がないわけではありません。こうした権利が保障されているという事実によって、当事者には組織が自分たちの存在を「いないもの」ではなく「いる」と考えてくれていることを実感でき、心理的安全性が高められます。そこに非常に大きな意義があるのです。

● アライの可視化

アライであることの可視化は、アライの人にとっても仲間がいることがわかり、わからな

いことがあったときや困ったときに相談し合えるネットワークになります。そして、何より
も見た目ではLGBTQ＋当事者かどうかがわからないように、その人がアライかどうかも外
見だけではわかりません。自分が属する組織に自分を受け入れてくれる人がいること、何か
困ったときに頼れる人がいること、それがわかっていれば、安心して生活し働くうえで本
当に心強い支えになります。

　また、そのアライの輪は決して組織内に閉ざす必要はなく、組織外の業界全体、社会全体、
世界全体にその輪を広げていくことで、「当事者・非当事者の壁がなくなる理想の社会」に
つながると信じています。

＊

　前述したとおり、LGBTQ＋への配慮を踏まえた組織に変えていく取り組みは、継続して
いくことや、その組織に合った形で進めていくことが重要です。必ずしもここで紹介した内
容がそのまま適用できるとは限りません。そして、今よいと考える取り組みも時代や状況に
よって変化する場合もあります。重要なことは、一度対応をすれば終わりではなく、たった
一つの「答え」を出そうとするのではなく、また、誰かの犠牲を仕方がないと諦めるのでは
なく、心地よい形を考え、その時できることに一つずつ取り組み、“みんなの”心地よいを“み
んなで”つくり続けていくことです。

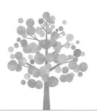

働く場・教育編

「学生などを指導する際に、気をつけるべきことはありますか?」

▷ 私の考え・私の実践

武田 裕子（医師）＊

SOGIに関する学生教育は、さまざまな場面が考えられます。少人数のセミナーから大教室での講義などカリキュラムのなかでの教育もあれば、課外活動や異なるテーマでの教育活動のなかで、何かの拍子に話題になることもあります。将来医療者になる学生たちにとって必ず学ぶ必要のあるテーマでありながら、わが国では、教育がいまだ十分に行われているとはいえない現状も明らかになっています[1]。

一方、社会の変化もあり、指導医や教員が学生だったときと比べると、今の学生たちは大学入学前にSOGIについて学ぶ機会があり、当事者の友人や同級生もいてより身近に感じているように思います。筆者は、在籍する大学が「誰一人取り残さない医療、安心して学び働ける大学、病院」を目指していることもあり、アライの教員として医学部の授業を担当しています。取り組みを始めて10年近くになりますが、未だに試行錯誤を繰り返しています。それは、SOGIは誰もが有しているものであり、存在そのものに関わってくる大事なテーマであること、偏見や差別といった人権にかかわる領域でありながら、それに対する考え方や受け止め方はさまざまで、知識の伝達にとどまらない内容や対応が求められていると感じるからです。個人的な経験にはなりますが、私自身が気をつけていることを以下に述べます。

>> 学ぶことの意義と必要性を明確に伝える

医療者教育でよく活用される成人学習理論では、「何のために学ぶのか」が明らかで実践に役立つことが理解できれば、学習意欲が高まるといわれています。筆者はSOGIに関する基礎知識とともに、SOGIに対する無理解や偏見が健康格差の原因となっている現状を伝えるようにしています。医療者に何が求められるか、実際に行動に結びつくように具体例とともに説明します。本書には、現場でのQ&Aとともに当事者からのメッセージが多数寄せられています。今後の授業でぜひ紹介させていただきたいです。

>> 当事者の体験やことばを伝える

教科書的な知識を得るだけでは、理解はできても行動を変えるには至りません。心が動く体験をして初めて実践したいという思いになります。当事者の体験やことばには、本当に力があります。筆者自身、LGBTQ＋について医学教育の中で取り上げなくてはならないと感じたのは、ある公開講座でゲイの当事者の方がご自身の半生を語られるのを聴いたからでした。長年連れ添ったパートナーの入院の際に病院で排除されたこと、危篤状態であったのに病室にも入れなかったことを聴いて、このままではいけないと強く思いました。

当事者を直接呼ぶのが難しい場合には、当事者が医療現場での体験について語っている

動画を教材として活用することもできます。

>> 心理的安全性の確保

　医療現場では、常に当事者がいると考えて行動することが求められますが、授業など学生教育においてもそれは同様です。授業を組み立て、発表資料を作成した後で、それが当事者学生にはどう伝わるだろうかとあらためて点検します。しかし、正解はありません。同じ内容の講義でも、同級生に知ってもらってよかったと感じる当事者学生もいれば、自分のことを言われているようでいやだったという反応をもらうこともあります。SOGIが多様であるように受け止め方もさまざまですので、すべての学習者が一律に同じ程度に有用だと感じる授業にするには限界があると考えるようにしています。しかし、学習者が教育によって傷つけられることがないように、可能な限りの工夫をします。

　さまざまな反省を繰り返しながら、講義室での授業では冒頭に次のようなことを伝えています。

- 感情が大きく動く可能性がある内容の授業で、つらくなったり反論したくなる人もいるかもしれない
- 自由に途中退室してかまわない
- 発言するときには、専門職を目指す学生としての自覚を持って話してほしい
- 授業中にもプロフェッショナルとしての理解と対応が求められ、差別的な発言や態度は容認しない

　それでも十分とは言えない場合もあります。近年は、大学の授業でもアクティブ・ラーニングが求められ、一方的な講義ではなく授業中に学生が何らかのアウトプットをすることを推奨しています。授業中にグループをつくって話し合いをしたり、アプリを使って意見の表明を求めることもあります。そこで、学生から心ない一言が発せられたことも実際にありました。もちろん、同級生に当事者がいるとは思わずにです。

　そのようなことを避けるために、授業中に個別に発言を求めることやグループ・ディスカッションは控えて、Google Formsなどを用いて個々の応答を講師だけが見られるようにし、そのうちのいくつかを紹介するという進め方を選択することがあります。また、講義室での対面の授業の代わりに、オンライン講義にしてカメラオフで受講する方法もあります。それでも差別的な発言があったときに素早く対応することが指導する側には求められます。それについては、Q20をご覧ください。

　授業でLGBTQ＋について学んだときに、過去の自身の無自覚な差別的行いを思い出し、その後悔について授業後のレポートに書く学生も少なくありません。そのため講義の中で、筆者自身も失敗したと考える出来事がいくつもあることを伝えます。誰もが学びの途上にあり、学ぶことで行動をよりよいものに改善できることを強調します。

　「そこまで気を遣わないといけないのか」「それではとても授業はできない」と感じる方がいるかもしれません。授業後に学生からも、同級生の意見が聴きたかったという感想をもらうこともあります。まだまだ試行錯誤の途中です。グループ・ディスカッションをしたい学生は対面で、そうでない学生はオンライン参加とするなど、今後もいろいろな方法を試していきたいと考えています。

＊

　少人数でのセミナーの場合は、教員や指導医側で議論をコントロールしやすい面はありますが、やはり常に当事者の立場で内容を吟味する必要があります。

　筆者は、健康の社会的決定要因（SDH）に関する教育を行っています[2]。あるとき、セミ

ナーで孤独・孤立が健康に与える影響を伝えるのに、非婚化が進んでいることを例に出しました。その際、一人の学生の表情が曇った気がして気になりました。あとから考えて、異性婚を前提に話していたと思い至りました。それ以来、このテーマを取り上げるときには、結婚すべきであるとか異性婚のみが結婚と考えているわけではないと、ことわりを入れるようにしています。

コミュニケーションの方法に幾通りもあるように、教え方にもさまざまな方法があります。知識の伝達のみであっても、自信を持って教えられる専門性が自分にあるわけでは決してなく、これからも手探りで進めていくしかないと考えています。教育が必要であることは明白な領域ですので、今後、学習教材を当事者も含め他大学の教員や研修病院の指導医と協力して開発し、共有できるように取り組んでいきたいと考えています。

▶ **引用・参考文献**

1) 吉田絵理子：SOGIに関する基礎知識, 国内外の卒前医学教育の現状, 医学教育, 54 (1), 16-22, 2023.
2) 武田裕子編：格差時代の医療と社会的処方―病院の入り口に立てない人々を支えるSDH（健康の社会的決定要因）の視点

▷ 当事者の思いや願い

セクシュアリティやジェンダーは、どれが正しい・誤っているというものではなく、優劣がつけられるものでもありません。その人固有の大切なものであり、尊重してもらいたいです。そしてSOGIの違いは豊かさであるという認識を育んでほしいです。患者に対して「なんだか怖いから、話題にしないでおこう」と思う場合もあるかもしれませんが、医療者として相手を尊重し話題にすることと、ハラスメントになることの違いを理解し、コミュニケーションをとってもらえると嬉しいです。［さく］

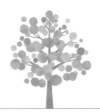

働く場・教育編

「学生や職員の髪型や男性の化粧、服装などの身だしなみは、どこまで許容するべき?」

▷ 私の考え・私の実践

吉田 絵理子 (医師) [*1]
武田 裕子 (医師) [*2]
宮田 瑠珂 (LGBTQ+施策推進コンサルタント)

　医療機関において、職員の髪型や服装には衛生管理の観点から規定が設けられており、清潔であること、働きやすいこと、自身にも患者にも安全であることが求められます。医療スタッフは、身体に触れたり、脱衣した状態の患者と接することがあり、きちんとした身だしなみが特に求められる職業の一つです。

>> 医療現場が許容する性表現 (gender expression)・身だしなみ

　身だしなみには、化粧や髪形が含まれますが、それらが「きちんとしているか」を判断するための客観的な指標はありません。ここでは、服装や髪型、化粧といった性表現の自由が、医療スタッフとしてどこまで許容されるかについて考えます。女性であっても、男性であっても、同じ恰好であれば、清潔感や機能性には変わりありません。医療現場で、男性は「男性らしい」、女性は「女性らしい」外見をまとう必要があるのでしょうか。

　男性ジェンダーの人はこういった外見をすべきである、女性ジェンダーの人はこういった外見をすべきであるといった線引きに、Xジェンダーの筆者 (吉田) は苦しんできました。そんな自分にとって、医師の仕事は、服装などに女性ジェンダーを求められずとても働きやすい仕事です。化粧をしていないことについて、患者さんから何か言われたことは

なく、好きな恰好をして働くことができています。しかし、筆者の職場の事務職の人たちは、なぜか女性だけキュロット風の制服を着用することが義務付けられており、男性は私服のスーツを着るというルールになっていました。筆者は女性事務職員の制服を見ながら「あの制服を着ろと言われたら、私はここでは働けないな」と感じていました。しかし2023年にそのルールが廃止となり、女性事務職員も自由な服装で働くことができるようになりました。以後、それによって何も問題は起きていません。

　では、男性スタッフが長髪だったら、化粧をしていたらどうでしょうか。そのスタッフにとってはその表現がしっくりきているわけです。時代とともに、メンズメイクを肯定的にとらえる人も増えています。私たちは、清潔感、機能性が守られているのであれば、スタッフの表現の自由は許されてよいのではないと考えています。

　もしかすると、患者の中にそのことについて不快感を示す人がいるかもしれません。しかし、医師の服装など外見に対する患者の印象は一様ではなく、判断する患者の年齢や性別、居住地によっても差があり、さらに女性医師の能力を低く評価するなどのジェンダー・バイアスの存在も指摘されています[1]。そのため、患者による評価が常に正しい、優

先されるべきというのでもなさそうです。

さらに、看護師が髭を伸ばすのは禁じられているのに、医師が髭を伸ばしていても許容されるといったこともしばしば耳にします。医療現場における身だしなみがどこまで許容されるかという判断には、ところによっては権威勾配が存在しているのかもしれません。

>> 服装 (ユニフォーム) の性差

医療系の職種によっては、職場のユニフォームが決まっています。学校で、さらに卒業してからも男女で仕様が大きく異なると、トランスジェンダーやXジェンダーの学生・医療者にはつらい選択を迫ることになります。ユニフォームがあるからその仕事を選ばない、ということも起こりえます。しかし、今や中学・高校でも制服の見直しが図られています。もし、現在、男女で制服が異なる医療機関や教育機関があれば、他の選択肢についても検討してはいかがでしょうか。

実は、一見同じ白衣でも、右前か左前かで男性用と女性用に分かれたりしますし、デザインも多少異なります。注文票に記入するとき、自認する性別と異なる性別の白衣を選ばなくてはならないのは、自己否定にも似た思いを惹起するかもしれません。男女共用の白衣を導入し、男性用と女性用に加えてその他の選択肢を用意する、あるいは共用白衣の一択にするというのもよいでしょう。

>> 許容範囲の決め方

冒頭に、「医療現場での服装や身だしなみは、清潔であること、働きやすいこと、自身にも患者にも安全であることが求められる」と述べました。それは男性にのみ、あるいは女性にのみ適用されるものではありません。本来、外見に関するルールの基本は、性別によって異なるものではないはずです。ルールが適用される対象が性別によって分けられる

必然性があるのかどうか、もう一度立ち止まって考えてみる必要があります。

しかしながら、身だしなみや服装への印象など、客観的な指標がなく、患者側や医療者間の意見も異なる中でルールをつくるのはなかなか困難なことです。お互いにネガティブな感情を持ったうえでルールを決める、ルールにあてはめる、ルールを運用しようとすると衝突が生まれてしまいます。どうすればお互いに気持ちよく働けるか、目的を共に再確認し、これはだめだという「制限（否定）」よりも、望ましいのはこんな形という「推奨（肯定）」として制定されるほうがうまく機能するように思います。実際、職員本人にとって、職場でどのような装いをするか、自身が不快でない恰好で働けるかは仕事のパフォーマンスに影響します。管理的な立場の方には、明確な判断基準はないという前提を忘れずに、スタッフとの対話を通して総合的に判断していただきたいです。

ルールは"ゼロか100か"ではなく、お互いに対話を続けながら運用でカバーすることもできます。そしてルールは一度つくったらそのままというのではなく、運用しながらよりよい形に変更できるものであるという意識も重要なポイントだと考えます。

＊

適切な化粧や髪形、身だしなみは、時代によって、また地域によっても変わります。ルールが先にあるのではなく、清潔であり、働きやすく、また患者に安全で安心な医療の提供を中心に据え、誰もが心地よく働ける環境を見出したいものです。

▶ 引用・参考文献

1) Xun H., et al. : Public perceptions of physician attire and professionalism in the US. JAMA Network Open, 4(7), e2117779, 2021.

▷ 当事者の思いや願い

どんな仕事でも、それに合った服装や身だしなみがあるので、現状のルールは守るべきだと思います。その前提で、男女別の決まりは必要ないと思います。医療系の実習に行くときに、「男性はひげを剃る」「女性は華美な化粧はしない」などの決まりがありますが、そこに男女の区別は必要ありません。「男性は髪が耳にかからないように」などというのもおかしいです。耳にかかることが衛生的に問題があるなら全員がそうすべきですし、単なる印象や習慣の問題であればそのルールが必要なのか検討するべきだと思います。そうした男女別に定められた決まりごとには、Xジェンダーについてどこにも触れられておらず、自分たちは無理矢理どちらかの性別に合わせなければいけません。

このように「枠組み」に入らない人を排除することになるのです。Xジェンダーの当事者としては、そのような排除や「いないことにされていること」が一番しんどいのです。また、学生の実習以外の時間や職員の仕事以外の時間は、業界のルールを適用してはいけないと思います。好きな格好をさせてほしいです。[臼井晴信]

これまでの常識や当たり前に思っていたことを可能な限り取っ払い、本当にそのルールは必要なのか、そのやり方は正しいのか考えてもらえればと思います（とてもエネルギーが必要なことなので、いきなりすべてを見直す必要はなく、できることから一つずつでも取りかかってもらえると救われる学生がいるはずです）。例えば男女別に割り当てられる役割などは、本当に性別で分ける必要があるのかを考えてみてください。今まで当たり前のように「男性ならいいだろう」とされている扱い（例えば、男性は検査の際に上半身裸になるなど）でも、正当な理由があるケースというのは、実はとても少ないのではないでしょうか。[ちびすけ]

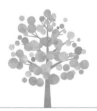

第 3 章
事例をもとに考える

「トランス男性で子宮卵巣摘出術を していない方が腹痛を訴えています」

質問者｜異所性妊娠も鑑別にあがる場合には、どのように医療面接・診察を進めたらよいのでしょうか？

▷ 私の考え・私の実践

池袋 真 (医師) *

ここでは、トランス男性の婦人科疾患に関する腹痛精査について説明します。まず、「よくある婦人科疾患の腹痛」として考えるべき以下の3つを覚えておきましょう。

> ① 異所性妊娠
> ② 卵巣腫瘍茎捻転
> ③ 骨盤内炎症性疾患
> 　（PID：Pelvic Inflammatory Disease）

>> これだけは聞いてほしい！ 質問事項

1. 妊娠の可能性があるか？

テストステロン療法は月経を停止させますが、避妊薬ではありません。**テストステロン療法≠避妊薬**であることは大変重要です。

性別適合手術（子宮・卵巣摘出術）をしていないトランス男性には、必ず「妊娠の可能性がありますか？」と聞いてください。トランス男性の性的指向はシス女性とは限りません。出生時に割り当てられた性別と性自認、性的指向は別々に考えることが重要です。

「トランス男性だから、性交渉したとしても相手は女性だろう。妊娠の可能性はない」と考えられる人もいるかと思います。仮にあなたが考えたとおりその人が"女性"だったとしても、シス女性とは限らないかもしれません。

また、「トランス男性に妊娠のことなんて聞いてはいけない」と、あえて質問しない人もいるかもしれません。しかし射精が可能である相手（シス男性や精巣摘出術を行っていないトランス女性など）と膣内性交渉があり、子宮・卵巣があるトランス男性であれば妊娠する可能性はあります。テストステロン療法により月経が停止していても、偶発的に排卵が生じる可能性はあり、妊娠の可能性が考えられるのです[1,2]。

2. 最終月経はいつ？ 不正出血はあるか？

異所性妊娠を疑う場合に必ず質問する内容です。このときにテストステロン療法の有無やホルモン量・投与間隔も質問しましょう。ホルモン療法を行っている人もいれば、行っていない人もおり、人それぞれ異なります。必ずしもテストステロン療法[1]を行っているわけではないので、問診では必ず尋ねましょう。

テストステロン療法中に不正出血が生じる人もいます。これはホルモン療法に伴う代謝の変化によって生じた可能性もありますが、「テストステロン療法中に不正出血が続いている」場合は、子宮頸がんや子宮体がんの検査を行うことも検討しましょう。

＊ 女性医療クリニックLUNA トランスジェンダー外来／パーソナルヘルスクリニック ジェンダー外来

3. 性交渉の内容は？ コンドーム、IUD使用の有無は？

どのような性交渉か。腟内性交渉、肛門性交渉、口を使った性交渉（オーラルセックス）なのか？ コンドームは使用したか？ 子宮内避妊器具（IUD：Intrauterine Device）などは入っているか？ 性感染症（STI：Sexually Transmitted Infections）の経験はあるか？ その心配はないか？ 異所性妊娠やPIDを考慮する際に、これらの質問をします。PIDは女性生殖器の感染症で、クラミジアや淋菌などのSTIによって引き起こされることが多い合併症と言われています。

ただし注意点として、「性交渉をしたことがありますか？」と聞いても「したことはない」と答える人が多くみられます。性交渉といってもさまざまです。口を使った性交渉や肛門性交渉はしているけれど、腟内性交渉がない場合、「性交渉はしたことがない」と答える人もいます。つまり「性交渉＝陰茎が腟内に入る行為」と考える人もいるため、質問のしかたによっては、医療従事者が知りたい回答が返ってこない場合もあります。

これを踏まえて「テストステロン療法によって生理がなくなったとしても、子宮・卵巣があり、腟内で射精を伴う性交渉があれば妊娠の可能性が否定できません。そのため、腟内性交渉があるかお尋ねします」と患者に伝えましょう。質問した理由を説明することで正確な返答が得られる可能性が高くなります。

トランス男性・ゲイの人で、IUDを使用している人もいます。IUDの避妊効果は高いですが、極めて稀に妊娠に至る可能性があり、さらにIUD感染に伴いPIDを引き起こす可能性があるため、IUD使用有無の質問も重要なのです。

加えて、STIの罹患経験についても確認しましょう。現在感染がある、もしくは既往がある人は異所性妊娠やPIDのリスクが高いため

重要な質問です。STI罹患経験がわからない、検査を一度も行ったことがない人にも、感染の可能性を考え、STI検査の実施を検討してください。

4. 婦人科診察を受けたことがあるか？

婦人科での診察を人生で一度も受けたことがない場合には、"指摘されていない卵巣腫瘍があり、卵巣腫瘍がねじれて腹痛が生じているのではないか"と想定し、卵巣腫瘍茎捻転の可能性を考えます。子宮や卵巣など女性特有の臓器への嫌悪や、婦人科受診の恥ずかしさから「婦人科の診察・検査は人生で一度も受けたことがない」という人は少なくありません。その場合、婦人科疾患があっても指摘されていない可能性があります。卵巣腫瘍茎捻転に伴う腹痛も考えられるため、必ず超音波検査で子宮・卵巣の診察を行ってください。

>> 同意を取り、行うべき検査

①妊娠反応検査（尿）
②超音波検査：経腟超音波検査で子宮・卵巣を確認することが望ましいですが、腟内が狭く痛みが伴う場合には、経腹／経肛門超音波検査で子宮・卵巣の精査を行ってください。
③CT/MRI検査：超音波では判断が難しい場合、画像精査を行ってもよいでしょう。画像検査の際は事前に必ず、妊娠していないことを確認してください。
④STI検査（クラミジア・淋菌など）、腟培養検査：異所性妊娠やPIDの場合、STIに感染していることがあるため、診察時に検査をするよう勧めます。

>> その他の注意点

子宮のみを摘出して卵巣が残っているトランス男性もいるため、婦人科手術の既往がな

いか尋ねましょう。例えば子宮筋腫・腺筋症などの婦人科疾患で子宮摘出術を受けた人や、月経嫌悪はあるがテストステロン療法は行いたくないため、子宮摘出術のみの手術を受けた人などが挙げられます。

　トランス男性が、子宮卵巣摘出術なしで戸籍上の性別変更が可能になった今、子宮卵巣摘出術を行った人、子宮のみ摘出した人、手術をしていない人などさまざまです。婦人科臓器についての質問も、他の問診と同様に遠慮せずに必ず行ってください。

　「トランス男性だからこの質問をするのは失礼なのではないか？」「質問してはいけないのではないか？」と躊躇せずに、シスジェンダー患者と同様に必要な情報収集はきちんと行いましょう。

▶引用・参考文献

1) Bonnington, A., Dianat, S., Kerns, J., et al. : Society of Family Planning clinical recommendations: Contraceptive counseling for transgender and gender diverse people who were female sex assigned at birth. Contraception. Published online April 15, 2020.
2) Krempasky, C., Harris, M., Abern, L., et al. : Contraception across the transmasculine spectrum, Am J Obstet Gynecol, 222(2), 134-143, 2020.

▷ 当事者の思いや願い

シスジェンダーの患者さん同様に、プライバシーが保たれ本人が話しやすい環境をつくってから、今考えられる可能性の中に妊娠の可能性もあるということを告げてほしいです。問診で性交渉の有無を聞く必要がある場合は、なぜその質問を聞くのか、何を答える必要があるのかを示したうえで「性交渉などによる妊娠の可能性があるか」といった聞き方をしてもらえると答えやすいです。また、診察に際して産婦人科などにつなぐ場合は、本人の希望（了解）を確認したうえで、セクシュアリティについても事前の申し送りをしてほしいです。［そら］

トランス男性が男性と性交渉したとしても、そのことで女性として生きていけるわけでは決してないことを知っておいてほしいです。性交渉の経緯も、必ずしも本人が望まないものである可能性があります。そのため、診療にあたる方々には妊娠の可能性＝（男性と性交渉ができるのであれば）トランスジェンダーの度合いが低いなどといった勝手な決めつけ、そして、その決めつけからくる言動は絶対にしないようにしてもらいたいです。［ちびすけ］

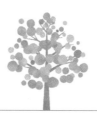

「体重減少で受診した未成年の患者から
性別違和を打ち明けられました」

質問者｜本人には希死念慮があるそうです。親にはカミングアウトしたくないと言っていますが、情報共有をしなくてもいいのでしょうか？

▷ 私の考え・私の実践　　山下 洋充 (医師) *

>> 親であっても本人の同意なしに伝えてはいけない

本人の許可なく性別違和●1について親に情報共有することは、アウティングに該当します。Q18でも述べたとおり、「自分のことを勝手に誰かに言われない権利」は医療における子ども憲章にも明記されています[1]。したがって、親と情報共有をする必要があると考える場合には、共有する情報の内容と共有する必要性を本人に説明し、同意を得るべきです。

子どもは受診時に話した情報が秘密にされると信じられることで、病院に継続して受診しやすくなります[2]。言い換えれば、秘密が守られないのではないかと心配して医療を受けずに過ごす子どももいます。この点からも、秘密が守られることを医療者が子どもに保証することは重要なポイントです。

>> 自死の恐れがある場合への対応

対応方針を決めていくにあたり、今回のケースで考慮しなければならないのは、患者に希死念慮があることです。こうしたときには患者の命を守る観点から、外来から家へ帰してもいいのか、それとも精神科と連携して入院を検討してもらったほうがいいのかを医療者が判断する必要があります。

そこでまずは自死に至る危険度がどれくらいなのかをアセスメントします。図に自死関連

自殺既遂（完遂）：自殺行動の後、死亡 ─┐ 自殺企図：自殺行動
自殺未遂：自殺行動の後、生存 ─┘ （自己破壊行動）に至る
自殺未然：中断された自殺企図
　　　　　他人に止められる
　　　　　自ら止める
自殺念慮（自殺願望）
　　自殺の具体的計画・実行する意図を伴う
　　自殺の具体的計画・実行する意図を伴わない
希死念慮：「死にたい」と思う、自殺行動の意図を伴わない
自傷：死を意図しない自己（身体）を傷つける行為

図　自殺関連行動に関する用語と自殺の危険度 [3]

＊ 河北ファミリークリニック南阿佐谷／にじいろドクターズ

行動の用語と自死に至る危険度を示します[3]。「死にたい、消えたい」などと自分自身の死をイメージすることや、死を願望することを希死念慮といい、自死をしてしまいたいと考えることを自殺念慮といいます[4]。漠然とした希死念慮に留まるのではなく、具体的に自死するための計画や準備をしている場合はより差し迫った状態であり、精神科との速やかな連携が重要となります。また、数日から週の単位で希死念慮が強くなってきている場合も、危険度が高まっている状態であり注意を要します。

なお、自死について話すことで子どもの自殺念慮や自死行動を誘発してしまうのではないかという懸念を抱く方もいるかもしれませんが、それを支持する根拠はありません[5-7]。「自死するなどと考えてはいけない。その話は聞かなかったことにする」など、自死が正しいか間違っているかの議論や、子どもの相談をはねつけてしまう対応をしないようにしましょう。

実際の場面では、希死念慮を抱いた背景を聴取しつつ、『あなたのことを大切に思っている』ということを伝えたうえで、セーフティネットとしての「信頼でき、相談できる周りの大人」が存在するかどうかを確認します。本人が性別違和のことを親に話したくないと言う場合には、なぜ話したくないのか、その背景を聴取します。なお、これまでに行われた調査では、児童生徒の自死の原因として「親子関係の不和」が上位にきていました[7]。性別違和に関連する親との葛藤が希死念慮の背景にあるケースもあると考えられ、その観点からも本人の同意を得ずに親と情報共有をすることは避けるべきです。

>> 親と連絡を取る必要があるとき

連携する精神科へ紹介するときは、親に状況を伝えることが必要となるでしょう。その

場合もアウティングにならないよう、どのように親に説明するか子どもにあらかじめ確認しておくことが重要です。例えば「性別に違和感があることはご両親には話しません。『死にたいと思うくらいつらいことを抱えている状態なので、今から精神科の専門家がいる医療機関に紹介したい』と伝えてもいいですか?」と了承を求めます。

紹介状に記載する内容についても性別違和のことを記載するかどうか本人と相談します。記載しない場合は、機をみて紹介先の医療者に直接話すよう本人に伝えましょう。

*

子どもが同意しない場合であっても、必要性が高いと判断して医療者が親に情報共有する例外的な状況はあり得ます。自死の危険性が高い状態にあり、かつ子どもの焦燥感が非常に強く話もできないなど本人の判断能力が低下していると考えられる場合です。情報共有することで子どもの命を守ることにつながると考えられる場合には、子どもの同意なしにアクションを起こすことも考慮されるでしょう。その場合は命に関わるリスクに関する根拠の詳細を診療録に記載しておくことが重要です。また、性別違和に関して情報共有する場合には、その内容は必要最低限に留めるよう注意を払いましょう。

▶ 引用・参考文献

1) 日本小児科学会：医療における子ども憲章. 2022. (https://www.jpeds.or.jp/uploads/files/20220817_kensho_p.pdf) [2023.10.12確認]

2) Ford, C.A., et al. : Influence of physician confidentiality assurances on adolescents' willingness to disclose information and seek future health care. A randomized controlled trial, 278(12), JAMA, 1029-1034, 1997.

3) 衛藤暢明, 他：総合病院精神科外来での自殺予防, 精神神経学雑誌, 121, 873-879, 2019.

4) 日本精神科救急学会：精神科救急医療ガイドライン

2022年版, 2022. (https://www.jaep.jp/gl/gl2022_all.
pdf) [2023.10.16確認].
5) Shain, B., et al.: Suicide and Suicide Attempts in
Adolescents. Pediatrics, 138(1), e20161420, 2016.
6) 福岡県地域自殺対策推進センター: 福岡県自殺未遂
者支援マニュアル, 2015. (https://www.pref.fukuoka.

lg.jp/uploaded/life/678838_61680650_misc.pdf)
[2023.10.16確認]
7) 文部科学省: 児童生徒の自殺対策について, 2022.
(https://www.mhlw.go.jp/content/ 12201000
/000900898.pdf) [2023.10.18確認]

▷ 当事者の思いや願い

「親にカミングアウトしたくない」と本人が言っている場合は、親には情報を共有しないでほしいです。また「親に言ったほうがいい」「親ならきっとわかってくれる」のようなカミングアウトの強制（勧め）もとてもストレスを感じてプレッシャーです（親に対して何の躊躇もなくカミングアウトできるのであれば、たぶんすでにそうしています）。親から性別違和を否定されている場合もあるので、知られることでより軋轢が生まれてしまったり、最悪の場合には希死念慮をさらに強めてしまう可能性にもつながります。「カミングアウトをしたくない」と言っている本人の気持ちや状況に寄り添うような形で話を聞いてもらえると「自分を受け止めてくれる大人が一人でもいてくれるんだ」と安心できる気がします。［フェネック］

▷ ことば

●1　性別違和・性別不合

　従来の「性同一性障害」という用語は、精神疾患の疾病分類である米国のDSM（Diagnostic and Statistical Manual Disorders）が2013年（DSM-5）より「性別違和」(gender dysphoria) に、WHOのICD（International Statistical Classification of Disease）では2019年（ICD-11）より「性別不合」(gender incongruence) に変更され、2022年より実用されている。

/コラム/

子どもや若者を支援する立場から

遠藤 まめた（一般社団法人 にじーず代表）

● 子どもたちの苦悩

　解説にもあるように、LGBT※の子ども・若者は希死念慮や自傷行為を経験する割合が高いことがわかっています（Q11参照）。特定非営利活動法人ReBitが実施した「LGBTQの子ども若者調査2022」によると、孤独感を「しばしば」あるいは「常に」感じたと回答した12〜19歳の未成年のうち、性的マイノリティは29.4%であり、内閣府実施の調査での一般値に比べ8.6倍も高い結果でした。個人差はあれど、にじーずにやってくる子どもたちは自分が悩んでいることを学校でもなかなか言えません。

※ここでは、にじーずの団体名表記に合わせて、「LGBT」の呼称に統一しています。

また学校以上に、親にはもっと言えないと感じがちです。なぜなら親に否定されることが一番つらいからで、残念ながら現実に子どものありのままの姿を受け入れる親ばかりでもありません。「本当の自分のことを知られたら友人にも親にも愛されないかもしれない」という不安や恐れを抱きながら、例えば制服など性別で分けられる学校の仕組みに関する悩みや、「ひとりで着替えたい」という切実なニーズがあったとしても、「こんなことで悩んでいるのは学校で自分だけ」と押し込めてしまいがちです。

　そんな子どもたちが、私が代表を務める、にじーずという居場所にやってくるうちに、「自分が我慢すればいい」「仕方がない」という諦めが「相談してもいいことなんだ」に変わり、他の参加者が「"○○ちゃん"と呼ぶのをやめて、と学校の先生に言ったんだ」とか「制服を変えたよ」などと話している姿を見て、自分自身の権利に気づいていきます。「周りがどう思うかは周りの問題であって、自分の問題じゃない」とだんだんわかっていくわけです。

　居場所につながることで自分のやりたいこと、嫌なことが自分で受け止められるようになり、先生やスクールカウンセラー、家族などへ援助を求められるようになった例を筆者は数多く見てきました。

● 「にじーず」とは？

　「初めて行ったときに人が沢山いるのを見ただけで、自分だけではないのだと安心できた」「ここでだけはありのままの自分でいられる」。これは、にじーずにやってくる子どもたちの言葉です。

　にじーずは、LGBT（かもしれない人を含む）の子ども・若者が安心して遊んだり話したりできる居場所を全国に展開しています。10代から23歳までのLGBTや、そうかもしれない人が友だちをつくったり、遊んだり、のんびりしたりできる無料の居場所を不定期に開いています。予約は不要、時間内はいつ来ても帰ってもOKで、仙台市から岡山市まで約10都市のいろんな場所で開催しているので、これを読んでいるみなさんのエリアの近くでも機会があるかもしれません。

　にじーずでの参加者の過ごし方は、ゲームやおしゃべり、お絵かきなど、学校の休み時間に似ています。LGBTの集まりだからといってその話題ばかり取り上げられるわけでもありません。「このアニメが楽しい」など、他愛のないことを安心して話せる場があることが参加者たちには嬉しいのです。

● 周囲の理解が子どもを支える

　2023年の春に米国の支援団体Trevor Projectが発表した調査[1]によれば、性的マイノリティに対して受容的な家族の場合には、直近1年での当事者の子どもの自殺未遂率が33%も低下するそうです。学校が受容的な場合には25%低下します。LGBTの子どもは、元々精神的に不安定なのではなくて周囲の無理解や偏見があるからこそ生きづらいのだということをよく示したデータだと思います。

　読者のみなさんが、学校や家庭で理解が得られない当事者のお子さんともし出会った場合には、ぜひ身近な大人の一人として、安心して話せる相手になっていただけたらと願っ

ています。子どもがよく訪れるクリニックなどの場合には、レインボーフラッグの設置などに加えて、待合室にLGBTに関するマンガなどを置くのもいいかもしれません。

　LGBTの子どもたちの中には、家族に内緒でホルモン剤をインターネットで購入して飲んでいたり、SNSで知らない大人と出会い裸の写真を送ってしまったり（インターネット上でしか同じような仲間とつながれず、孤立を癒せない場合も多いことから、LGBTの子どもは裸の写真を送るなどのトラブルに巻き込まれやすいのです）、大人の価値観からはギョッとするようなことをしている場合があります。そんな場合でも、まず頭ごなしに叱るのではなく、まずは話してくれたことをねぎらってあげてください。まだまだ気軽にカミングアウトができる社会ではないからこそ、援助を求める力を育んであげるのが、その子が生きやすくなっていくことにつながります。

● 決めつけないこと、動じないこと

　LGBTの子どもたちが直面しやすいバイアスとしてYouthism（ユーシズム）があります。これは周囲の大人たちから「若いのだからまだ決められない」「大人になれば変わる」などと言われ、訴えを真剣に取り合ってもらえない状況をいいます。このように、同性愛嫌悪やトランスフォビアなどに加えて、特に子どもの性に関わる訴えというものはそのように矮小化されがちであることを知っておけば、自身が持つバイアスを意識するうえでも役立ちます。

　私が接してきた中には、4〜5歳で性別違和を訴えてる子どももいました。「男の子の体にしてしまった神様は大嫌いだ」「いつになったら女の子になれるの？ 子どもは産めるの？ お父さんのような体になるんだったら大人にはなりたくない」などの主張をします。にわかには信じがたいかもしれませんが、そうした子どもたちが実際に存在するのです。

　その子の性別違和が一生続くものなのかどうかは専門家でもわかりませんが、「子どもが言うことだから」と、ただの一時的な気持ちと決めつけ、本人が訴える苦痛の声を無視すれば、その子はきっと「自分は大切にされない存在なのだ」と感じながら幼少期を過ごすことになるでしょう。そのように先のことを決めつけなくても、目の前にいるその子が自己肯定感を育みながら子どもとして過ごせるうえでどんな環境が大切なのかを考え、「やってみたい」ことは他の子どもたちと同様にチャレンジでき、「したくない」ことをどうすれば減らしていけるかを考えることは可能です。

　反対に、低年齢のLGBTの子どもを支援すること自体が「その子どもの未来を決めつけている」と誤解されることがあるのですが、決してそうではありません。性別違和のあり方としてゆらぎの可能性を担保しつつ、現在のその子と一緒に人生を楽しみ、一緒に悩むといったある種のおおらかさ、のんきさが重要であるように感じます。

　私が関わっているある子どもはお絵描きが好きで、よくプリンセスの絵を描いています。幼稚園では「どうして男の子なのにプリンセスの絵を描くの？」「紫は女の子の色だから使っちゃダメ」などと周りから言われています。でも、LGBTの子どもの居場所では「絵が上手なんだね、きれいだね」でおしまいです。

　知人の精神科医が、ある子どもの親御さんから「（この子が）女の子として生活していくのなら、これからは女の子のものを買ったらいいですか？」質問されたそうですが、その医師は「い

や、これからも本人が好きなものを選ばせてあげてください」と答えたと話していました。

　子どもに性別違和があってもなくても、すべての親御さんが、このようなスタンスを持てればと思います。子どもがトランスジェンダーであるかどうかを「早期にはっきりさせる」必要はないし、そのようなことをせずとも支援はできるのです。

1) The Trevor Project：2023 U.S. National Survey on the Mental Health of LGBTQ Young People, 2023.（https://www.thetrevorproject.org/survey-2023/）［2024.4.5 確認］

/ 当事者の思いや願い〜親の立場から〜 /

性別違和をもつ子の親として

 R.O.

　ある小児科へ行ったときのことです。その前日、私は6歳の玲に初めて来院する病院での注射の説明をわかりやすく話したうえで病院を訪れました。少しばかり緊張し怖がる玲でしたが、一緒に手をつないで予防接種に向かうことができました。

　病院に到着すると、予想していたとおりたくさんの親子連れの方が私たちと同じように予防接種を受けに来られていました。受付の方に「体温測定と初診問診票、予防接種問診票の記入をお願いします」と言われ、空いている席に玲と並んで座り、体温を測り、その場で問診票の記入を済ませて（身体は男の子なので男に丸印をつけました）受付に提出しました。

　その際ですが……正直私は悩みました。蚊の鳴くような声でも聞こえるほどの狭い待合室で、受付の方はもちろん、近い距離に座るたくさんの親子連れに、玲が一番気にしていること、つまり性別違和のことを伝えるべきなのか。少なくとも周囲には聞かれたくありませんでした。玲の心を守りたかったからです。もちろん自分自身も不安です。

　いろんなことが頭をどんどんよぎります。玲は内面もだけど外見だってとても女の子にしか見えない。もし玲が性別違和だと伝えたら受付の方は何て言うだろう。周りの方々は我が子をどう見るだろう………。どんどん不安や焦りが募り、自問自答を繰り返した結果、何も伝えることができないまま、体温測定の結果と記入した問診票を手渡すことになってしまいました。

*

　やがて受付の方に呼ばれました。初めての病院で緊張し不安がる玲の手をつなぎ窓口まで行きました。すると受付の方はその場で、普通の声で、何の配慮もなく「Oさん、お嬢さんの性別の欄、男の子に丸印を記入されていますが、これ間違いですか？」と聞かれたのです。私はすぐそばにいる玲の手をギュッと強く握りしめ、「いいえ、男の子で間違いではありません。子どもは性別違和です」と小声で伝えましたが、受付の方は聞き取れなかったようで「えっ？　何ですか？　ちょっと聞こえなかったのでもう少し大きな声でお話して貰えますか」と聞かれました。そこで私は再び普通の声で「子どもは性別違和です」と伝えました。

　受付の方は性別違和という言葉は知っていらしたようですが、初めての対応のせいか、いまいち深い理解ができていなかったように感じました。受付の中から隣にいる玲をじっと見つめ、また普通の声で「えっと、じゃあ男の子でいいのですね。男の子ですね」と再度確認し、問診票をチェックされました。

＊

　私が一番あってほしくないことが現実になりました。玲は、その受付の方と私の会話のやり取りを一部始終聞いて、その場でしゃがみ込み、シクシク泣きはじめました。そこから玲も私も待合室の席に戻ることが出来ず、玲は自身を隠すかのように待合室の端っこを指差し、「あっちに行く……」と言いました。でもなぜ、このように玲が端っこに逃げなければならないのかと思うと、私は本当につらい気持ちになりました。

　部屋の隅でシクシク泣く玲を抱きしめる私と玲の姿を、受付の方も周りの人々も、見て見ぬふりをするような様子でした。そんな空気の中で、私もそしてきっと玲も、時間というものをこれほど長く重く感じたことは今までなかったでしょう。しばらくして泣き止んだ玲は、「ママ……玲ちゃん悲しい……ママ……玲ちゃんつらい。ねぇママ、玲ちゃん、男の子なの……？ 違うよ、ママ、玲ちゃん男の子じゃないよ。女の子だよ。なのに、ねぇ、ママ、何で玲ちゃんのこと、あの病院の人も、ママも男の子だって言ったの…？ 玲ちゃん、男の子じゃないのに……何でなの……」と言って、また大粒の涙を流しました。

　そんな小さな玲を、母として込み上げてくるいろんな感情をぐっとこらえながら、思いっきり抱きしめることで精いっぱいの私でした。そのとき、その場所、その状況がどれほど冷ややかな光景だったかを私は今でも鮮明に覚えています。受付の方の心ない対応によって玲と私の心は悲しみと怒りに打ちのめされ、それまで賑やかだった親子連れの方々は静まり返り、見てはいけないものを見てしまったかのような態度を取ったり、見て見ぬフリをしたり……。

　予防接種はどうにか終えることができましたが、その日は母子ともに、とっても、とってもつらく悲しい一日でした。

＊

　今でも思います。もう少し受付の方や病院側の配慮があればと。そしてその前提として、もっと一人ひとりの多様なあり方への理解があればと。呼び出しを受付番号にしたり「さん」づけで統一したり、診察前の個人的な話題は待合室ではなく別室で行ったり、タブレットで伝えたり、さまざまな手段があるはずなのにと強く思います。そして玲のような人、またそのような人を支える人たち、ほかにもさまざまな多様性が受け入れられず生きにくさを感じている人々が、この世の中にはたくさんいることをもっと理解してほしいと思います。一人ひとりの個性を尊重した配慮であったり、対応であったり、言葉かけだって、とってもとっても大切なことだと思います。

　私は玲だけでなく、玲と同じように当たり前の日常生活の中で生きにくさを感じている人たちにも、安心感を得ながら自分を認め、自分を愛し、また自分らしく堂々と楽しく生きていけるような社会になっていくことを願っています。

「来院されたご家族を女性だと思い『息子さんはいつ来られますか?』と尋ねてしまいました」

質問者｜患者さんからは「息子が病状説明に同席する」と聞いていたのですが、受付に来られた方がトランス女性だったため、本人と思わず気まずい雰囲気になってしまいました。どう対応すればよかったでしょう?

▷私の考え・私の実践　　久保田 希 (医師) *

>> どのように呼ばれたいかは本人次第

このケースで起きたことは、「来院されたご家族の見た目から性別を断定し、それに基づいて対応した」、具体的には「スカートやお化粧といった女性的な外見を見て"女性"と考え、ならば『息子ではないだろう』と判断してそのまま声をかけてしまった」、ということかと思います。

この時点でできることとしては、まずは率直に間違ってしまったことを謝罪し、どのようにお呼びすればいいか本人に尋ねるとよいでしょう。トランス女性の方ですが、患者自身は「息子」と表現されているようなので、この方が患者の前でどのように呼ばれたいかは、これまでの関係性などによって違うかもしれません(今回はトランス女性の方を取りあげていますが、見た目だけではそもそも「トランス女性」かどうかはわかりません。性自認が男性でも性表現として女性的な身なりをする方もいる点にも注意が必要です)。具体的な声がけとして、例えば「大変失礼しました。病状説明の際になんとお呼びすればよいでしょうか?」と尋ねることもできます。

>> 普段からセクシュアリティ配慮に慣れる

また今回のような対応をしてしまう以前にできることとしては「見た目でセクシュアリティを判断しない」ということに普段から慣れていくことです。また、もし一時的に頭の中でセクシュアリティを推測する考えが浮かんだとしても、セクシュアリティに配慮した対応を実践することを心がけましょう。

人の見た目からわかることは、本人の性表現(外見での表現:髪型、服装といった身なりから、身振り手振りや話し方などの所作など)のみであり、実際の性別やセクシュアリティは目に見えるものではありません。しかし、多くの場面で無意識に近い形で見た目からそれらを推測することに慣れてしまっている方も多いと思います。

このケースのように「セクシュアリティは見た目で判断できない」「家族や患者さんご本人がトランスジェンダーの可能性もある」「セクシュアリティは本人が申告しない限りわからない」ということが念頭にあれば、例えば頭の中で「あれ、息子さんが来るって言ってたけど女性に見えるし違う人かな」と一瞬思ったとしても、そこでセクシュアリティを断定せずに「病状説明を聞きに来ていただい

* 河北ファミリークリニック南阿佐谷 / にじいろドクターズ

た患者さんのご家族の方ですか?」や「(患者との)ご関係を教えていただいてもいいですか?」と尋ねるような配慮につながります。そうすることで気まずい雰囲気になってしまう事態を避けられ、「どのようにお呼びしたらよいでしょうか?」と本人の希望を聞き出すこともできます。

「息子」「娘」「奥さん」「ご主人」など、家族内の関係性を示す言葉にもセクシュアリティを断定する言葉が多くありますが、今回のケースで言えば「お子さん」という言葉を選択することや、呼ばれたいお名前を用いることも可能です。実際にどう呼ばれたいかは一人ひとり違うため、ご本人にオープンクエスチョンで尋ねるのがよいでしょう。

▷ 当事者の思いや願い

見た目や名前といった、通常は無意識に性別を判断する材料となるもので、性別を決めつけないことが大切です。そのうえで性別に紐づかない呼称(「娘さん」「息子さん」ではなく「お子さん」「ご家族」など)を使ってもらえることが望ましいです。とはいえ、当事者と家族の関係や家族の理解は本当にそれぞれかつ複雑なため、周囲が勘違いしてしまう、何気ない発言が当事者を傷つけてしまう、その場の空気を凍りつかせてしまうなどの事態が、どんなに配慮をしても起こり得ます。その際、僕としては率直かつシンプルに謝ってもらったり(「私たちはLGBTQ+に対して差別や偏見はありません」などの説明は不要です)、どういう呼び方や対応が心地よいかを家族がいないときに聞いてもらえると、これからも安心してその病院に通えるなと思います。それは「LGBTQ+対応が素晴らしい病院だから」ではなく、きちんと心に寄り添ってくれる安心感を抱けるからです。[ちびすけ]

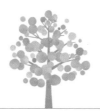

「女性と結婚している男性が梅毒に感染し、妻以外に男性パートナーがいると打ち明けられました」

質問者 ｜ 患者さんの梅毒感染について、本人から配偶者にどう伝えたらいいか相談を受けたのですが、対応のしかたがわかりません……。

▷私の考え・私の実践　　金久保 祐介 (医師) *

>> 性感染症である梅毒について

梅毒感染患者は近年増えています。特に2013年以降の感染者数は急速な増加傾向にあり、ヘテロセクシュアルな男女間での増加や20代の女性での増加が指摘されています[1]。梅毒は性感染症の一つであり、本人の治療に加えパートナーの検診・治療も推奨され、感染の伝播を防ぐことが医学的に妥当な戦略です。

本人が治癒しても、パートナーが梅毒に罹患していた場合には再度感染してしまうこともありますので、お互いしっかりと治療を完遂することが重要です。妊婦が梅毒に感染すると流産・死産につながったり、子が梅毒に感染した状態で生まれて先天梅毒になることがあるため注意が必要です。また、同時に梅毒以外の性感染症を罹患している可能性もあり、併せて検査を行うことが推奨されます。

>> パートナーへの病状説明への支援

今回のケースは男性が梅毒に感染し、配偶者（女性）と、別のパートナー（男性）がいる状況です。配偶者と男性のパートナーそれぞれと性交渉があるという前提で考えると、配偶者と男性のパートナーどちらにも梅毒感染の事実を告げ、検査および状況に応じた治療を受けてもらう必要があります。

患者はパートナーたちに事実を伝えづらいと考えているかもしれません[2]。自分は誰からうつったのか、誰にうつしたのかという不安や、自分に性的なパートナーが複数いることが相手に伝わるかもしれない、あるいは相手にも別の性的なパートナーがいると発覚するかもしれないなど、さまざまな考えが頭をよぎっているかもしれません。

実際、セックスの時期や頻度、コンドームの使用状況などがよほど明確でない場合は、誰からうつり、どちらが先にうつったかはわかりません。感染の事実をパートナーに伝えることの大切さは、犯人探しではなく患者とパートナーたちの健康支援にあるということを明確に伝える必要があります。「言いたくないなら言わなくていい」ではなく、「自分で言いたくないのなら、どのように検査を勧めるか」を検討します。

パートナーたちに感染の事実を伝えなかった結果、相手が発症してしまった場合に「事実を伝えてもらえなかった」「検査や治療の機会を逃してしまった」という思いから信頼や関係性が破綻してしまうかもしれません。本人の口から伝えるのが難しければ、一緒に医療機関を受診してもらい医師から話をする方法もありますし、場合によっては医療機関で

＊ 東京慈恵会医科大学 総合医学科学研究センター 臨床疫学研究部／にじいろドクターズ

作成した検査勧奨の資料を必要な数（パートナーたちの数）だけ患者に渡すといった方法もあります。

また、患者自身に性感染症について学んでもらうことも大切です。性感染症についてわかりやすく書かれたリーフレットを患者に手渡し、治療法があることや他の性感染症にも感染している可能性があるので（パートナーも含めて）あわせて検査をすることが大切であると説明することもできます。治療開始後でも医師の許可が出るまではセックスは控えること、今後の感染リスクを抑えるためにコンドームを必ず使用することなども伝えます。

＊

性感染症は誰もが罹患し得るものです。感染経路は必ずしも明らかにならないこともありますし、どちらかを咎めるのではなく、ともに健康増進に向けて進んでいくための一歩として検査や治療を位置づけられるとよりよいでしょう。

また、今回のケースでは感染の件に加えて、配偶者とは別に同性のパートナーがいることが問題になるかもしれません。しかし、（この患者がどうかはわかりませんが）現にゲイ・バイセクシュアル男性でも女性と結婚している方はいますし、本人たちの合意のうえで、オープン・リレーションシップ（特定の人と交際しているが、他の人とも性愛関係を持ち得る状態）や、オープン・マリッジ（特定の人と結婚しているが他の人とも性愛関係を持ち得る状態）といった関係を築く人たちもいます[3,4]。

大事なのは、本人らの関係や恋愛・性行動のありようをジャッジするのではなく、医療従事者として本人と感染リスクがある人たちを検査や治療につなぐこと、そして「早く気づけてよかったですね。これからも変だなと思ったら早めに相談してくださいね」とあたたかい言葉をかけることではないでしょうか[2]。

▶ 引用・参考文献
1) 日本性感染症学会：性感染症診断・治療ガイドライン 2020, 診断と治療社, 108-122, 2020.
2) 谷崎隆太郎, 堀成美：ねころんで読める性感染症, メディカ出版, 145-164, 2023.
3) 深海菊絵：ポリアモリー 複数の愛を生きる, 平凡社新書, 2015.
4) 荻上チキ：もう一人、誰かを好きになったとき―ポリアモリーのリアル―, 新潮社, 2023.

▷ 当事者の思いや願い

本人の意向と迷いにきちんと耳を傾け、医療者として望ましい選択肢を提示したうえで、どの選択が最適か、一緒に意思決定をするプロセスを支えてほしいです。本人の意思に丸投げするのではなく、かといって一方的に結論だけ伝えるのではない、最大限納得できる結論を出すことを支援してほしいです。［玉ねぎ］

「配偶者にどう伝えればいいか」を本人に説明し、本人の意思決定プロセスを尊重することに尽きると思います。その過程で本人は悩み苦しむことがあるかもしれませんが、医療者としては可能な選択肢やそのメリットとリスクを伝えつつ、そのつらさに寄り添う姿勢を言葉や行動で示してもらえることが重要だと思います。また、男性のパートナーの存在を本人の許可なく配偶者に伝えることはアウティングとなるので、その点には細心の注意を払うようにしてください。［そーだ］

性感染症に携わるソーシャルワーカーの立場から

岡本 学（国立病院機構 大阪医療センター / 医療ソーシャルワーカー）

● 「指差し」方式でコミュニケーション

　性感染症は、「恥ずかしい」と感じてしまう人が多いことから、相談の際に話しにくいと思わせてしまう話題ですが、「あなたとあなたの大切な方の健康のために」というスタンスで関わっています。

　性行為について確認する際には、口頭ではハードルが高いと感じられる方もいるので、腟性交・アナルセックス・オーラルセックス・リミングなどの行為を明記したシートを用意したり、紙に書き出して「指差し」をしてもらいながらお話をしていくこともあります。シートや紙面を用意することで、患者とこちら側の目線を合わせ続けずに済むため、話しやすくなる効果も期待できます。

● 「感染の事実」と「感染に至る背景」は分けて考える

　性感染症の罹患が確認された際には、パートナーへの病名開示と受検勧奨（検査を勧めること）について患者に考えてもらっていますが、自身のセクシュアリティを明らかにしていない配偶者や家族に同性間の性的接触による感染であることをどう伝えるのか悩まれることがあります。そんな場合には、同性間であれ異性間であれ、「感染の事実」と「感染に至る背景」を分けて考えてみることも一つの方法です。つまり、感染していることとは別に、自身のセクシュアリティについても配偶者や家族に対して話題にしたいか、したくないかを考えてもらい、その意向に合わせて感染の事実をどう伝えるのかを検討してもらいます。

　感染の事実だけは伝えるが、感染理由については「心当たりがない」「仕事で誘われて風俗を断れなくて」など、患者が「何らかの物語」をつくられることもあります。

　感染の事実を伝えることを医療の立場から検討するのは、家族観や道徳観からではなくそこに感染の可能性を考慮するからです。以前に検査の機会があり陰性だと判明していれば、ウインドウ・ピリオド（感染から一定期間ウイルスを検出できないこと）を考慮したうえで、それ以降に性的接触がない配偶者・パートナーには、受検勧奨のために病名開示をする必要がないこと、初めての検査であれば疾患の多くは「いつの感染か」は判断のしようがないことを理解してもらい、それを前提に受検勧奨について検討してもらうようにしています。

● 他の感染症にも罹患している可能性

　今回の性感染症が「配偶者・パートナー以外の誰か」との性的接触の可能性が高い場合、相手が特定／不特定、単数／複数さまざまだということを前提にお話を聞くようにしています。

　また、この事例のように同性間の性的接触による梅毒感染の判明であれば、HIVを含めた他性感染症にも罹患している可能性が高いこと、今回の検査の対象疾患と対象外の疾患が何であるか、血液検査ではわからない感染症の場合は、のど・尿道・腟・肛門など性的接

触のあった粘膜の部位により検査方法が異なる旨を説明し、自院でできる検査の限界を提示して性感染症クリニックなどを紹介することも検討しています。

● セイファーセックスの考え方

感染の判明は、これからの性感染症予防について考えてもらうとても大切な機会にもなります。患者と一緒にリスクアセスメントを行う際には、体液感染、接触感染、糞口感染の機会の有無を行為ごとに確認し、行為の頻度についても教えてもらうようにしています。男性同性間で毎回アナルセックスとオーラルセックスをする人もいれば、アナルセックスは全くしない人や、ごくわずかという人もいます。例えばアナルセックスについては患者の立場が「アナル側か、ペニス側か」と聞くのではなく「アナル側とペニス側との割合は？」のように、どちらもあり得ることを前提に話を聞くと、その方の性的接触に関連する体液と粘膜がより明確になっていきます。

セイファーセックス（より安全なセックス）については「0か100」かではなく、できることの割合を高めていくことを期待して相談を進めています。例えば患者が「アナルセックスのペニス側のときには3割はコンドームを使えている」ということであれば、その3割のときはどんな場合なのか、他の7割のときとはどんなところが違うのかを教えてもらうようにしています。使えた理由が「手元にあったから」なのであれば、手元にあるときとないときの違いを思い出してもらうことで、「手元にある状態」の確率を上げられるかもしれません。

また、本人が10回のセックスで毎回コンドームを使えることを目標にされるのでなければ、3回使えている現状を維持することや、3回が4回に増えることが性の健康維持と増進に役立つのだと信じています。

またワクチンで防げる性感染症については、関連する情報を案内するようにしています。

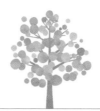

「部下から自身のSOGIに関する相談を受けました。どのように対応したらいいでしょうか?」

質問者｜性的指向についての相談と、性自認についての相談があったとき、それぞれの場合でどう本人に対応すればよいのでしょう……。

▷私の考え・私の実践　　武田 裕子 (医師) *

　2020年に公表された厚生労働省の調査報告書 (回答者117,192人)[1] には、性的マイノリティの当事者はハラスメントに遭いやすく、それが適応障害や離職につながることもあると述べられています。そして、「地縁・血縁などの周囲の人に頼れないだけでなく、職場内外で相談先がないこと、あるいは相談窓口や機関が存在していても、担当者の無理解やアウティングされることを恐れて、相談に赴くことの心理的な障壁がある」と報告しています。さらに、「職場では、異動や退職勧奨など不利益を被ることにつながる恐れから、カミングアウトをしないことが多い」とも書かれています。

　そのようななか、職場で部下からSOGIについての相談があった、ということはやむにやまれぬ困難に直面している可能性があります。また、上司として信頼されているからこそ、打ち明けられたと考えてよいでしょう。

>> レズビアン・ゲイ・バイセクシュアルなどの性的指向を有する職員からの相談

　厚労省の調査[1] によると、シスジェンダーで性的指向が異性愛でない場合に、自身の働きやすさにつながる勤務先の取り組みとして最も多く挙げられていたのは、「福利厚生での同性パートナーの配偶者扱い」や「性的マイノリティに関する倫理規定、行動規範糖の策定 (差別禁止の明文化など)」でした。一方、勤務先で、異性愛を前提にした結婚や恋愛の話になると同僚に自己開示できなかったり、キャリアも異性恋愛や結婚を前提にされがちであることが困りごととして挙げられています。

　いずれにせよ、まずは信頼して相談してくれたことに感謝をして、どのような困りごとがあるのか丁寧に耳を傾けたいものです。セクシュアリティが何であるかを、細かに尋ねることには意味がなく、上司である自分に何を求められているのかを確認します。筆者は、次のような声かけをします。

　「話してくれてありがとう」

　「何か自分にできることはありますか? 困っていることがあったら教えてください」

　何に困っているのか、どのようにしていきたいのか、本人の意向をまずは確認します。セクシュアリティの「ありよう」を取り上げるのではなく、本人の「困りごと」へのサポートを行います。先回りして決めつけたりせず、焦らずに耳を傾けます。

　わからないことがあったら率直に質問します。そのときに、無理に話してもらわなくてもいいのですが、と前置きをして尋ねます。

＊ 順天堂大学大学院 医学研究科 医学教育学

「質問してもいいですか? 教えてもらえますか?」「答えられる範囲で大丈夫です」

そして、丁寧に対応したいと考えていることを伝えて、誰に話してあるのか、この情報をどこまで共有してよいのかを確認します。

「他に知っている人はいますか?」

>> 性自認がトランスジェンダーの職員からの相談

NPO法人ReBitが2022年に行った「LGBTQ子ども・若者調査2022」[2](有効回答2,623人)では、1年以内に就職や転職をしたトランスジェンダー当事者の75.6%が、採用選考時にSOGIハラスメントや困難を経験したことを明らかにしています。

自認する性別と異なる性別でふるまわなければならないトランスジェンダーの直面する困難は、人それぞれでひとくくりにできません。前述の厚労省の調査でも、制服やスーツを着ることが求められたり、カミングアウトした後のトイレ利用や通称名の使用などさまざまです。また、性別適合手術を検討している場合、そのタイミングやカミングアウトをどうするか、手術のための休暇の申請なども相談事項になりえます。個々人のニーズをしっかり聴いてください。先回りして勝手な提案をしたり、決めたりすることは控えましょう。

相談者の意向に沿った対応ができるかどうかは、職場環境によっても変わります。もしまだ十分な体制が整っていないとしたら、安心して働ける環境づくりとなるようにこの機会を活用してほしいです。相談者の代弁者として、関係各所に働きかけてください。申請書の作成や手続き上のことなど、わからないことが多くてもあきらめずに、外部団体の力も借りながら、誰にとっても働きやすい職場にしてください。トイレや更衣室など、ハード面での対応はすぐには難しい可能性もあり

ますが、最初から100点を目指す必要はありません。困りごとが少しでも減らせるように、そして、今後さらに改善が進むように粘り強く交渉し、知恵を働かせましょう。

組織内に別に相談窓口や担当部署があれば、もちろんそこにつないでいただいて構いません。その後は温かく見守り、側方支援を心がけましょう。「大丈夫? 何か困っていない?」という声かけをして、いつでも相談してもらえる関係づくりができるとよいかと思います。レインボーバッジを身に着けたり、職場にフラッグを置くのもサポートを表すことになります。

>> アウティングだけは絶対にしない

アウティングとは、本人の許可なくセクシュアリティに関することを第三者に漏らすことを言います。アウティングによって命を絶った当事者がいます。絶対に避けなくてはなりません。

部下から相談を受けた場合、本人の意向に沿った解決を行うには、さまざまな部門に協力を依頼する必要が出てくるかと思います。その際、名前など個人を特定することにつながる個人情報を本人の許可なく伝えることがないように、最大限の注意を払ってください。

筆者は、本人の困りごとを把握した後、次のように対応を進めています。①まずはその解決の担当部署と思われるところに電話で問い合わせをする、②相談者の名前は明かさずに、困りごとを伝えてそれに対してどのような選択肢があるのかを確認する、③ある程度道筋がついたところで、解決法の選択肢とそれに必要な相談者側の準備などについて整理したうえで本人に説明する、④本人にはどの部門に相談が必要か、担当者は誰か、この情報を他に誰が知りうるかを伝え、本人の同意が得られたら、⑤当該部門に本人の名前を伝えて対応を依頼する、⑥その際、個人情報の

保護に留意し、書類の保管や情報へのアクセス制限などについても念を押す。

　一つずつ進める中で、組織内に不足していたものが明らかになります。一人の職員の声はシステムの改善を図る大きなチャンスにつながります。

＊

　LGBTQ＋に関して、自分は決して専門家などではないと思っているところで部下から相談をされると、十分な対応ができるか不安になるかもしれません。まずは丁寧に話を聴きましょう。そして、自身にも的確な助言が得られる相談先を見つけるなどして解決法を探り、一歩ずつ前進してください。名前や所属先を伏せて個人が特定できない形にすれば、

第三者に相談して問題ありません。相談者への対応事例を蓄積していくと、制度やルールの見直しなど職場に必要なものが見えてきます。それを機会に職場にワーキンググループなどをつくってもらい、仲間とともに取り組みを進められるとよいでしょう。

▶ **引用・参考文献**

1) 三菱UFJリサーチ＆コンサルティング：令和元年度厚生労働省委託事業「職場におけるダイバーシティ推進事業報告書」, 2020.（https://www.mhlw.go.jp/content/000673032.pdf）[2024.3.31確認]
2) 認定NPO法人RebBit：LGBTQ子ども・若者調査2022.（https://prtimes.jp/main/html/rd/p/000000031.000047512.html）[2024.3.31確認]

▷ 当事者の思いや願い

 他の個人的な相談と同じように、きちんと受け止めてほしいです。相談をしたことについて感謝の気持ちを伝えてもらえると、自分の相談が相手にとって迷惑ではないんだと安心できて、その後の悩みや希望も伝えやすくなります。
　悩みや希望の聴き取りの際には、相談者が何に悩んでいるのか、どのような配慮を望んでいるのかを決めつけたりせずに丁寧に聞き取ってもらいたいです。そして、その聞き取りで得た情報の共有の希望について（どの内容をどこまで知らせていいか、知らせないほうがいいか）も必ず確認してください。［トラくん］

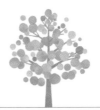

資料

▶ 資料01

トランスジェンダーの方が受診・入院する際に確認したいこと

確認する際に留意する事項と、それに対する当事者の思いを項目ごとにまとめました。
資料02の聴き取りシートの番号（①～⑪）と対応しています。あわせてご覧ください。

分類	確認事項	チェック	番号（確認表）	留意事項
名前	名前	☐	①	通称名の使用について、病院としてどのような対応が可能かを伝える。通称名の使用が可能であれば、本人に通称名使用の希望について尋ねる（健康保険証で通称名が用いられている場合は、戸籍名が表面に併記されているか、裏面に記載されている）。
	名前の呼び出し	☐	②	外来などでの呼び出しは、本人が希望する通称名や番号でも可能とするのが望ましい。戸籍上のフルネームでの本人確認が必要な場合には、プライバシーが保たれる場所で行う。通常はどのように呼び出しているのか（フルネーム・番号等）をウェブサイトに記載すると、医療機関選択の参考になる。
	（医師・スタッフからの）呼称	☐	③	大人の場合は「〇〇さん」での統一が望ましい。子どもについては、希望する呼称（さん・ちゃん・くん等）を確認する。可能な限り保護者ではなく患者本人の意向を確認する。
	名前表示	☐	④	名前の表示は、ほとんどの医療機関で健康保険証名が用いられている。名前はどの患者にとっても個人情報であるので、書類や名札などで安易に他の人の目に触れないようにする必要がある。移動時には氏名部分を何かで覆う等の対応を行う。性別については、本当に記載が必要か慎重に検討する。性別の記載を必須とする場合は、実はそう多くない。
設備や備品	病室	☐	⑤	利用に関して、推測や決めつけを行わず、まずは本人の意向を確認し尊重することが望ましい。ただし患者の希望どおりの対応が困難な場合は、本人と丁寧なコミュニケーションを取り、より望ましい方法を見出す。 例） ・トイレ　：男性用・女性用に加え、多目的トイレやジェンダーにかかわらず使えるトイレの案内 ・シャワー：他の患者の利用可能時間帯と異なる時間の案内 なお、自認する性のトイレの利用が難しく、また多目的トイレも設置されていないフロアの場合は、多目的トイレ設置フロアでの入院受け入れも検討する。
	病衣	☐		
	トイレ	☐		
	シャワー	☐		
ケア	ケアへの配慮	☐	⑥	身体を見られることに対して抵抗感を抱く当事者は少なくないため、診察、清拭、排泄ケアに関する不安や懸念事項を確認する。もし、患者の希望どおりの対応が困難な場合は、その理由を丁寧に伝える。
治療状況	治療状況	☐	⑦	一般の問診票にある既往歴・手術歴・現在の治療薬（ホルモン療法を含む）には回答を控えている場合があるため、改めて確認することが望ましい。ただし、なるべく不要な情報は言いたくない（思い出したくない、言語化したくない等）と感じる当事者が少なくないため、治療・入院に際し必要な情報に限って聞く。
情報共有	情報の共有（スタッフ間）	☐	⑧	病院内、スタッフ間での情報共有の範囲・内容・方法についての希望を確認する。なお、病院側として連携のために情報共有が必要と判断する場合、共有する内容と、スタッフの範囲について、理由とともに説明し確認することが望ましい。
	情報の共有（家族等）	☐	⑨	両親を含む家族、パートナー等にセクシュアリティ、性別適合の治療状況を隠している可能性もあり、カルテ上にそれらの情報が記載されている場合には、患者および同伴者の目に触れないように注意する必要がある。
キーパーソン	キーパーソン	☐	⑩	トランスジェンダーで性的指向がレズビアン、ゲイの人もいるため、関係性を決めつけることなく確認・対応することが望ましい。
連絡先	緊急連絡先	☐		
連絡先	その他の不安・懸念事項	☐	⑪	「その他なにか不安に思っていることはないか、何か病院としてできることはないか、どんな些細なことでも構わない。思いついたらいつでも〇〇に連絡してほしい」という声かけが望ましい。

〈利用にあたっての注意点〉トランスジェンダーの患者さんのなかには、ホルモン療法開始前の方もいれば、性別適合手術を行い戸籍の性別も変更しているなど、さまざまな方がおられます。戸籍の性別変更後は、病室やトイレなどは変更後の性別での利用を選択する人が多いと想定されます。しかし、一律に決めつけて対応するのではなく、本人の意向をまずは確認します。もし、病院として対応が難しい場合は、その理由を丁寧に説明します。あらかじめどのような対応が可能かを、ウェブサイト上に明示することも望まれます。

当事者コメント

病院で通称名の使用を希望していいのかわからず不安に思っている当事者は少なくないため、病院側から通称名の使用ができることを案内してもらえるとありがたいです。

見た目の性別と名前から推測される性別が異なる場合、フルネームで呼び出されると周囲からの視線が恐く、受診を控えたいとも思ってしまいます。そのため、番号や通称名、苗字だけの呼び出しだとありがたいです。また、どのように呼び出しをして欲しいか確認があると安心します。

私（トランス女性）は、戸籍の性別変更前に医療機関を受診した際、診察時に医者から「〇〇くん」と呼ばれたことがあり、いたたまれない思いをしたことがあります。性別関係なく呼称は「〇〇さん」等に統一していただけると嬉しいです。

入院した時に病室やベッド、リストバンドに記載している名前が保険証に記載している名前だと周囲の視線が気になるため、通称名が使えると嬉しいです。また、性別が記載してあると周囲からの視線が恐いため、性別情報を削除する、もしくは、できるだけ人目につかないような記載方法だとありがたいです。

できれば自認する性の病室を使用させてほしい。性別による区分がない病室の設置も検討していただけるとありがたいです。

病衣が男女別で分かれている病院も多いかと思いますが、3色にして選べるようにする、もしくは1色に統一することを検討していただけると嬉しいです（特に1色に統一されているほうが嬉しいという当事者の意見もよく耳にします）。

望まない性別のトイレの利用を強制されてしまい、トイレに行くことが苦痛となり限界まで我慢をして膀胱炎になりかけたことがあります。

戸籍の性で病棟に入院した際、シャワー室を通常の入浴可能時間帯以外でも特別に開放してもらえたので、他の患者さんに迷惑をかけることを気にしたり、「誰かに見られるかも……」と不安になることもなく安心して利用できました。

以前全身脱毛を受けた際、男性スタッフも同席されてしまい、とてもつらかった経験があります。

どのような情報が必要かを理由とともに説明してもらえると、答えるべき内容をこちらで判断することができてありがたいです（全身麻酔の経験有無、内臓の疾患の有無を確認したい等）。例えば、僕は乳腺摘出術、子宮卵巣摘出手術済みのトランス男性ですが、手術歴について聞かれた場合にどの手術について伝えるべきなのかがわからず、いつも回答を空欄としてしまっています。

入院した際、スタッフ全員が自分のセクシュアリティについて知っていて、驚くとともにとても悲しかった経験があります。本当に必要な情報の共有であれば拒絶するつもりはありませんが、不必要な共有は避け、最低限の内容を最小限の関係者で共有することを、共有を必要とする理由とともに説明してもらえると安心できます。

戸籍上の性別変更をした当事者が、性別適合手術、性別変更の事実を含む過去を血縁者やパートナーなどに隠しているケースもあるため、情報の取り扱いには十分注意してほしいです。

その場ですぐに思いつかない、言いにくいこともあるため、何かあったときに相談ができる LGBTQ＋について理解のあるスタッフの名前、連絡先等を教えてもらえると、いざという時に連絡できるという安心感につながります。また、病院としてLGBTQ＋など特定の SOGI を認識し、受け入れる体制があることを示すサインがあると、さらに相談しやすく感じます。

トランスジェンダーの方の外来受診・入院に際しての聴き取りシート（例）

該当する□に✓します。患者に聴き取りをする際にこのリストを参照利用することを想定しています。医療機関として対応可能な項目を選択して、意向の確認にご活用ください。

●戸籍名（　　　　　　　　　　　　　）　●通称名（　　　　　　　　　　　　）
●健康保険証氏名（表面）：（　　　　　　　　　　　　）　□ 戸籍名　□ 通称名　①

●生年月日：　　年　　月　　日　●保険証の性別：□ 男　□ 女　●性自認：

●外来での呼び出しのお名前
　・通称名での呼び出しを希望：　　□ はい　　□ いいえ　②
　・番号での呼び出しを希望：　　□ はい　　□ いいえ
●院内でお呼びするお名前：　　□ 戸籍名　□ 通称名
●希望する呼称（小児科での利用を想定）：□ さん　□ くん　□ ちゃん　□ その他（　　　）　③

●お名前の表示
　・病室の入り口：　　□ 戸籍名　□ 通称名
　・ベッドの名札：　　□ 戸籍名　□ 通称名　④
　・リストバンド：　　□ 戸籍名　□ 通称名
　▶メモ

●設備や備品
　・病室：　　□ 男性用多床室　　□ 女性用多床室　　□ 個室（料金は別途説明）
　・病衣：　　□ 男性用　　□ 女性用　　□ どちらでもよい
　・トイレ：　　□ 男性用　　□ 女性用　　□ 多目的・誰でもトイレ　⑤
　・シャワー：　　□ 男性用　　□ 女性用
　▶メモ

●ケアへの配慮
　・診察、清拭、排泄ケアに関する不安・懸念事項：
　（　　　　　　　　　　　　　　　　　　　　　　　　　）　⑥

●既往歴：（　　　　　　　　　　　　　　　　　　　　　）
●手術歴：（　　　　　　　　　　　　　　　　　　　　　）　⑦
●現在の治療薬（ホルモン療法を含む）：（　　　　　　　　）

●情報の共有について
　・診療やケアに直接携わるスタッフ間での情報共有の可否：　⑧
　　□ はい　　□ いいえ　　□ 場合による（詳細：　　　　　）
　・家族への説明などにおける配慮事項の有無：
　　知らせている家族（　　　　　　　　　　　　　　　　　）　⑨
　　知らせている情報（　　　　　　　　　　　　　　　　　）

●キーパーソン：
●緊急連絡先：　⑩

●その他：

⑪

▶ 資料03 (p.112より再掲)

婦人科問診票：質問項目の文章で工夫できること

● 妊娠、授乳について尋ねたい場合

女性の方に質問します。
妊娠の可能性がありますか？
授乳をしていますか？

はい・いいえ

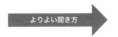 よりよい聞き方

妊娠の可能性がありますか？
授乳していますか？

注）テストステロン療法をしていても、子宮・卵巣があるトランス男性は、妊娠の可能性があります。

はい・いいえ

 解説　トランス男性の中には子宮・卵巣がある方もいますが、「女性」への質問に答えることに躊躇する可能性があります。

● 経腟エコーを行うために性交渉歴について尋ねたい場合

性交渉をしたことがありますか？

はい・いいえ

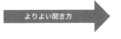 よりよい聞き方

腟内にプローブを入れる検査（イラスト参照）を行うことに不安はありますか？

はい・いいえ

「はい」と答えた方へ

腟内から検査を行うのが難しい場合には、肛門からプローブを入れる検査、または腹部エコー検査を行うことができます。肛門からもしくは腹部からの検査を希望されますか？

希望する・希望しない・相談したい

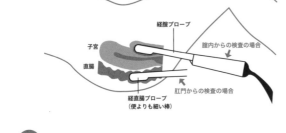

腹部表面からの検査の場合
経腹プローブ
経腟プローブ
子宮
直腸
腟内からの検査の場合
肛門からの検査の場合
経直腸プローブ
（便よりも細い棒）

解説　「性交渉」の中に自身の性交渉が含まれるのかどうかわからず、どう答えたらいいのか困る方も少なくありません。

● 妊娠を鑑別に考える必要があるか知るために性交渉歴について尋ねたい場合

性交渉をしたことがありますか？

はい・いいえ

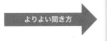 よりよい聞き方

妊娠の可能性がある性交渉をしたことがありますか？

注）低用量経口避妊薬（ピル）内服、コンドームを使用している場合にも妊娠の可能性があります。

はい・いいえ

 解説　「性交渉」の中に自身の性交渉が含まれるのかどうかわからず、どう答えたらいいのか困る方も少なくありません。また、低用量経口避妊薬（ピル）内服やコンドームを使用している場合、妊娠の可能性はないと考える人もいますが、ピルの内服方法、コンドームの使用方法によっては妊娠の可能性がゼロとはいえないので注意が必要です。

191

資料04

LGBTQ＋のサポートグループ

ここでは、おもに全国を対象としているグループをまとめました。多くの自治体や地域のグループで多様なSOGIに関するサポートを提供していますので、働いている地域や住んでいる地域の近くにどんなグループがあるか、ぜひ検索してみてください。

● 医療従事者向けの団体
一般社団法人 にじいろドクターズ
主に医療従事者向けに、大学や病院、学会などで講演会・ワークショップ・学習コースやピアサポートの場を提供。
https://www.nijiirodoctors.com/

にじいろリハネット
リハビリテーションの実践や教育に従事する理学療法士・作業療法士・言語聴覚士と学生のコミュニティ。定例ミーティングや学術・講演活動を実施。
https://nijireha.wixsite.com/website

まるっとインクルーシブ病院の実装プロジェクト
LGBTQ＋のほか、心身の障害や言葉の壁などにより困難を抱えやすい人々も安心して過ごせる医療機関の実装を目指し、医療現場で取り組むための資料作成や研修などを行う。
https://note.com/id_med2020

●家族や友人の方に向けた支援
特定非営利活動法人 LGBTの家族と友人をつなぐ会
LGBTの家族と友人などが運営。当事者自身や家族・友人たちが性の多様性を受け入れていくことを支援。神戸・東京・福岡・三重の４地域で交流会や学習会などを開催。
http://lgbt-family.or.jp/

●子どもや若者の支援
一般社団法人 にじーず
10代から23歳までのLGBT（かもしれない人を含む）対象のオープンデーを定期開催。安心して思春期をサバイバルできるつながりづくりを支援。
https://24zzz-lgbt.com/

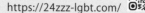

にじっこ
LGBTかもしれない15歳以下の子どもたちとその家族に向けた交流会を開催。小学生やそれ以下の年齢の子どもたちの性別違和についての情報提供を行う。
https://245family.jimdofree.com/

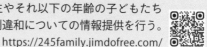

特定非営利活動法人 ReBit
LGBTQもありのままで学び・働き・暮らせる社会を目指す。学校・行政・企業での研修や教材作成、LGBTQのキャリア支援を行う。失業・生活困窮・精神障害等の状況にあるLGBTQの支援に力を入れ、多様性にフレンドリーな就労移行支援事業所を東京・大阪で運営。
https://rebitlgbt.org/

プライドハウス東京レガシー（特定非営利活動法人プライドハウス東京）
「LGBTQ＋やそうかもしれないと感じている24歳以下の子ども・ユースに向けた相談支援プログラム」を開設。英語相談、ろう者・難聴者などにも対応。
https://pridehouse.jp/legacy/event/97/

プライドセンター大阪（認定NPO法人 虹色ダイバーシティ）
大阪にある常設LGBTQセンター。オープンスペースには学生向けの学習スペースを設置。25歳までを対象に交流を図るユースデイも開催。
https://pridecenter.jp/

●子育てや子どもを持つ当事者の支援
一般社団法人 こどまっぷ
子どもを産み育てたい・または育てている性的少数者の交流会や相談窓口、法律講座などに取り組む。各種専門家や医療機関の紹介、ドナーパートナー探しなどの支援、特定生殖補助医療へのロビイング活動や自治体等への働きかけも行う。
https://kodomap.org/

特定非営利活動法人 にじいろかぞく
子育て中／したいLGBTの人と家族を中心に、お茶会やピクニック、勉強会などを開催するほか、等身大のLGBT家族の体験談を講演会や大学授業で紹介。
https://queerfamily.jimdofree.com/

一般社団法人レインボーフォスターケア
「LGBT」×「社会的養護」をテーマに、国や自治体、養子縁組あっせん団体に里親・養親候補としてLGBTの受け入れを働きかけるほか、研修会なども実施。
https://rainbowfostercare.jimdofree.com/

●生活設計・暮らし方についての支援
特定非営利活動法人 パープル・ハンズ
性的マイノリティの暮らしや老後について電話・対面相談に応じるほか、研究会やカフェでの情報交換を支援。講師派遣やコンサルティングにも対応。
http://purple-hands.net/

●HIV/エイズに関する支援
認定非営利活動法人 ぷれいす東京
性の健康を支援するNPO法人。HIVの感染不安相談、HIV陽性者向けの電話／対面相談とグループ・プログラム、LGBTで依存症を持つ人のオンライン交流会などを開催する。
https://ptokyo.org/

●対面・電話・オンライン・LINE相談
よりそいホットライン
一般社団法人社会的包摂サポートセンターが運営。性別違和や同性愛に関わる相談を24時間フリーダイヤルの電話で受け付ける。0120-279-338（岩手県・宮城県・福島県からは0120-279-226／ガイダンスの最中に「4」を押す）
https://www.since2011.net/yorisoi/

LGBTQ＋いのちの相談窓口
プライドハウス東京レガシー（特定非営利活動法人プライドハウス東京）が運営。LGBTQ＋当事者の相談支援経験などがある専門相談員が、当事者やさまざまな立場の人を対象に対面とオンラインで相談を受ける。対応：月・火・金・土・日の13〜19時（事前予約制）
https://pridehouse.jp/legacy/event/273/

LGBTQ個別相談（NPO法人 QWRC）
プライドセンター大阪内の相談室での対面またはオンラインでの相談を受け付けている。友人・パートナー・家族の同伴も可能。相談員は手話にも対応。LINE相談も実施している。
https://pridecenter.jp/consulting/

AGPこころの電話相談
医療・心理・福祉・教育関係者のセクシュアルマイノリティ支援団体「AGP」が運営。当事者や家族の悩みに精神科医、公認心理師、臨床心理士が電話相談に応じる。対応：火曜20〜22時／050-5806-7216
http://www.agp-online.jp/Tele_Counseling.html

LGBTQ＋ 医療現場での実践 Q&A

2024年6月1日　第1版第1刷発行　　　　　　　　　　　　　　　〈検印省略〉

編　集● 武田 裕子・吉田 絵理子・宮田 瑠珂

発　行● 株式会社 日本看護協会出版会

　　　　〒150-0001 東京都渋谷区神宮前 5-8-2

　　　　日本看護協会ビル 4 階

　　　　注文・問合せ・書店窓口：Tel.0436-23-3271／Fax.0436-23-3272

　　　　編集：Tel.03-5319-7171

　　　　ウェブサイト：https://www.jnapc.co.jp

カバーデザイン協力● 武田 詩織

編集協力● 石川 奈々子

印　刷● 株式会社フクイン

●**日本看護協会出版会**
メールインフォメーション会員募集
新刊、オンライン研修などの最新情報や、好評書籍の
プレゼント情報をいち早くメールでお届けします。